Carl-Auer

Michael E. Harrer

Hypnose und Achtsamkeit

Zwei Schwestern auf dem Tandem

2018

Themenreihe »Hypnose und Hypnotherapie«
hrsg. von Bernhard Trenkle
Reihengestaltung: Uwe Göbel
Umschlagmotiv: © Christian Heidorn, www.christianheidorn.com
Satz: Drißner-Design u. DTP, Meßstetten
Printed in Germany
Druck und Bindung: CPI books GmbH, Leck

MIX
Papier aus verantwortungsvollen Quellen
FSC® C083411
FSC www.fsc.org

CPI klimaneutral
Mehr Bäume.Weniger CO_2

Erste Auflage, 2018
ISBN 978-3-8497-0240-3 (Printausgabe)
ISBN 978-3-8497-8143-9 (ePUB)
ISBN 978-3-8497-8144-6 (PDF)

Bibliografische Information der Deutschen Nationalbibliothek:
Die Deutsche Nationalbibliothek verzeichnet diese Publikation in der Deutschen Nationalbibliografie; detaillierte bibliografische Daten sind im Internet über http://dnb.d-nb.de abrufbar.

Informationen zu unserem gesamten Programm, unseren Autoren und zum Verlag finden Sie unter: **www.carl-auer.de**.

Wenn Sie Interesse an unseren monatlichen Nachrichten haben, abonnieren Sie den Newsletter unter http://www.carl-auer.de/newsletter.

Carl-Auer Verlag GmbH
Vangerowstraße 14 • 69115 Heidelberg
Tel. +49 6221 6438-0 • Fax +49 6221 6438-22
info@carl-auer.de

Inhalt

Vorwort

Es ist seltsam, dass zwei uralte mentale Praktiken sich heute im Zeitalter der künstlichen Intelligenz in der Psychotherapie begegnen. Hypnose, ein Ritual, das sich schon frühzeitig bei fast allen Naturvölkern und später in vielen Hochkulturen findet – von Südamerika über Afrika und Europa bis in die Tundra –, und Achtsamkeit, die sich aus den buddhistischen Meditationstraditionen Asiens herleitet und mehrere tausend Jahre alt ist. Ich selbst bin durch die nun schon jahrelang währende Zusammenarbeit mit Halko Weiss in einem Paartherapie-Ausbildungsprogramm intensiv mit Achtsamkeit in Berührung gekommen, und Michael Harrer, den ich als Hypnotherapeuten schätze, stellt das Bindeglied zwischen uns und beiden Methoden dar.

Beide Vorgehensweisen streben veränderte Bewusstseinszustände an, die allgegenwärtige Beschwernisse des Lebens leichter ertragen lassen. Doch scheinen sie diametral entgegengesetzte Wege zu gehen. Achtsamkeit strebt Bewusstwerdung, Hypnose unwillkürliche Verarbeitung an, die ohne bewusste Einflussnahme stattfindet. Achtsamkeit lenkt den Blick auf das gegenwärtige Erleben, Hypnose hat Vergangenheit und Zukunft mit im Blick. Hypnose hat offensichtlich Veränderung zum Ziel; Achtsamkeit dagegen nimmt die Dinge so, wie sie sind. Hypnose nutzt oft die Regression in eine kindliche Lernhaltung; Achtsamkeit spricht den erwachsenen, selbstverantwortlichen Menschen an. Achtsamkeit hält dazu an, in einer beobachtenden Haltung zu bleiben, wogegen Hypnose die Menschen bestimmte Erfahrungen emotional absorbiert vorwegnehmen oder nacherleben lässt.

Michael Harrer beschreibt, wie diese komplementären Behandlungsmethoden sich nicht etwa gegenseitig ausschließen, sondern sich als Tandem in der Psychotherapie wirkungsvoll befördern. So möchte man mit Achtsamkeit jemanden aus einer Problemtrance dehypnotisieren und maladaptive Reaktionen deautomatisieren. Ergänzend kann man mithilfe von Hypnose den Patienten in eine Lösungstrance versetzen und adaptive Verhaltensmuster automatisieren. Man kann sogar posthypnotische Achtsamkeit in der Trance suggerieren. Mit Achtsamkeit lassen sich Fehlwahrnehmungen entdecken, die man mit Hypnose suggestiv korrigieren kann. Während die Disidentifikation von einer schmerzhaften Erfahrung u. U. eine große Herausforderung sein kann, lädt die hypnotische Trance dazu ein, durch Dissoziation dem Leiden seine affektive Macht zu nehmen.

Michael E. Harrer, der als Experte in beiden Feldern über lange Erfahrung verfügt, nimmt in diesem Buch eine differenzierte und tiefgründige Analyse der ungleichen mentalen Methoden vor. Hypnose und Achtsamkeit werden dem Leser in anschaulichen Beispielen und einer Vielzahl von praktischen Übungen nahegebracht, sodass er mühelos ihre Unterschiede und Überschneidungen einschätzen kann. Auch die neurobiologische Basis dazu wird in leicht verständlicher Form erläutert. Am Ende versteht der Leser, warum man gut daran tut, Hypnose und Achtsamkeit gleichermaßen als heilsame Bewusstseinszustände zu nutzen, was in der Anwendung in unterschiedlichen Gebieten wie Angst, Stress, Traumafolgestörungen oder Schmerz demonstriert wird. Übungen und Anleitungen helfen bei der konkreten Umsetzung in die Praxis.

Die Unterstützung von Veränderung einerseits und Gleichmut gegenüber den belastenden Momenten im Erleben andererseits können sich so wirkungsvoll ergänzen.

Dirk Revenstorf

Einführung

Im Jahre 1888 wurde der 16-jährige Georges Gurdjieff Zeuge eines seltsamen Vorfalls: Er bemerkte einen kleinen Jungen, der weinte und sich auf eigenartige Weise bewegte. Er war in einem Kreis gefangen, den andere Jugendliche um ihn herum im Sand gezogen hatten. Als Gurdjieff einen Teil dieses »magischen« Kreises auslöschte, entstand eine Öffnung, die der Junge augenblicklich nutzte, um seinen Peinigern zu entkommen (Gurdjieff 2013). Gurdjieff war so beeindruckt, dass er später sein Leben der Frage widmete, in welchen Kreisen wir Menschen oft gefangen sind und wie wir uns aus ihnen befreien können. So wurde er zu einem Wegbereiter in einem Feld, um das sich dieses Buch dreht: dem Spannungsfeld zwischen heilsamen und unheilsamen Trancen und der Achtsamkeit, die uns aus diesen Trancen erwachen lässt.

Am Beginn meiner Tätigkeit weckten die von Milton Erickson inspirierten Therapieformen meine Begeisterung. Sie wurde später ergänzt durch die Leidenschaft für die Achtsamkeit, wie sie in der Hakomi-Methode vermittelt wird. So habe ich mich auf den Weg gemacht, beide in meiner psychotherapeutischen Praxis zu verbinden. Das Verständnis, das ich auf diesem Weg bisher erlangte, möchte ich mit Psychotherapeuten[1] aller Schulen teilen. Ich möchte alle jene ansprechen, die mehr über Hypnosepsychotherapie und Achtsamkeit erfahren wollen, um sie für sich selbst und ihre Klienten zu nutzen.

Der erste Schritt der Integration von Achtsamkeit in die Psychotherapie besteht darin, sie für sich selbst zu entdecken und zu üben und den Klienten in der Therapie als *achtsamer Therapeut* in Zuständen von Achtsamkeit zu begegnen. Mit diesen Zuständen kann man auf unterschiedlichsten Wegen vertraut werden, sodass es auch Therapeuten gibt, die man als achtsam beschreiben könnte, obwohl sie noch nie etwas von Achtsamkeit gehört haben.

Viele Psychotherapeuten reklamieren für sich, die Achtsamkeit ohnehin schon in ihre Arbeit zu integrieren. Und sie haben recht, zumindest teilweise. Einzelne Elemente der Achtsamkeit finden sich in den unterschiedlichsten Psychotherapieverfahren, wie etwa die

1 In der Folge wird aus Gründen der Lesbarkeit nur die männliche Form genannt.

Akzeptanz, eine allparteiliche Beobachterhaltung, die Betonung des Hier und Jetzt, die »gleichschwebende Aufmerksamkeit« oder neue Wege des Umgangs mit Gedanken und Gefühlen, wie sie in der sog. dritten Welle der Verhaltenstherapie vermittelt werden. Man kann das Konzept der Achtsamkeit mit einem Haus vergleichen, dessen Zimmer großteils schon bekannt sind und doch in dieser Kombination zu einem neuen Haus werden. Wenn man sie als Teile dieser Ganzheit betrachtet, erscheinen die einzelnen Zimmer in einem neuen Licht.

Die Kenntnis der Konzepte rund um die Achtsamkeit und deren Nutzung in der Therapie wird als *achtsamkeitsinformierte Therapie* bezeichnet. Dabei muss die Achtsamkeit nicht explizit benannt werden. Das ist die zweite Form der Integration. Hierzu finden sich in diesem Buch Sichtweisen aus dem jahrtausendealten Erfahrungswissen der buddhistischen Psychologie. Sie beschäftigen sich mit der Entstehung und der Befreiung von Leiden und sind oft in Geschichten und Metaphern verpackt.

Die dritte Form der Integration ist die *achtsamkeitsbasierte Therapie.* Dabei wird die Achtsamkeit als Konzept und in Übungen vermittelt. Oft wird auch eine Achtsamkeitspraxis außerhalb der Therapiestunden empfohlen. Auch dazu sind eine Vielzahl von Übungsvorschlägen enthalten.

In einer *achtsamkeitszentrierten Therapie*, als vierte Form, wird die Achtsamkeit über längere Strecken durchgehend zur Selbsterforschung genutzt. Dabei sind sowohl der Therapeut als auch der Klient in einem Zustand der Achtsamkeit und wenden sich »online« der gegenwärtigen Erfahrung des Klienten zu. Auch zur Frage, wie und wozu man in der Therapie Zustände der Achtsamkeit einladen kann, gibt es viele Anregungen.

Hypnose und Achtsamkeit sind so verwandt und doch so verschieden, dass sie sich gut kombinieren lassen. Wie zwei Flüsse schlängeln sich beide nebeneinander durch die Landschaft, entfernen sich voneinander, nähern sich einander wieder an und manchmal fließen sie sogar ein Stück gemeinsam. Auch die Darstellungen in diesem Buch mäandern immer wieder zwischen beiden hin und her oder weisen auf Gemeinsamkeiten und Unterschiede hin. Nach Hinweisen auf die Kontexte, aus denen beide stammen, wird ihr Einsatz in der psychotherapeutischen Praxis erläutert. Bereits existierende Modelle der Integration von Hypnose und Achtsamkeit werden vorgestellt.

Zwei rote Fäden, die Trance und Achtsamkeit verbinden, durchziehen das Buch. Der erste bezieht sich darauf, dass beide als *spezielle*

Zustände des Bewusstseins verstanden werden, die in der Psychotherapie zu Heilungsprozessen beitragen können. Dabei erweist sich aber nicht nur der Bewusstseinszustand der Klienten, sondern auch jener der Therapeuten als bedeutsam. Trancen führen aus alten Kreisen in neue Welten, sie ermöglichen gesundheitsfördernde und korrigierende Erfahrungen. Die Freiheit, sich auf neuen Wegen ganz selbstverständlich zu bewegen, kann man in Trance genießen und einüben. Achtsamkeit kann im Sinne einer De-Hypnose befreien, indem sie uns aus Alltags- und Problemtrancen erweckt *(Waking-up)*.

Der zweite rote Faden betrifft die integrierende Wirkung von Hypnose und Achtsamkeit. Die Kreise, die wir mit ihrer Hilfe ziehen, werden weiter. Wir kommen mit immer größeren Bereichen unserer Innenwelt, mit unserem Körper, mit unserem erzählten Leben, mit anderen Menschen oder mit dem großen Ganzen in Kontakt und Resonanz. Hypnose und Achtsamkeit sind Wege, uns zu entwickeln und zu wachsen *(Growing-up)*.

Das Kernstück des Buches bilden die folgenden sieben *Wirkprinzipien* von Hypnose und Achtsamkeit. Die Darstellung auf dieser Ebene soll der Vergleichbarkeit dienen, aber auch der Anschlussfähigkeit an das Vorgehen in anderen Schulen: (1.) Beide nutzen auf unterschiedliche Weise die Lenkung der Aufmerksamkeit. Dabei spielt bei der Achtsamkeit der Körper eine wichtige Rolle. (2.) In Trancen begibt man sich auf Reisen in die Vergangenheit und Zukunft. In der Achtsamkeit wendet man sich der Gegenwart zu. (3.) In der Trance lassen sich die erwünschten Erfahrungen assoziiert erleben und Unerwünschtes aus einer dissoziierten Wahrnehmungsposition betrachten. Das teilhabende Beobachten der Achtsamkeit ermöglicht eine Disidentifikation: Man kann Gedanken, Gefühle und Persönlichkeitsanteile zum Gegenstand der Beobachtung machen, sie auf neue Weise sehen und nutzen und ihnen ihre unheilsame Macht entziehen. (4.) Wenn es gilt, gewisse Erfahrungen so zu akzeptieren, wie sie sind, wirkt das Kultivieren von Gleichmut, Mitgefühl und Selbstmitgefühl. (5.) Hypnose und Achtsamkeit ergänzen einander in der Vermittlung von korrigierenden Erfahrungen und der dazu notwendigen vorangehenden Problemaktualisierung. (6.) Beide bereichern ein ressourcenorientiertes Vorgehen. (7.) Als Zustände der Therapeuten unterstützen beide die Gestaltung von heilsamen therapeutischen Beziehungen.

Weder die Hypnose noch die Achtsamkeit sind Allheilmittel, auch wenn wir uns das manchmal wünschen. Beide stoßen an ihre

Grenzen, denn ihr Einsatz sollte nicht nur zum Therapeuten, sondern auch zum Klienten und zu dessen Problemen und Zielen passen. So gibt das letzte Kapitel Einblicke in die *störungsbezogene Anwendung* von Hypnose und Achtsamkeit im Tandem. Dabei werden die basalen Wirkprinzipien konkretisiert, wie sie in unterschiedlicher Ausprägung zum Einsatz kommen und das Vorgehen plausibel machen.

Das Buch richtet sich an Therapeuten, aber ebenso an Personen, die Achtsamkeit lehren. Diese Personengruppe soll es für jene suggestiven Elemente sensibilisieren, die in vielen Anleitungen rund um die Achtsamkeit enthalten sind. Einblicke in die Hypnotherapie sollen die feinen Unterschiede deutlich machen, wie man eher Trancen induzieren und wie man eher Erwachen und Achtsamkeit einladen kann. Das Buch will das Erfahrungswissen der Hypnotherapie für die Vermittlung von Achtsamkeit nutzbar machen.

Möge die Lektüre und das Experimentieren mit den Übungen Ihrem eigenen Wohl und jenem Ihrer Klienten dienen und zu mehr Lebensqualität, Gesundheit und Freude an der Arbeit beitragen.

Michael E. Harrer
Salzburg, im März 2018

1 Arbeitsdefinitionen

1.1 Hypnose und Trance

Definitionen von Hypnose werden der in ihr verborgenen Vielfalt nie gerecht, denn immer werden bestimmte Charakteristika hervorgehoben und andere müssen vernachlässigt werden. Milton Erickson soll auf die Frage nach einer Definition von Hypnose geantwortet haben:

> »Was immer ich sage, dass es sei …, lenkt mich davon ab, die vielen Möglichkeiten zu erkennen und nutzbar zu machen, die da sind« (Gilligan 1991, S. 60).

Trotzdem wird immer wieder um Definitionen gerungen.

Definition von Hypnose der American Psychological Association (APA)

Die folgende Definition der APA entstammt einem Konsens eines Expertenkomitees aus dem Jahre 2014 (zitiert in Elkins et al. 2015):

Hypnose ist ein Bewusstseinszustand *(state of consciousness)*, der eine fokussierte Aufsmerksamkeit und ein reduziertes peripheres Gewahrsein umfasst und der durch eine erhöhte Fähigkeit charakterisiert ist, auf Suggestionen zu reagieren (Elkins et al. 2015, Übers.: M. E. H.).

Hypnotische Trance

Hypnotische Trance ist ein Zustand, in dem man von bestimmten Wahrnehmungen oder Gedanken absorbiert ist, während andere Wahrnehmungen unter Umständen dissoziiert sind. Es ist ein Zustand innerer Offenheit, der Suchprozesse und kreative Lösungen ebenso erleichtert, wie sich auf bestimmte Vorstellungen einzulassen und andere loszulassen. Die dabei ablaufenden mentalen Prozesse sind unwillkürlich. Das Alltagsbewusstsein, das dazu tendiert, Wahrnehmen und Denken in bestimmte, gut gebahnte Richtungen zu drängen und andere Denk- und Wahrnehmungsmöglichkeiten auszuschließen, ist deaktiviert (nach Revenstorf 2017, S. 93–94).

Verwendung einiger Begriffe in diesem Buch

Hypnose: Ein meist ritualisiertes Vorgehen, bei dem eine Person eine andere dazu einlädt, in Trance zu gehen. Je nach Kontext unterscheidet man psychotherapeutische Hypnose, medizinische Hypnose, Bühnenhypnose etc. In der Selbsthypnose ist man gleichzeitig Anleiter und Angeleiteter.

Trancen: Bewusstseinszustände, über deren Charakteristika unterschiedliche Auffassungen bestehen. Je nach Kontext unterscheidet man hypnotische Trancen, Konversationstrancen, Alltagstrancen, schamanische Trancen etc., je nach Inhalten Problem-, Symptom-, Lösungs- und Ressourcentrancen. Sie können auf natürliche Weise spontan auftreten oder ausdrücklich eingeladen und induziert werden.

Hypnotherapie: Kommunikationsformen und Interventionen, die auf das Wirken von Milton H. Erickson aufbauen und im Wesentlichen von Mitgliedern der Milton H. Erickson Gesellschaften weiterentwickelt und vermittelt werden. Sie wird in andere Psychotherapieverfahren integriert, am häufigsten in die Verhaltenstherapie.

Hypnosepsychotherapie: Ein im österreichischen Psychotherapiegesetz anerkanntes eigenständiges Psychotherapieverfahren, bei dem Hypnotherapie in ein umfassenderes psychodynamisches Verständnis eingebettet ist (siehe Abschnitt 2.1.2, S. 29 f.). Die Unterscheidung zur Hypnotherapie ist in jenen Bereichen sinnvoll, in denen der spezifische Umgang mit der therapeutischen Beziehung von Bedeutung ist.

Wenn man Trancen als *spezielle Bewusstseinszustände* versteht, dann sind damit aus ericksonianischer Sicht Zustände gemeint, die auch ganz natürlich und spontan im Alltag auftreten. Sie sind dadurch charakterisiert, dass bestimmte Wahrnehmungen und Funktionen dem Bewusstsein nicht zugänglich sind, sie sind *dissoziiert,* d. h. unverbunden und somit nicht integriert. Die Einengung der Aufmerksamkeit führt dazu, dass man von einem bestimmten Bewusstseinsinhalt *absorbiert* ist. So ist man beispielsweise von einem spannenden Buch gefesselt oder hört nur die Worte des Hypnotiseurs, alles andere wird ausgeblendet. Zugleich erlebt man die eigene Innenwelt besonders intensiv und lebendig, denn worauf sich die Aufmerksamkeit richtet wird verstärkt und vertieft. Man kann Wünschenswertes und Zukünftiges imaginieren und Vergangenes erinnern und damit reaktivieren.

Das kritische Denken tritt dabei in den Hintergrund, sodass im Möglichkeitsraum der Trance zuvor Unbekanntes und Unvorstellbares zu einer neuen inneren Realität wird. Anschließend wird das in der Hypnose Erlebte oft nicht mehr bewusst erinnert.

Wenn *Suggestibilität* als Merkmal hypnotischer Trancen genannt wird, so ist damit die Fähigkeit eines Individuums gemeint, die suggerierten Veränderungen in seiner Physiologie, in seinen Empfindungen, Gefühlen, Gedanken oder in seinem Verhalten umzusetzen (Elkins et al. 2015). Ein bedeutsamer Zweig der akademischen Hypnoseforschung beschäftigt sich mit der Erfassung der Suggestibilität von Versuchspersonen unter standardisierten Bedingungen. Die Suggestibilität wurde lange Zeit als ein stabiles Persönlichkeitsmerkmal angesehen, bis nachgewiesen werden konnte, dass man sie trainieren kann. Schon Erickson hat oft viele Stunden dafür aufgewendet, um seine Klienten mit dem Erleben von Trancephänomenen vertraut zu machen, erst danach begann er mit der »eigentlichen« Trancearbeit. Es gibt aber auch Kritik an der These, die erhöhte Suggestibilität sei ein geeignetes Merkmal, Trancezustände zu definieren. Denn viele Menschen sind schon im Alltagsbewusstsein und unabhängig von speziellen Trancezuständen höchst suggestibel, sodass sich diese Fähigkeit dann in Trance nicht wesentlich verstärkt.

Sozialpsychologische Theorien gehen davon aus, dass der Hypnotisierte das ausführt, von dem er meint, dass es von ihm erwartet wird. In diesen Konzepten wäre Suggestibilität die Fähigkeit, expliziten und impliziten Instruktionen zur *Rollenübernahme* zu folgen.

Eine *intersubjektive Sicht* versteht das Gelingen therapeutischer Begegnungen als *Resonanzphänomen*. Sie berücksichtigt nicht nur den Kontext und die Einzigartigkeit des Klienten, sondern auch den Bewusstseinszustand des Therapeuten und seine Aufmerksamkeitssteuerung. Das Beziehungsangebot des Therapeuten bildet den Kontext, in dem der Klient im Zusammensein mit einem bedeutsamen Menschen neue Erfahrungen machen kann. Der Therapeut trägt dazu bei, die in seinen Klienten vorhandenen Ressourcen zu aktivieren, und schafft eine Atmosphäre, in der sie ihre Potenziale entfalten, sich entwickeln und aufblühen können.

1.2 Achtsamkeit

Ebenso wie bei der Hypnose stoßen auch die Versuche, Achtsamkeit zu definieren und ihr Wesen in Worte zu fassen, bald an ihre Grenzen.

So gibt es bis heute keine einheitliche und allgemein verbindliche Definition. Jon Kabat-Zinn (2011b), der wesentlich zur Verbreitung der Achtsamkeit in Medizin und Psychotherapie beigetragen hat, führte den Begriff der Achtsamkeit als »Schirmbegriff« *(umbrella term)* ein. Unter dem Dach der Achtsamkeit sollte in seinen Kursen vieles Platz haben, was ihm wichtig und wertvoll war.

Definitionen von Achtsamkeit

Die bekannteste Arbeitsdefinition von Achtsamkeit lautet: Achtsamkeit bedeutet, auf eine bestimmte Weise aufmerksam zu sein: absichtsvoll, gegenwärtig und nicht bewertend (Kabat-Zinn 2011b).

Andere Definitionen von Achtsamkeit – so wie die in diesem Buch vertretene – rücken den *»inneren Beobachter«* ins Zentrum. Für sie bedeutet Achtsamkeit das Erwachen eines inneren Beobachters bzw. den Wechsel der Perspektive in eine Beobachterposition und das Einnehmen eines Bewusstseinszustandes des rezeptiven Wahrnehmens und Beobachtens (siehe Abschnitt 6.4.5, S. 129 f.).

Shauna Shapiro und ihre Arbeitsgruppe (2006) definieren die Achtsamkeit über die drei Komponenten Aufmerksamkeit *(Attention)*, Absicht *(Intention)* und Haltung *(Attitude)*. Harrer und Weiss (2016) beschreiben vier Komponenten: (1.) Den »inneren Beobachter«, (2.) Aufmerksamkeitssteuerung und Bewusstheit über den jeweiligen Fokus der Aufmerksamkeit, (3.) Gegenwärtigkeit und (4.) Akzeptanz. Eine *Haltung* der Achtsamkeit entwickelt sich durch das regelmäßige Aufsuchen von Zuständen der Achtsamkeit im Rahmen einer kontinuierlichen Achtsamkeitspraxis.

Ulrike Anderssen-Reuster (2007) schreibt im Kontext von Psychotherapie und Psychosomatik: »Achtsamkeit ist ein Prozess, bei dem die Aufmerksamkeit nicht wertend auf den gegenwärtigen Augenblick gerichtet ist. Sie nimmt wahr, was ist, und nicht, was sein soll. Das heißt: Sie ist einerseits nüchtern, real, desillusionierend, andererseits annehmend, integrierend und vielleicht sogar auf mütterliche Weise liebevoll. Achtsamkeit ist aber noch mehr: Sie ist ein Instrument, um unsere affektiven, geistigen oder körperlichen Regungen in statu nascendi zu beobachten, und sie vermittelt den Kontakt mit der Gegenwart, die, wenn sie nicht explizit in den Blick genommen wird, häufig nicht wirklich erlebt wird« (S. 1).

In der folgenden Anleitung sind die wesentlichen Bausteine der Achtsamkeit eingebaut und in kursiver Schrift hervorgehoben. Das

Verständnis der Achtsamkeit als überdauernde *Haltung* wird als »posthypnotische Suggestion« angefügt.

Anleitung zur Achtsamkeit mit psychoedukativen Elementen

Wenn Sie den Zustand der Achtsamkeit erforschen wollen, lade ich Sie ein, einfach bewusst wahrzunehmen, was im Augenblick da ist. Sie können sich der Außenwelt zuwenden und für ein paar Augenblicke ganz bewusst schauen, ... für ein paar Momente ganz bewusst hören ... und sich dann ganz bewusst dem Spüren zuwenden, etwa dem Kontakt mit dem Sessel, auf dem Sie sitzen ... Es kommt aber noch etwas Entscheidendes dazu: die Bewusstheit darüber, dass Sie schauen, wenn Sie schauen, ... die Bewusstheit darüber, dass Sie hören, während Sie hören, ... die Bewusstheit darüber, dass Sie die Unterlage spüren, wenn Sie die Unterlage spüren. *Wenden Sie Ihre Aufmerksamkeit der jeweils gegenwärtigen Erfahrung zu, wie sie sich von Augenblick zu Augenblick entfaltet.* Jetzt ... und jetzt ... und jetzt.

Sie haben die Wahl: Sie können sich mit Ihren fünf Sinnen der Außenwelt zuwenden. Sehen, hören, tasten, riechen, schmecken ... Sie können sich aber auch Ihrer Innenwelt zuwenden und sie mittels »innerer Achtsamkeit« erforschen.

So können Sie sich Ihrem Körper zuwenden, etwa dem Atem. Vielleicht mögen Sie sich für ein paar Atemzüge bewusst machen, dass Sie atmen und woran Sie im Moment bemerken, dass Sie atmen, und aus einer neugierigen Haltung heraus erforschen: Was ist das genau – Atmen? ... Buddha beschrieb es in einer Lehrrede zur Achtsamkeit so: »Der Mönch lang einatmend weiß, dass er lang einatmet. Der Mönch kurz einatmend weiß, dass er kurz einatmet. Der Mönch lang ausatmend weiß, dass er lang ausatmet. Der Mönch kurz ausatmend weiß, dass er kurz ausatmet.«

Das bewusste Wahrnehmen des Atmens und des Körpers führt immer wieder in die Gegenwart, ins Hier und Jetzt. Den *Körper* zu spüren ist eine gute Möglichkeit, sich im Hier und Jetzt zu verankern.

Sie können sich auch noch ein paar Atemzüge lang Ihrer *Stimmung* und Ihren *Gefühlen* zuwenden. Wie sind Sie da? Jetzt, ... was meldet sich an Gefühlen? ... Wie ist Ihre Grundstimmung heute? ...

Vielleicht tauchen auch *Gedanken* oder *innere Bilder* auf. Auch diese können Sie beobachten, wie sie kommen und gehen ...

Vielleicht ist es Ihnen möglich, der Erfahrung, wie sie sich von Moment zu Moment entfaltet, in einer *Haltung der Offenheit* zu begegnen, sich neugierig interessiert dem zuzuwenden, was im Feld der Aufmerksamkeit, in Ihrem Gewahrsein auftaucht. »Ah ja«, könnten Sie zu sich sagen, »da meldet sich ein Gedanke, ... ich spüre den Boden unter den Füßen, ... den Atem, ... ein Gefühl von Dankbarkeit, einfach da sein zu können ... Da taucht eine Traurigkeit auf, über die Vergänglichkeit des Lebens« – oder was auch immer. Vielleicht ist es Ihnen möglich, der Erfahrung zu begegnen, *ohne sie zu bewerten*, sie so zu nehmen, wie sie ist, ohne sie verändern zu wollen. Wenn nicht, können Sie die Ablehnung beobachten. »Ah ja, da ist wieder ein Teil in mir, der das gar nicht haben will.« Auch das können Sie freundlich betrachten.

Sie können diese Zustände der Achtsamkeit häufiger einnehmen und konkret üben, Ihre Aufmerksamkeit bewusst zu lenken und bei bestimmten Objekten zu verweilen. Wenn Sie diese Zustände des wohlwollend akzeptierenden Beobachtens, ohne zu reagieren, regelmäßig praktizieren, wird die Übung mit der Zeit immer müheloser und selbstverständlicher. Diese Zustände können Sie dann immer länger und auch in immer anspruchsvolleren Situationen einnehmen und halten. Wenn Sie regelmäßig Achtsamkeit praktizieren, wird sie zu einer inneren Haltung. Diese Haltung kann Ihre Lebensqualität erhöhen, Leiden verringern und inneren Frieden bringen.

Auch für die Achtsamkeit gilt, dass jede Definition bestimmte Aspekte hervorhebt und andere vernachlässigt. Ebenso wie der Trance wohnt der Achtsamkeit ein unerschöpfliches Potenzial inne, das sich in einem lebenslangen Übungsweg immer mehr erschließt. Man entwickelt Zustände und Fähigkeiten, die für Anfänger gar nicht vorstellbar sind.

Analog zur Trance kann man Achtsamkeit als einen speziellen *Bewusstseinszustand* verstehen. Er führt allerdings nicht zu einer Einengung der Aufmerksamkeit, sondern im Gegenteil zu einer Öffnung und größeren Weite, womit sie *integrierend* wirkt.

So wie die Trance ist die Achtsamkeit ein natürlicher Zustand, der vielen Menschen – zumindest ein Stück weit – auch ohne spezielles Training zugänglich ist. Entscheidend ist aber, dass Achtsamkeit in ihrem buddhistischen Ursprung als Übungsweg zur Befreiung vom Leiden konzipiert und vermittelt wurde. Im Folgenden wird die Auffassung vertreten, dass sich die Achtsamkeit aus verschiedenen Bausteinen zusammensetzt, die in höherem oder in geringerem Ausmaß vorhanden, mehr oder weniger stabil und mehr oder weniger verlässlich und flexibel abrufbar sein können.

Komponenten der Achtsamkeit

Das Konstrukt der »Achtsamkeit« hat mehrere Dimensionen und Komponenten. Diese werden in den verschiedenen Definitionen unterschiedlich betont und gewichtet. Man kann sich ein *Achtsamkeits-Kontinuum* vorstellen, auf dem die einzelnen Komponenten zu einem bestimmten Zeitpunkt in unterschiedlichem Ausmaß mehr oder weniger vorhanden sind.

Folgende Facetten und Dimensionen werden genannt:

1. Achtsamkeit ist mit einem bestimmten Modus des Seins verbunden:
    - Man ist in einem Modus des rezeptiven Beobachtens und Gewahrseins. Innere und äußere Reize werden bemerkt und wahrgenommen.
    - Die Aufmerksamkeit widmet sich dem gegenwärtigen Moment.
    - Automatische Reaktionen auf innere oder äußere Erfahrungen werden unterlassen (Nichtreaktivität). Im Gegensatz dazu steht der sog. Autopilotenmodus, in dem man automatisch funktioniert und reagiert.
    - Es besteht Bewusstheit über den Prozess der Aufmerksamkeitslenkung selbst, d. h. darüber, worauf sich die Aufmerksamkeit in jedem Moment richtet.
    - Man beobachtet teilhabend – nichts ist abgespalten oder dissoziiert.
    - Handeln erfolgt bewusst – während man etwas tut, weiß man, dass man es tut.

2. Achtsamkeit bedeutet eine bestimmte Haltung der Erfahrung gegenüber:
    - Akzeptanz: Erfahrungen werden so akzeptiert, wie sie sind.
    - Nichtbewerten: Erfahrungen werden nicht als gut oder schlecht bewertet. Wenn Bewertungen auftauchen, kann man sie als solche erkennen und zum Gegenstand der Beobachtung machen.
    - Es besteht kein Veränderungswunsch. Wenn Veränderungswünsche auftauchen, kann man auch diese erkennen und zum Gegenstand der Beobachtung machen.
    - Kein konzeptuelles Denken: Die aktuelle Erfahrung wird nicht in bereits bestehende Konzepte eingeordnet. Erfahrungen

werden nicht mit vergangenen Erfahrungen verknüpft. Wenn Konzepte auftauchen, werden sie als solche erkannt. Auch sie können zum Gegenstand der Beobachtung gemacht werden.

- Anfängergeist: Die Dinge werden mit Interesse und Neugier auf eine Weise betrachtet, als ob man sie zum ersten Mal sehen würde.
- Zuwendung zur Erfahrung und Zulassen, im Gegensatz zu Vermeidung und Unterdrückung von bestimmten Erfahrungen.
- Intentionalität: Es besteht die Absicht, achtsam zu sein.

3. Achtsamkeitspraxis führt zu bestimmten intendierten Wirkungen:

- Entwicklung von Konzentrationsfähigkeit, verstanden als das Vermögen, sich dem zuwenden zu können und mit der Aufmerksamkeit dabei verweilen zu können, was einem wichtig ist
- Entwicklung von Einsicht und Klarblick: sich selbst und die Welt immer genauer so wahrzunehmen, wie sie ist
- Verfeinerte Selbstwahrnehmung
- Gleichmut, Ruhe und innerer Frieden
- Erhöhte Toleranz gegenüber aversivem Erleben
- Entwicklung der Freiheit zu wählen: zu handeln oder Handlungen zu unterlassen
- Befreiung von Leid in umfassendem Sinne oder von einzelnen Symptomen im Sinne einer Heilung
- Entwicklung von Selbstmitgefühl
- Entwicklung von liebender Güte, Mitgefühl und Mitfreude
- Intensivierung von Wahrnehmung und Erleben
- Erhöhte Lebensfreude und Lebensqualität
- Verbesserte zwischenmenschliche Beziehungen
- Verbesserte Selbstregulation
- Erhöhte Effektivität des Handelns
- Zunehmende Präsenz
- Öffnung für neue Erfahrungen

Häufig werden Auswirkungen und Folgen einer Achtsamkeitspraxis mit der Achtsamkeit selbst gleichgesetzt, denn oft ist das Ziel zugleich auch der Weg.

1.3 Gemeinsamkeiten, Unterschiede und Synergien im Überblick

Als einer der Väter der modernen Bewusstseinsforschung stellte sich Charles Tart (2016) schon in den 1960er-Jahren die Frage nach den Unterschieden zwischen östlicher Meditation und Hypnose. Dabei stieß er auf die wichtige Unterscheidung zwischen konzentrativen Formen der Meditation und der Einsichtsmeditation. In den Anfängen der Meditationsforschung beschäftigte man sich hauptsächlich mit Zuständen konzentrierter, meditativer Versenkung und glaubte, sie damit fassen zu können, wenn man sie als Zustände tiefer Selbsthypnose erklärte. Tart deutet das als Versuch der westlichen Wissenschaft, das wenige, das man damals über Meditation wusste, zu objektivieren und einzuordnen und damit alles Unbegreifliche »wegzuerklären«. Für ihn leben wir in unserem Alltag in einer »Konsensus-Trance«, in der wir von Automatismen gesteuert sind, die sich durch ständige Wiederholungen eingeschliffen haben. In der Hypnose wird diese »Konsensus-Realitäts-Orientierung« vorübergehend ausgeblendet, sodass wir uns für Neues öffnen. Inspiriert vom »vierten Weg« (Ouspensky 2013) des spirituellen Lehrers Georges I. Gurdjieff sieht er die Achtsamkeit als Vehikel, um aus diesem automatischen Leben ohne Bewusstheit zu einer bewussten Existenz »aufzuwachen«. Tart hat im Labor von Ernest Hilgard gearbeitet, vertritt aber keinen therapeutischen Zugang. Er ist trotzdem der Auffassung, es sei sinnvoll, sowohl Hypnose als auch die Einsichtsmeditation für sich zu nutzen. Mit Hypnose oder Selbsthypnose können wir unsere Gedanken und Gefühle besser organisieren. Mithilfe der Einsichtsmeditation begeben wir uns auf Ebenen *jenseits* der Gedanken und Gefühle und berühren etwas Tieferes in uns, womit wir uns der Realisierung unseres ganzen Potenzials nähern.

Hypnose und ein achtsamkeitsbasiertes Vorgehen haben viel gemeinsam. Sie sind so verwandt und zugleich doch so unterschiedlich, dass sie einander gut ergänzen. Das ist die Grundthese, die dieses Buch wie ein roter Faden durchzieht. Spontane Zustände von Trance und Achtsamkeit kommen auf natürliche Weise in mehr oder weniger ausgeprägter Form bei allen Menschen vor. Sowohl Zustände von Trance als auch von Achtsamkeit können zu Zwecken der Heilung bewusst hervorgerufen werden. Insofern blicken beide auf eine jahrtausendealte Tradition zurück und haben zugleich ihren Platz in der modernen Psychotherapie.

Trance und Achtsamkeit sind höchst komplexe Phänomene, denen man am ehesten durch eine multiperspektivische Betrachtungsweise gerecht wird. Einheitliche und übereinstimmende Definitionen sind bei beiden nicht zu finden. Eine Schnittmenge ergibt sich, wenn man *beide als Bewusstseinszustände* versteht, die sich vom Alltagsbewusstsein unterscheiden und die man im Rahmen von Psychotherapien nutzen kann.

Die Prinzipien, die bei der Anwendung von Trance und Achtsamkeit wirksam werden, überschneiden sich. Da ist zunächst die *Aufmerksamkeitslenkung*, die bei der Induktion beider Zustände eine Rolle spielt. Bei der Hypnose engt sich das Feld der Aufmerksamkeit ein und intensiviert das Erleben dessen, worauf sich die Aufmerksamkeit richtet. Die in Trance befindliche Person ist in der Regel ganz von ihrem inneren Erleben absorbiert, das sich manchmal intensiver, lebendiger und realer anfühlt als das Leben im Alltagsbewusstsein. Dies führt dazu, dass in der Regel *kein* Bewusstsein darüber besteht, dass man in Trance ist.

Auch im Rahmen der Achtsamkeitspraxis kann sich das Feld der Aufmerksamkeit bei bestimmten Übungen auf ein Objekt konzentrieren und damit einengen. In ihrem Kern führt Achtsamkeit aber zu einer Erweiterung des Aufmerksamkeitsfeldes. Das schließt wesentlich mit ein, dass man sich nicht nur des Objekts der Beobachtung bewusst ist, sondern sich zugleich aus einer Metaposition auch dessen bewusst ist, dass man beobachtet.

In der Hypnose werden *zwei Wahrnehmungsperspektiven* unterschieden: Unsere übliche Perspektive ist eine egozentrische. Wir erleben etwas *assoziiert*, wenn wir als wahrnehmendes Zentrum der Welt unseren Körper innerhalb der Grenzen unserer Haut spüren, aus unseren Augen in die Welt hinausschauen und mit unseren Ohren hören, was rund um uns herum hörbar ist. Im Gegensatz dazu versteht man unter *dissoziiertem Wahrnehmen*, wenn man sich wie von außen sieht und sich selbst zuschaut, wenn man darüber nachdenkt, wie es einem wohl geht, oder wenn man von sich in der dritten Person spricht.

In der Achtsamkeit werden beide Positionen verbunden, indem man *teilhabend beobachtet*. Man nimmt wahr und spürt wie im assoziierten Erleben, schaut sich aber zugleich dabei zu. Der Wirkmechanismus, der das ermöglicht, heißt Disidentifikation. Die Vorstellung eines inneren Beobachters hilft dabei, dieses gleichzeitige Erleben zu vermitteln und anzuregen.

Der nächste allgemeine Wirkfaktor der Psychotherapie, der sowohl in der Hypnose als auch beim achtsamkeitsbasierten Vorgehen eine Rolle spielt, ist die sog. *Problemaktualisierung.* Der Zugang zum Erleben erfolgt jedoch in den beiden Methoden auf unterschiedliche Weise: bei der Hypnose zumeist *top down,* bei der Achtsamkeit primär *bottom up.*

Eine Anleitung in der Hypnose könnte lauten: »*Versetzen Sie sich einmal in die Situation, in der sich das gezeigt hat, was Sie bearbeiten wollen. Welche Bilder tauchen auf, was sehen Sie, was hören Sie, wie ist die Szene?*« Der primäre Zugang zur Erfahrung erfolgt meist über szenische Imaginationen »top down«. D. h., bei der Vorstellung wird in der Gehirnrinde ein bestimmtes Erregungsmuster aktiviert, das sich auch körperlich, etwa auf muskulärer Ebene, auswirkt. Auch wenn manchmal mit den körperlichen Komponenten des Zustandes weitergearbeitet wird, erfolgen in der Hypnose die Neukonstruktionen von Erinnerungen oder eine Progression in die Lösung meist dissoziiert auf der imaginativen Ebene. Die Anregung eines assoziierten Erlebens des Lösungszustandes erfolgt oft erst als Abschluss am Ende der Trance.

In der Achtsamkeit wird dem Körper eine besondere Bedeutung zugemessen. Zumeist dient er als primärer Ausgangspunkt. »*Spüren Sie nach, wie sich Ihr Körper in dieser Situation angefühlt hat. Wo ist dieses Gefühl im Körper am ehesten lokalisiert? Wo ist er angespannt, welche Bewegungsimpulse melden sich?*« Wenn man dann danach fragt, welche Bilder zu diesem körperlichen Aktivierungsmuster auftauchen und welche Erinnerungen, dann läuft die Erregung vom Körper ausgehend »bottom up« zur Hirnrinde. In der Hypnose findet sich ein analoges Vorgehen in der sog. »Affektbrücke«.

Im Folgenden wird davon ausgegangen, dass es sinnvoll ist, beide Zugangswege zu nutzen und zwischen ihnen hin- und herzupendeln. Was bewirken die inneren Bilder, Gedanken und Erinnerungen im Körper? Welche inneren Bilder, Gedanken und Erinnerungen werden durch bestimmte Körperhaltungen, bestimmte muskuläre Erregungsmuster, bestimmte vegetative Erregungszustände oder die Fokussierung auf bestimmte Körperteile, Körperempfindungen oder Körperfunktionen ausgelöst? Wie wirken sich diese inneren Bilder und Gedanken dann wiederum auf den Körper aus? Die Arbeit an diesen Wechselwirkungen zwischen »Körper und Geist« *(body and mind)* zeichnet ein achtsamkeitszentriertes Vorgehen aus.

Aber nicht nur Probleme können aktualisiert werden. Sowohl Hypnose als auch Achtsamkeit eröffnen Zugänge zu Ressourcen und realisieren damit den Wirkfaktor der *Ressourcenaktivierung*. Die Übung zur Selbsthypnose und die Achtsamkeitspraxis können dazu verhelfen, bestimmte adaptive und heilsame Zustände flexibel aufzusuchen. Beide leisten bei der Emotions- und Selbstwertregulation wertvolle Dienste. Die Fähigkeit, in Trance zu gehen und dabei die Welt und sich selbst auf eine gewünschte Weise verändert zu erleben, ist eine wertvolle Ressource. Auch die Achtsamkeit wird zur Ressource, wenn man sie als Fähigkeit betrachtet, auch in schwierigen Situationen im neugierigen, wohlwollenden, akzeptierenden und zugleich teilhabenden Beobachten verweilen zu können – ohne primär etwas verändern zu müssen.

Ein wesentlicher Unterschied zwischen Hypnose und Achtsamkeit liegt im *Umgang mit unwillkürlichen und automatischen Vorgängen*. In der Hypnose liegt der Fokus auf unwillkürlichen Prozessen mit der Absicht, diese im Sinne der Heilung zu nutzen. Durch ein zieldienliches Reframing können Symptome und andere spontan auftretende, unwillkürliche Prozesse, aber auch bewusst evozierte Trancephänomene utilisiert werden. In der Therapiestunde zielt die Achtsamkeitspraxis zunächst darauf ab, unwillkürliche und automatische Prozesse zu bemerken und zu erforschen. Man erlangt Einsichten in die Entstehung von Leiden, wodurch sich neue Möglichkeiten eröffnen.

Wenn Zustände von Achtsamkeit dann auch im Alltag selbstverständlicher werden, kann man immer früher bemerken, wenn sich dysfunktionale Automatismen im Verhalten durchzusetzen drohen. Eine Achtsamkeitspraxis erhöht die Fähigkeit, innezuhalten und zu erkennen, welches »Programm« gerade läuft. Diese Erkenntnis eröffnet die Möglichkeit, gleichsam die »Reset-Taste« zu drücken. Im Zustand der Achtsamkeit lässt sich aus einer umfassenderen Wahrnehmung der Situation leichter erkennen, welches Programm angemessen wäre. Eine »Selbsthypnose« kann dieses Programm dann aktivieren.

Wenn solche Programme, d. h. für bestimmte Situationen angemessene Verhaltensbereitschaften, bei einem Klienten noch nicht vorhanden sind, ist es notwendig, neue Verhaltensweisen zu bahnen und zu automatisieren. Die Hypnose stellt dazu ein reiches Repertoire zur Verfügung. In der Computerwelt spricht man von *Bugs* und *Patches*. Als *Bugs* (Fehler, Käfer) werden Fehler in Programmen bezeichnet, als *Patches* (Flicken, Pflaster) kleine Subprogramme, die man herunterladen kann, um Fehler zu beheben, aber auch, um ein Programm mit neuen Möglichkeiten auszustatten. So gesehen würde Achtsamkeit dazu beitragen, die *Bugs* zu erkennen. Mittels Hypnose werden dann die passenden *Patches* entwickelt, in die alten Programme integriert und wiederum automatisiert (Metten 2012).

2 Hypnose und Achtsamkeit in der psychotherapeutischen Praxis

Im folgenden Kapitel werden die Kontexte der Anwendung von Hypnose und Achtsamkeit, die mit ihnen verknüpften Bilder und Erwartungen und die Ziele ihrer Anwendung diskutiert. Die Abschnitte zur Praxis geben erste Einblicke in das konkrete Vorgehen. Den Abschluss des Kapitels bildet ein Überblick über bisher publizierte Möglichkeiten ihres Einsatzes im Tandem.

2.1 Anwendungskontexte und Praxis der Hypnose

2.1.1 Hypnose und Trance im Kontext

In der Hypnose wissen wir um die Bedeutung von Erwartungen und inneren Bildern. So lade ich Sie ein, sich etwas Zeit zu geben, Bilder auftauchen zu lassen, die Sie mit der Hypnose verknüpfen ... Vielleicht sind es die Spiralen in den Augen der Schlange Ka im Dschungelbuch oder Bilder von Hypnoseshows im Fernsehen. Vielleicht tauchen auf einer inneren Reise durch die Geschichte der Hypnose Schamanen oder Medizinmänner auf, die sich selbst in Trance versetzen, oder weiß gewandete Priesterärzte und Kranke im Tempelschlaf ..., vielleicht Franz Anton Messmer, wie er mit den Händen über seine Patientinnen streicht, oder das berühmte Bild von Charcot, wie er an der Salpêtrière in Paris seine Lieblingspatientin Blanche Wittmann hypnotisiert ..., oder Milton Erickson. Manche hören vielleicht sogar seine Stimme, die uns überallhin begleitet. Manche werden Stephen Gilligan oder Gunther Schmidt mit seiner humorvollen Art vor sich sehen. Ein kleiner Leserkreis erlebte vielleicht Dirk Revenstorf und Halko Weiss auf Mallorca, wie ein Meister der Hypnose mit einem Meister der Hakomi-Therapie zusammenarbeitet ...

Diese verinnerlichten Bilder prägen aber nicht nur die Erwartungen unserer Klienten, sondern auch unsere eigenen mehr oder weniger bewussten Vorstellungen darüber, wie Therapeuten zu sein und was sie zu tun haben. Die Bilder repräsentieren auch unterschiedliche Generationen der Hypnose: In der ersten Generation wurden wie bei Messmer und Charcot dem Hypnotiseur besondere Fähigkeiten zugeschrieben. In der zweiten Generation, vertreten durch Milton Erickson, ist das Unbewusste des Klienten die Quelle von Wissen um die Möglichkeiten zur Veränderung. In der dritten Generation der Hypnose weist die »generative Trance« (Gilligan 2014) durchaus Ähnlichkeiten mit der Achtsamkeit auf.

Im medizinischen Kontext wird die Hypnose auf vielfältige Weise angewendet, z. B. beim Zahnarzt, bei Schmerzen, in der Psychosomatik, in der Geburtsvorbereitung, in der Rehabilitation, bei ärztlichen Untersuchungen oder operativen Eingriffen. Das vorliegende Buch beschränkt sich auf die Anwendung der Hypnose und die Nutzung von Trancezuständen im Rahmen von Psychotherapien. Ziel dieser Anwendung ist es, Symptome zu verringern oder die Einstellung ihnen gegenüber zu verändern bzw. Entwicklung zu fördern und abgespaltene Anteile zu integrieren.

Trance kann in der Psychotherapie als Hypnose explizit eingesetzt werden. Dabei werden Trancen durch *formale Tranceinduktionen* hervorgerufen, die als solche definiert und vielfach ritualisiert sind. Trancen treten aber auch *ohne* formale Tranceinduktionen auf, etwa durch die Fokussierung auf belastende Inhalte oder Erinnerungen. Bei der Konversationstrance richtet sich der Fokus der Aufmerksamkeit des Klienten spontan oder gelenkt nach innen, was oft Trancezustände auslöst, die dann vertieft und genutzt werden.

Als natürliche Zustände treten Trancen auch außerhalb der Psychotherapiestunde im Alltag der Klienten auf. Diese können dort mehr oder weniger unbemerkt bleiben oder als *Problem-Trancen* Leiden verursachen und die Klienten in Therapien bringen. So lassen sich bestimmte Symptome als Trancephänomene beschreiben – wie eine verzerrte Wahrnehmung, das Ausblenden von Anteilen der Erfahrung oder unwillkürliche Vorgänge, die das Verhalten und Denken der Klienten beherrschen.

Psychotherapie bedeutet in diesem Modell, Möglichkeiten zu erlernen, aus diesen Problem-Trancen auszusteigen, und stattdessen Ressourcen zu aktivieren und einen flexiblen Zugang zu *Lösungs-Trancen* zu gewinnen. Ein Modell, das genau mit diesem Wechsel von Problem-Trancen und Lösungs-Trancen arbeitet und speziell auch deren körperliche Aspekte nutzt, ist die Problem-Lösungs-Gymnastik (Schmidt 2010; siehe Abschnitt 6.4.2, S. 127).

Ein weiterer bedeutsamer Anwendungskontext von Trance ist der gezielte Einsatz heilsamer Formen der *Selbsthypnose* außerhalb der

Therapiestunde. In diese Richtung gehen bestimmte Formen von Entspannungstrainings, etwa die Autosuggestionen im Rahmen von autogenem Training, Imaginationen zum Einschlafen oder der selbstständige Einsatz der Problem-Lösungs-Gymnastik.

Ziele der Anwendung von Trance in der Psychotherapie

Die Ziele, mit denen Trance in der Psychotherapie eingesetzt wird, sind vielfältig:

- Auf der körperlichen Ebene bewirken Trancen meist eine muskuläre *Entspannung* und eine psychovegetative Umschaltung. Das Immunsystem wird aktiviert, Stressreaktionen werden vermindert und Regeneration wird angeregt.
- Die *Suggestibilität* lässt sich zur Verringerung von Symptomen nutzen, wie auch für Verhaltens- und Einstellungsänderungen und zur Anregung von Heilungsprozessen.
- Dissoziiertes Erleben schafft *Abstand*. Wenn das Ziel darin besteht, besser in *Kontakt* mit einer Erfahrung zu kommen, lädt man assoziiertes Erleben ein.
- Im Sinne des *Probehandelns* in Trance können bestimmte Verhaltensweisen, Denkweisen oder neue Formen der Selbstregulation angeregt, ausprobiert und in ihrer Wirkung erfahren werden.
- Die Aktivierung und Intensivierung des Vorstellungsvermögens in Trance ermöglicht die *Imagination* von Heilungsvorgängen und die Symbolisierung auch ängstigender Inhalte und Vorgänge.
- Trance ermöglicht die Mobilisierung von *Ressourcen* und Zugänge zu implizitem Wissen. Sie aktiviert Erinnerungen an vergessene Erfahrungen und archetypische Bilder. All das kann zu einer verbesserten Problemlösung und Lebensbewältigung, aber auch zu einer höheren Lebensqualität beitragen.
- Die in Trance spontan auftretende oder induzierte Regression ermöglicht das Aufsuchen prägender biografischer Szenen und von traumatischen Erfahrungen. Diese *Problemaktualisierung* ist die Basis für die Verknüpfung des damaligen Erlebens mit neuen, korrigierenden Erfahrungen auch im Sinne einer »Nachbeelterung«.
- In Trance ist es leichter, *neue Perspektiven* einzuführen, Symptome und Belastendes in einem neuen Licht zu sehen bzw. auf stärkende Weise umzudeuten (vgl. Revenstorf 2015).

Das Unbewusste und das Unwillkürliche in der Hypnosepsychotherapie

In der Hypnosepsychotherapie spielt das sog. Unbewusste eine große Rolle. Wenn vom Unbewussten die Rede ist, können das dynamische Unbewusste als Ort alles Verdrängten, das implizite Wissen oder das kreative Unbewusste gemeint sein. Metaphorische Beschreibungen des Unbewussten reichen von einer Schlangengrube über eine Schatzkiste bis hin zu einem Reservoir, das die Weisheit der gesamten Menschheit enthält. Wenn Milton Erickson vom Unbewussten sprach, meinte er damit den höchst individuellen Speicher an allem, was ein Mensch im Laufe seines Lebens erlebt, gelernt und an Fähigkeiten und Wissen erworben hat. Aus diesen Konzepten des Unbewussten ergeben sich unterschiedliche Ziele in der Therapie, zu deren Erreichung die Hypnose eingesetzt wird.

Neben der Unterscheidung zwischen bewussten und unbewussten Prozessen spielt in der Hypnose auch die Differenzierung zwischen *willkürlichen* und *unwillkürlichen* Vorgängen eine große Rolle. So werden Leidenszustände und Symptome als unwillkürlich auftretend erlebt: »Es schmerzt«, bei der Sucht geht »Es« mit mir durch oder »die Depression« ist über mich gekommen. Versuche der willkürlichen Kontrolle bleiben erfolglos. In der Hypnose wird geübt, unwillkürliche Vorgänge zu bemerken, zuzulassen, um sie schlussendlich zieldienlich zu nutzen. Jenen treibenden Kräften, die zum unwillkürlichen Verhalten führen, wird eine positive Absicht unterstellt. Diese Absicht gilt es zu ergründen, zu würdigen und auf eine heilsamere Weise zu verfolgen.

2.1.2 Die Praxis der Hypnose in der Psychotherapie

Im Rahmen von Psychotherapie wird die Hypnose in der Regel mit anderen psychotherapeutischen Ansätzen kombiniert, etwa mit der kognitiven Verhaltenstherapie. Aufgrund des österreichischen Psychotherapiegesetzes versteht die »Österreichische Schule der Hypnose« die Hypnosepsychotherapie als ein eigenständiges, integratives, psychodynamisch orientiertes Psychotherapieverfahren (Kanitschar 2009). Auf dieses Gesamtkonzept bezieht sich der umfassende Begriff der »Hypnosepsychotherapie«. Dieser wird in Abgrenzung zum enger gefassten Terminus »Hypnotherapie« verwendet, mit dem ericksonianische Konzepte und deren Weiterentwicklung gemeint sind, wie sie in den Milton H. Erickson Gesellschaften vermittelt werden. Diese sind im Wesentlichen in der Hypnosepsychotherapie inkludiert. Die Unterscheidung zwischen Hypnotherapie und Hypnosepsychotherapie ist insofern von Bedeutung, als in der Hypnosepsychotherapie als psychodynamisch orientiertem Verfahren der therapeutischen Beziehung eine besondere Bedeutung zugemessen wird.

Die Darstellung der Praxis der Hypnose gliedert sich in drei Abschnitte: die Beschreibung (1.) der drei Modi des hypnosepsychotherapeutischen Vorgehens, (2.) von Prinzipien einer Tranceinduktion und (3.) der Selbsthypnose.

Drei Modi hypnosepsychotherapeutischen Vorgehens

Abhängig vom Strukturniveau, der Symptomatik und den Anliegen der Klienten lassen sich drei idealtypische Modi des hypnosepsychotherapeutischen Vorgehens unterscheiden, die im Therapieverlauf ineinander übergehen können (vgl. Kanitschar 2009): (1.) Modus der Ich-Stärkung: Strukturbildung, Ressourcenaufbau und Übung. (2.) Hypnoanalytischer Modus: Einsicht, Konfliktbearbeitung, Problemaktualisierung und Vermittlung korrigierender emotionaler Erfahrungen. (3.) Modus der Zukunfts- und Lösungsorientierung.

1) Im *Modus der Ich-Stärkung* suchen Klienten in der Trance konfliktfreie innere Räume auf, um narzisstisch aufzutanken. Sie aktivieren und entwickeln Ressourcen, sie differenzieren und integrieren Ego-States, werden zur Selbstfürsorge angeregt und üben die Selbstbeelterung von kindlichen Anteilen. In verhaltensorientierten Trancen können sie Möglichkeiten ausprobieren, etwa im Umgang mit Aggressionen und zur Abgrenzung. Die in diesem Modus im Vordergrund stehenden Wirkprinzipien sind Strukturbildung, Ressourcenaufbau und Einübung neuer Fertigkeiten auf der Basis einer therapeutischen Beziehung, in der neue und korrigierende Beziehungserfahrungen möglich werden.
2) Der *hypnoanalytische Modus* beschreibt eine psychodynamische Handhabung der Hypnose etwa im Sinne einer psychodynamisch orientierten Analyse der therapeutischen Beziehung und von hypnotischen Zuständen. Im Vorgehen, wie es von Fromm und Brown (1986) beschrieben wurde, finden sich

aufdeckende Techniken wie die Hypnoprojektion, bei der Objekte der Außenwelt als Projektionsschirm für innere Vorgänge dienen. Altersregression wird beispielsweise über die Affektbrücke angeregt, Nachtträume werden in der Hypnose weitergeträumt. Auch die Selbsthypnose wird eingesetzt, um »Material« zu gewinnen.

3) Im *Modus der Zukunfts- und Lösungsorientierung* gibt es unterschiedliche Formen der Progression: Zukunftsprogression, Lösungsprogression und strukturelle Progression (siehe Abschnitt 6.3, S. 122 ff.). Mit Berufung auf die Metapher des fähigen Unbewussten lassen sich in Trance unter Verwendung ideosensorischer und ideomotorischer Reaktionen Such- und Lösungsprozesse anregen. Auch Ericksons Kristallkugeltechnik (Erickson 2015) und Steve de Shazers Wunderfrage (de Shazer u. Dolan 2008) nutzen ähnliche Prinzipien der Ressourcenaktivierung.

In Interventionen werden die drei Modi im Rahmen von formal induzierten Trancen, in dialogischer oder monologischer Form, im Rahmen von Konversationstrancen, aber auch während spontan auftretender Trancezustände umgesetzt.

Tranceinduktionen

Eine basale Beschreibung von Tranceinduktionen unterscheidet drei Schritte (Zeig 2015):

1) Absorption anregen *(absorb)*
2) Ratifizieren *(ratify)*
3) Erfahrungen hervorlocken *(elicit)*

In der *Phase der Absorption* wird der Klient eingeladen, sich möglichst intensiv, voll und ganz einer bestimmten Erfahrung zuzuwenden. Die *Ratifizierung* zielt darauf ab, dem Klienten zu suggerieren, dass er sich in einem besonderen Bewusstseinszustand befindet, indem man die Aufmerksamkeit auf Veränderungen lenkt, die man diesem Zustand zuschreibt. In der Hypnose könnten beobachtete Hinweise auf Entspannung rückgemeldet werden. Das kann das Nachlassen von Muskelspannung, die Veränderung des Herzschlages, ein Seufzer, die

Verlangsamung der Atmung oder ein Gefühl von Wärme sein, wenn der Therapeut wahrnimmt, dass die Haut besser durchblutet wird. In der dritten Phase werden jene *Veränderungen hervorgelockt*, die dem Ziel der Übung entsprechen. Zeig betont den Unterschied der impliziten Bedeutung des Begriffs »elicit« im Gegensatz zu »induce«. Induzieren vermittelt die Vorstellung, der Therapeut würde etwas in den Klienten einführen. »Elicit« im Sinne von »hervorrufen«, »hervorlocken« entspricht mehr dem Konzept von Zeig, wenn er meint, es gehe in der Hypnose darum, den Klienten zu einem bestimmten Zustand einzuladen, in dem er die gewünschten Erfahrungen gleichsam von selbst hervorbringe. Wenn man jemanden zum Lachen bringen will, ist es zielführender, einen Witz zu erzählen, als ihm zu suggerieren: »Du bist jetzt lustig und lachst!«

Bei der konkreten Formulierung aller Anleitungen sollte man beachten, dass es Menschen und Persönlichkeitsanteile gibt, die es bevorzugen, dass man ihnen klar sagt, was sie tun sollen. Ihnen wird es leichter fallen, *direkten, autoritären Suggestionen* zu folgen. Andere Anteile mögen es gar nicht, wenn ihnen jemand sagt, was sie zu tun haben, sie wollen selbst die Kontrolle behalten. Um durch ein zu autoritäres Vorgehen keinen Machtkampf zu provozieren, ist es dann sinnvoll, *indirekte, permissive* Formulierungen zu wählen. Grundsätzlich ist es auch möglich, verschiedene Formen von Suggestionen zu mischen.

Wichtiger als die exakten Formulierungen von Anleitungen ist die Kongruenz und damit die *innere Haltung* des Anleitenden. Vertritt er die Vorstellung, der Klient müsse seinen Anleitungen folgen, oder respektiert und akzeptiert er in seinem tiefsten Inneren, dass jeder Mensch seinen eigenen Weg gehen darf? Vertraut er darauf, dass dieser Weg auch heilsam oder zumindest auf irgendeine Weise sinnvoll ist?

Selbsthypnose

Nach dem klassischen Konzept der Hypnose liegen die Aktivität und die Verantwortung bei der Induktion von Trancen ganz beim Hypnotiseur, der Hypnotisierte folgt lediglich dessen Anweisungen. Nach dem ericksonianischen Verständnis ist aber auch jede Hypnose, die von einer anderen Person »induziert« wird, im Grunde eine Einladung zur Selbsthypnose. Brian Alman (Alman u. Lambrou 1996) vertritt in seinem »Handbuch zur Selbsttherapie« den Standpunkt, dass

Selbsthypnose in vielen Fällen auch ohne therapeutische Begleitung gut möglich ist. Er tut dies auf dem Hintergrund seiner persönlichen positiven Erfahrungen mit täglichen Selbsthypnosen, die ihn nahezu vollständig von seinen eigenen chronischen Schmerzen befreiten. In seinem »Klassiker« zur Selbsthypnose rät er dazu, die in Trance erhöhte Suggestibilität für zieldienliche Autosuggestionen zu nutzen. Im Prinzip schlägt er in vielen Texten vor, sich selbst genau die Anleitungen zu geben, die man sonst von seinem Hypnotherapeuten erhält. Als Induktionsmethoden stellt er die Möglichkeiten der progressiven Muskelentspannung, der Augenfixation, die Nutzung direkter und indirekter Suggestionen, imaginativer Techniken oder von Musik vor. Er lehrt, Störungen zu utilisieren, sich etwa bei vorbeifahrenden Fahrzeugen folgende Autosuggestion zu geben:

> »Während das Dröhnen des Flugzeugs näherkommt, packe ich alle meine Anspannungen und Sorgen zu einem Bündel zusammen. Wenn das Flugzeug direkt über mir ist, werfe ich das Bündel hinein und befreie mich so von Stress und Problemen. Das Flugzeug trägt sie davon« (ebd., 12. Aufl., S. 88).

Diesem Vorgehen liegt die Annahme zugrunde, dass sich Heterohypnose und Selbsthypnose im Wesentlichen nur in einem Kriterium unterscheiden: Im einen Fall kommt die Induktion durch den Therapeuten von außen, im anderen von innen, indem man sich selbst anleitet. In den frühen 1970er-Jahren initiierte Erika Fromm – die Grande Dame der Hypnose – umfangreiche Forschungen zur Selbsthypnose, um zu hinterfragen, ob Selbsthypnose wirklich nicht mehr ist als die Selbstanwendung von Heterohypnose (Fromm a. Kahn 1990).

Aus hypnoanalytischer Sicht ist auch die Selbsthypnose in einen Beziehungskontext eingebettet. In inneren Repräsentanzen denkend fragten sich Fromm und Kahn: Wer leitet bei der Selbsthypnose wen an? Schon in der Heterohypnose spaltet sich das »Ich« aus ihrer Sicht in zwei Teile, in ein erfahrendes und ein beobachtendes Ich. In der Selbsthypnose sind es drei: Es gibt zusätzlich noch einen Anleiter, der die hypnotischen Instruktionen gibt. Der anleitende Teil entscheidet, die Aufmerksamkeit auf eine bestimmte Weise zu lenken. Anschließend wird ein rezeptiver Ich-Anteil aktiviert, der ohne spezifische Instruktionen Gedanken und Bilder einfach ins Bewusstsein fließen lässt. Für Fromm ist die Selbsthypnose durch einen Wechsel von *Ich-Aktivität* und *Ich-Rezeptivität* charakterisiert. Sowohl die dem Klienten abverlangte Ich-Aktivität als auch die Ich-Rezeptivität sei größer als bei der Heterohypnose, wobei der Rezeptivität eine besondere Bedeutung zukomme.

Selbsthypnose wird insbesondere bei Ängsten, zur Entspannung und zur Schmerzkontrolle empfohlen. Aus hypnoanalytischer Sicht wird das »Material« betont, das im Rahmen der Selbsthypnose auftaucht und in der folgenden Therapiestunde in Heterohypnose weiterbearbeitet werden sollte. Inwiefern eine vorgeschlagene Selbsthypnose wirklich regelmäßig praktiziert wird, hänge vor allem von Klientenfaktoren, aber auch vom Therapeuten ab. Therapeuten fördern sie, indem sie in jeder Sitzung ausdrücklich und beharrlich nach den Erfahrungen mit der Selbsthypnose fragen. Auf der Klientenseite nutzen vor allem jene Klienten die Selbsthypnose, denen die Unabhängigkeit von ihrem Therapeuten wichtig ist.

In der Studie wurde erstaunlicherweise auch deutlich, dass viele Klienten, wenn sie die Kontrolle selbst übernehmen, bestimmte Inhalte *leichter* auftauchen lassen können als in der Therapiestunde. Der Absorptionsgrad war oft höher und die Imaginationen wurden vielfach als lebendiger erlebt als in der Heterohypnose. Häufig tauchten Erinnerungen auf und das Zeiterleben veränderte sich. Bei Klienten mit strukturellen Defiziten beschreibt Fromm einen Zustand von *Ich-Passivität*, bei dem das Ich von dem auftauchenden Material überschwemmt werde, weshalb sie diesen die Selbsthypnose nicht empfiehlt.

2.2 Anwendungskontexte und Praxis der Achtsamkeit

2.2.1 Achtsamkeit im Kontext

Mit dem Wort Achtsamkeit werden ganz andere Kontexte verknüpft als mit »Hypnose«. Vielleicht mögen Sie sich wieder auf ein kleines Experiment einlassen und diesmal Bilder zur Achtsamkeit auftauchen lassen ... Das kann eine meditierende junge Frau bei Sonnenaufgang am Meeresstrand sein, so wie es die Titelbilder vieler Zeitschriften ziert. Vielleicht tauchen Bilder Buddhas auf, unter einem Baum, im Lotossitz, in tiefer Versenkung. Vielleicht sehen Sie den Franzosen Mathieu Ricard in seiner roten Mönchsrobe vor einem Magnetresonanz-Scanner sitzen. Wenn Sie mit der Geschichte der Achtsamkeit auf ihrem Weg in die Psychotherapie vertraut sind, denken Sie vielleicht an Jon Kabat-Zinn …

Jon Kabat-Zinn führte im Jahre 1979 an der Stress Reduction Clinic in Massachusetts mit schmerzgeplagten Menschen, bei denen alle medizinischen Möglichkeiten ausgeschöpft waren, erstmalig das von ihm entwickelte Gruppenprogramm der *achtsamkeitsbasierten Stressreduktion (Mindfulness-Based Stress Reduction, MBSR)* durch. Vielleicht sind Sie über Ihre Klienten schon mit der *achtsamkeitsbasierten kognitiven Therapie der Depression (Mindfulness-Based Cognitive Therapy, MBCT)* in Berührung gekommen, dem am weitesten verbreiteten störungsspezifischen Programm, das sich aus MBSR entwickelt hat. Vielleicht ist Ihnen auch die *Dialektisch-Behaviorale Therapie (DBT)* für Menschen mit Borderline-Persönlichkeitsstörungen ein Begriff, bei der die Achtsamkeit ebenfalls einen zentralen Baustein darstellt. In die Reihe der verhaltenstherapeutischen Verfahren, die in ihrer sog. dritten Welle die Achtsamkeit integrieren, gehört auch noch die *Akzeptanz-und-Commitment-Therapie (ACT)*, die auch für die Einzeltherapie konzipiert wurde.

Die Aufzählung macht deutlich, dass es insbesondere die verhaltenstherapeutische Tradition ist, in der die bereichernde Rolle der Achtsamkeit erkannt und umgesetzt wurde. In den humanistischen Traditionen finden sich schon lange einzelne Elemente, die dem Geist der Achtsamkeit entsprechen. Auch sie gründen ihr Vorgehen auf die phänomenologische Herangehensweise, das Prinzip des Hier und Jetzt und die Akzeptanz. Mit der systemischen Tradition verbindet die Achtsamkeit der konstruktivistische Ansatz, die Bewusstheit über die Bedeutung von systemischen Wechselwirkungen und die konsequente Nutzung der Beobachterposition. In der psychodynamischen Tradition hat sich im deutschsprachigen Raum der Göttinger Psychoanalytiker Ralf Zwiebel (Weischede u. Zwiebel 2015) mit Parallelen der analytischen Haltung und der gleichschwebenden Aufmerksamkeit mit Zuständen der Achtsamkeit beschäftigt.

Eine achtsamkeitszentrierte körperorientierte Psychotherapieform ist die von Ron Kurtz und seinen Schülern entwickelte *Hakomi-Methode* (Weiss, Johanson a. Monda 2015). Sie wurde etwa zur gleichen Zeit entwickelt wie MBSR und zeigt einen umfassend und klar konzipierten Weg der Integration der Achtsamkeit in eine psychodynamisch orientierte Einzelpsychotherapie. Sie ist eine der zentralen Grundlagen der in diesem Buch vermittelten Haltung und Vorgehensweisen.

Die Achtsamkeit ist ursprünglich in spirituellen Traditionen verwurzelt und wurde lange Zeit hauptsächlich in Klöstern praktiziert. In den letzten drei Jahrzehnten hat sich eine säkulare Form der Achtsamkeit entwickelt, die im Umkreis von Schule und Sport, in der Wirtschaft, in der Politik und in anderen Lebensbereichen Eingang gefunden hat. Inzwischen hat sich eine Kultur verbreitet, dass sich Menschen für eine gewisse Zeit in eine geschützte Umgebung zurückziehen, um sich der Praxis der Achtsamkeit zu widmen. Diese Retreats können ein Wochenende oder auch klassischerweise zehn Tage und länger dauern.

Man braucht kein Buddhist zu sein, um Achtsamkeit zu üben. Ihre Prinzipien widersprechen jeder Art von »Ismen«, sie entsprechen vielmehr der Haltung einer modernen Wissenschaft. Es geht keineswegs darum, irgendetwas zu glauben, weil es ein weiser oder heiliger Mann gesagt hat oder weil es in einem heiligen Buch steht. Es gilt, alles an der eigenen Erfahrung zu prüfen, indem man sich selbst und die Welt gleichsam experimentell erforscht.

Das vorliegende Buch beschränkt sich auf die Anwendung der Achtsamkeit in der Psychotherapie. Diese Anwendung beginnt bei der Achtsamkeit des Psychotherapeuten selbst. Wenn sie sich auf den Klienten ausweitet, kann sie in der Therapiestunde zur Selbsterforschung genutzt werden. Im Weiteren geht es dann darum, wie man Klienten anleiten kann, auch *außerhalb* der Therapieeinheiten Achtsamkeit zu üben. Ziel ist der Transfer in den Alltag: Zustände von Achtsamkeit auch unter schwierigen Bedingungen flexibel abrufen zu können und sie jederzeit, auch in problematischen Situationen, zur Verfügung zu haben.

Bei der Anwendung der Achtsamkeit im klinischen Bereich ist in den letzten Jahren eine Diskussion darüber entbrannt, ob man sie nicht ihres zentralen Kerns beraubt, wenn man sie aus dem ursprünglichen spirituellen Kontext herauslöst. So ist es dem Autor wichtig, immer wieder auf den Entstehungskontext der Achtsamkeit hinzuweisen, denn vieles davon kann auch in der Psychotherapie wertvoll und heilsam sein.

Exkurs: Die vier edlen Wahrheiten als ursprünglicher Kontext der Achtsamkeitspraxis

Den ursprünglichen Kontext der Achtsamkeit bildet die Lehre Buddhas zur Befreiung von Leiden. Im Zentrum dieses Weges stehen die sog. »vier edlen Wahrheiten«. In medizinisch-therapeutischen Zusammenhängen drängen sich Parallelen zum ärztlichen Denken und Vorgehen auf: Die erste edle Wahrheit vom Leiden entspricht der Feststellung von Krankheitssymptomen. Die Wahrheit von den Ursachen des Leidens führt zur Diagnose. Die Wahrheit von der Überwindung des Leidens gibt Auskuft über die Prognose. Der »edle achtfache Pfad« wäre der Therapievorschlag.

Die erste edle Wahrheit lautet: »*Das Leben ist letztlich leidvoll.*« Sie stellt schlicht fest, dass es kein Entrinnen von Leid gibt. Sie anzuerkennen bietet ein mögliches Korrektiv für die im Westen weitverbreitete Vorstellung vom Anspruch auf Glück. Indem sie Leid als unvermeidbar, wenngleich als zu bewältigen ansieht, entzieht sie es zunächst dem Zuständigkeitsbereich der Psychotherapie, die das Leiden von Menschen als Anzeichen für eine Störung behandelt, die es zu beheben gilt. Die buddhistische Psychologie weitet die Betrachtung auf ein breiteres, existenzielles Bezugssystem aus. Die grundlegendste Art von Leiden lässt sich nicht beheben: nämlich jenes Leiden, das entsteht, indem wir alt und krank werden, sterben und früher oder später alles verlieren, was uns lieb ist. Wir sind aufgefordert, dieser Art von Leiden mit Gleichmut zu begegnen.

Die zweite edle Wahrheit beschäftigt sich mit den Ursachen: »*Ursachen des Leidens sind Gier, Hass und Verblendung.*« Damit wird auf Formen von Leiden hingewiesen, für die wir selbst Verantwortung übernehmen können. Ihre Ursachen werden durch drei Tiere symbolisiert, die sich im Zentrum mancher Darstellungen des Lebensrades finden: ein Hahn, eine Schlange und ein Schwein. Der Hahn steht für Gier und die Schlange für Hass. Die beiden repräsentieren zwei Seiten derselben Medaille. Leiden entsteht, wenn wir etwas wollen, was nicht ist (Anhaften, Gier), oder wenn wir etwas nicht wollen, was ist (Ablehnung, Hass). Diesen Tendenzen wird mit Gleichmut begegnet, den man durch die Übung des Sein- und Loslassens kultiviert. Das Schwein symbolisiert Unwissenheit und Verblendung. Diese führen zu einer weiteren Art von Leiden: jenem, das entsteht, wenn wir uns Bilder von der Welt oder von uns selbst machen, die nicht der Realität entsprechen. Wir mühen uns entweder ein Leben lang vergeblich ab, ihnen ähnlich zu werden, oder es bedarf großer Anstrengung, die Diskrepanz mit der Realität zu verleugnen. Die Metapher des Schweins betrifft vor allem die Natur des »Ich«. In diesen Vorstellungen unterscheiden sich die buddhistischen Traditionen am radikalsten von den klassischen westlichen Modellen der menschlichen Psyche. Nach der buddhistischen Psychologie hat das sog. »Ich« keine inhärente und dauerhafte Realität. Es ist nicht mehr als eines von vielen Phänomenen im Fluss der Erfahrungen. In der buddhistischen Psychologie ist das radikale Konzept von Nicht-Ich keine bloße Theorie, es wird vielmehr zu einer im Rahmen der Praxis nachvollziehbaren und überprüfbaren Erfahrung. Dieses Verständnis steht in starkem Widerspruch zur westlichen Tendenz, ein möglichst autonomes und stabiles Ich zu entwickeln, wobei es allerdings auch in der westlichen Psychologie Modelle gibt, die das »Ich« als Konstrukt verstehen.

Die dritte edle Wahrheit stellt die Prognose: *»Erlöschen die Ursachen, erlischt das Leiden.«*

Die vierte edle Wahrheit offeriert einen »Therapieplan«: *»Zum Erlöschen des Leidens führt der edle achtfache Pfad.«* Der erste von drei Abschnitten dieses Pfades widmet sich: »1. der rechten Anschauung und der rechten Erkenntnis« und »2. dem rechten Denken«. Diese weisen auf Einsicht, Wissen und Weisheit hin, auf Ziele, die durchaus mit jenen der Psychotherapie in Einklang zu bringen sind. Allerdings bezieht sich Erkenntnis in der buddhistischen Psychologie primär auf die Einsicht in die sog. drei Daseinsmerkmale: Vergänglichkeit, Leidhaftigkeit und Nicht-Ich. Durch die Praxis wird sie von abstrakten Begriffen zu konkreten Erfahrungen (Nyanaponika 1970).

Der zweite Abschnitt des edlen achtfachen Pfades weist auf ethische und sittliche Prinzipien hin, auf: »3. rechte Rede«, »4. rechte Handlung« und »5. rechten Lebenserwerb«. Im Gegensatz dazu liegt ethisches Verhalten in der Psychotherapie eher am Rand des Interesses und wird – wenn überhaupt – als Begleiterscheinung der Entwicklung des Über-Ich oder der Persönlichkeit behandelt. Der edle achtfache Pfad setzt ethisches Verhalten ins Zentrum der Bemühungen, Leid zu überwinden. Er misst dem Verhalten eine zentrale Rolle für unser Wohlergehen bei. Zufriedenheit bleibt unerreichbar, solange man unheilsam handelt und Schaden anrichtet. Ethisches Handeln sei somit nicht nur als Folge, sondern auch als Ursache von Emotionen relevant.

Der dritte Abschnitt enthält Punkte der Sammlung und Vertiefung: »6. rechte Anstrengung«, »7. rechte Achtsamkeit« und »8. rechtes Sich-Versenken«. Er spricht motivationale Faktoren, Introspektion, Konzentration und eben auch die Achtsamkeit an.

Das Ziel einer kassenfinanzierten Psychotherapie entspricht dem von Freud formulierten Anliegen, neurotisches Elend in gewöhnliches Unglück zu verwandeln und wieder arbeits- und liebesfähig zu werden. Das ist ein ganz anderer Rahmen als jener buddhistische, bei dem man »Zuflucht« nehmen kann: bei Buddha, beim Dharma und bei der Sangha. Dort geht es keineswegs darum, zur Normalität des Konsensus-Bewusstseins zurückzukehren, um wieder beim »alltäglichen Wahnsinn« mitspielen und funktionieren zu können. Orientierung geben Buddha, das Dharma und die Sangha. Sie wird nicht in einem sog. normalen Leben gesucht, sondern bei Menschen, die erwacht sind und Erleuchtung erlangt haben, so wie Buddha. Man findet sie im Dharma, d. h. den buddhistischen Lehren dazu, wie man sich vom Leiden befreit, und bei der Sangha, der Gemeinschaft der anderen Praktizierenden.

2.2.2 Ziele der Anwendung von Achtsamkeit in der Psychotherapie

Psychotherapie und der von Buddha beschriebene Weg der Achtsamkeit dienen dem gleichen Ziel: der Verringerung von Leiden. Auf beiden Wegen spielen die Einsicht in die Entstehung des Leidens, das Einüben neuer Verhaltensweisen, die Veränderung der inneren Haltungen und des Lebensstils eine Rolle. Die Psychotherapie betrachtet die Entstehung von Leiden auf der individuellen Ebene. Die buddhistische Psychologie beschäftigt sich damit, wie menschliches Leiden grundsätzlich entsteht, wie wir es immer wieder neu erschaffen und wie wir uns davon befreien können.

Östliche Meditationstechniken dienen zwei basalen Zielen: der Ruhe und der Einsicht. Zu Zeiten Buddhas wurden Entsagung, Ruhe, Sammlung und Versenkung geübt. Auch Buddha folgte zunächst diesem Weg und erlebte, dass in Zuständen tiefer Versenkung das Leiden verschwand. Wenn er aber wieder in den Alltag auftauchte, war das Leiden wieder da. So entwickelte er neben den damals schon bekannten Formen der Ruhe-Meditation *(Shamatha)* die Einsichts-Meditation *(Vipassana)*. Auf diesem Wege suchte er, die Ursachen des Leidens zu erkennen, um sich davon zu befreien.

Vipassana bedeutet, »die Dinge so zu sehen, wie sie wirklich sind«. Diese Einsichten betreffen in den buddhistischen Kontexten die Natur des Geistes, etwa die dem ungeschulten Geist innewohnende große Ablenkbarkeit und Unruhe, die als »Affengeist« beschrieben wird. Sie betrifft aber vor allem Einsichten in die Grundtatsachen des menschlichen Lebens. In der buddhistischen Psychologie sind das drei Charakteristika: die Entstehung des Leidens durch Hass, Gier und Verblendung, der Wandel und das Nicht-Ich (Grabovac, Lau a. Willnett 2011).

Wenn man die Einsicht auf das westliche Verständnis von unbewussten Prozessen bezieht, eröffnet die Arbeit mit der Achtsamkeit Zugänge zu allen Formen des Unbewussten. Bei der assistierten Selbsterforschung mittels Achtsamkeit tauchen im Rahmen einer Sicherheit und Halt gebenden therapeutischen Beziehung angstmachende und in das dynamische Unbewusste verbannte Inhalte leichter auf. Sie melden sich insbesondere dann, wenn sie freundlich erwartet, eingeladen und willkommen geheißen werden. Der Zugang zum impliziten Wissen ist die Domäne der Achtsamkeit. Über den Körper und die Beachtung körperlicher Reaktionen können sensomotorisch gespeicherte Schemata bewusst gemacht werden, wenn sie sich entweder spontan zeigen oder sie gezielt aktiviert werden. Der offene und absichtslose Zustand der Achtsamkeit fördert auch jene Prozesse, die man als Leistungen dem kreativen Unbewussten zuordnen kann.

Entsprechend den beiden großen Zielen der Geistesschulung lassen sich zwei Grundformen der Praxis unterscheiden: Übungen, die primär die Konzentration auf ein Objekt und damit Ruhe kultivieren, und Übungen, die primär zur Einsicht führen – wie die Praxis des offenen Gewahrseins.

Das klassische Objekt der Aufmerksamkeit zur Übung der Konzentration ist der Atem. Grundsätzlich kommen aber alle inneren Objekte wie Körperempfindungen, innere Bilder, einzelne Silben und Worte oder äußere Objekte wie ein Bild, eine Kerze oder Musik infrage. Wenn man die *Atembeobachtung* als Beispiel nimmt, kann man die Grundform der Anleitung zur fokussierten Aufmerksamkeit folgendermaßen formulieren:

> »Bitte achten Sie auf die Empfindungen, die Sie beim Atmen wahrnehmen, wo auch immer in Ihrem Körper Sie diese am deutlichsten spüren. Folgen Sie den spontanen und natürlichen Bewegungen der Atmung, möglichst ohne sie in irgendeiner Weise zu beeinflussen …, einfach nur beobachten. Wenn Sie bemerken, dass Ihre Aufmerksamkeit abschweift, bringen Sie sie sanft, aber bestimmt zurück zum Wahrnehmen des Atmens« (nach Brewer et al. 2011; Übers.: M. E. H.).

Jene Übung, die primär der Einsicht dient und den Kern der Achtsamkeitspraxis darstellt, wird als *offenes Gewahrsein (Open Monitoring)* bezeichnet. Die basale Anleitung ist folgende:

> »Bitte achten Sie darauf, was im Feld Ihres Bewusstseins auftaucht, etwa ein Gedanke, ein Gefühl oder eine Körperempfindung. Bleiben Sie mit Ihrer Aufmerksamkeit so lange dabei, bis etwas anderes auftaucht. Versuchen Sie nicht, etwas festzuhalten oder die Erfahrung in irgendeiner Weise zu verändern. Wenn etwas anderes in das Feld Ihrer Wahrnehmung gelangt, schenken Sie dem die Aufmerksamkeit, bis wieder etwas Neues kommt« (nach Brewer et al. 2011; Übers.: M. E. H.).

Die beiden Ziele der Praxis sind aber nicht streng voneinander zu trennen. So werden sich bei der Atembeobachtung Einsichten einstellen und auch die Übung des offenen Gewahrseins ist ohne ein gewisses Maß an Konzentration und Sammlung – der sog. Zugangskonzentration – nicht möglich. Meist werden beide Formen der Praxis kombiniert vermittelt.

Es gibt aber noch ein drittes Ziel buddhistischer Geistesschulung: die Kultivierung der ethischen Dimension der Achtsamkeit. Die Formen des *Ethical Enhancement* haben in vielen buddhistischen Traditionen in der Übung von liebender Güte und Mitgefühl ihren festen Platz. Die Förderung von Selbstmitgefühl wird in klinischen Kontexten immer häufiger in Gruppenprogramme integriert. Eine Anleitung zur *Liebende-Güte-Meditation* kann in ihrer Minimalform beispielsweise folgendermaßen lauten:

> »Bitte erinnern Sie sich an eine Zeit, in der Sie irgendjemandem gewünscht haben, es möge ihm gut gehen ... Achten Sie auf die damit verbundenen Gefühle. Wiederholen Sie dann innerlich immer wieder einige Sätze, die Sie für sich selbst passend formulieren können, z. B.: »Mögen alle Wesen glücklich sein. Mögen alle Wesen gesund sein. Mögen alle Wesen sicher sein.« Bleiben Sie auch weiterhin beim Spüren der damit verbundenen Empfindungen und Gefühle« (nach Brewer et al. 2011; Übers.: M. E. H.).

Das Modell der *Basic Mindfulness* (Young 2014) sieht im achtsamen Gewahrsein das Zusammenwirken von drei Fähigkeiten: der Konzentrationskraft, der Sinnesklarheit und des Gleichmuts. *Konzentrationskraft* ist die Fähigkeit, den Aufmerksamkeitsfokus darauf zu richten und dabei verweilen zu können, was man im Moment für wichtig hält. *Sinnesklarheit* ist die Fähigkeit, die Erfahrung des gegenwärtigen Moments hell und klar, lebendig und reich wahrnehmen und dabeibleiben zu können. *Gleichmut* ist eine Art von innerer Balance, bei der man alle Sinneserfahrungen fließen und kommen und gehen lassen kann, ohne etwas vermeiden, wegschieben, anziehen oder festhalten zu wollen. Die fünf Wege, auf denen man diese Fähigkeiten erwirbt, werden später beschrieben (siehe Abschnitt 6.2.2, S. 93 ff.).

Eine kleine Geschichte weist auf die Fähigkeiten hin, die der menschliche Geist durch eine langjährige Meditationspraxis erwerben kann, wie etwa jene, über längere Zeit auf ein bestimmtes Objekt fokussiert bleiben zu können. Alan Wallace – ein Experte auf dem Gebiet des tibetischen Buddhismus – berichtete von einem sechsmonatigen Retreat, in dem er von früh bis spät meditierte. Einmal war er über die beim Üben auftauchenden Hindernisse so verzweifelt, dass er seine Hütte verlassen musste, um mit seinem Lehrer zu sprechen. Er hatte bemerkt, dass er seinen Geist nicht länger als zwei Stunden auf einen Punkt fokussiert halten konnte. Seine Verzweiflung ist kaum nachvollziehbar, wenn man sich selbst schon einmal hingesetzt und erfahren hat, was passiert, wenn man versucht, sich auf den Atem zu konzentrieren. In unserem Kulturkreis ist es schon eine Leistung, eine Minute bei einem Punkt zu verweilen. Alan Wallace hatte aber den alten Mönch in seiner Nachbarhütte vor Augen, der ihm zuvor von seiner Verzweiflung erzählt hatte, als nach sechs Stunden ein Gedanke seine meditative Ruhe störte (nach Tart 2016).

Wenn man über die Ziele der Achtsamkeit nachdenkt, landet man bald beim Widerspruch zwischen den Absichten, die man mit seiner Praxis verfolgt, und der in der Achtsamkeit geübten Absichtslosigkeit. Man landet unweigerlich bei der *Paradoxie vom Ziel der Ziellosigkeit*. Auf der einen Seite ist es wichtig, eine bestimmte Richtung konsequent zu verfolgen. Auf der anderen Seite können Zielfokussierungen einengen und gar nicht selten sogar deren Erreichung verhindern, etwa bei der »Glücksfalle«, wenn man um jeden Preis glücklich sein will. Ein Umgang mit dieser Paradoxie ist die zeitliche Sequenzierung von Absicht und Absichtslosigkeit. Als Ausgangsbasis für jede konsequente Achtsamkeitspraxis ist es sehr wohl notwendig, über eine konkrete Motivation zu verfügen und die grundsätzliche Entscheidung zu treffen, zu üben. Auch für den

Einstieg in jede Übung ist die Formulierung einer klaren Intention sinnvoll. In der Übung selbst gilt es dann, jede zielbedingte Fixierung loszulassen und offen für alles zu bleiben, was geschieht. Gerade dort, wo es uns schwerfällt, die ursprüngliche Absicht umzusetzen, liegt oft die Reifungsanforderung. An diesem Punkt kann man wesentliche Einsichten gewinnen oder üben, jegliche Absicht – wenn sie sich als unheilsam herausstellen sollte – zumindest für einige Zeit loszulassen.

Exkurs: Grundannahmen zur Schulung der Achtsamkeit

Paul Grossman, der sich mit buddhistischen Konzepten und ihrem Transfer in die moderne Psychotherapie kritisch auseinandersetzt, beschreibt in sieben Punkten die Grundannahmen und den Prozess, der bei einer Schulung der Achtsamkeit abläuft:

1) Menschen sind sich im Allgemeinen ihrer Erfahrungen von Augenblick zu Augenblick nicht bewusst und sie operieren häufig im Autopiloten-Modus.
2) Der Mangel an Bewusstsein bezüglich der eigenen geistigen Inhalte und Prozesse bietet einen guten Nährboden für fehlerhafte Wahrnehmungen und Selbsttäuschungen.
3) Wir sind in der Lage dazu, die Fähigkeit zu entwickeln, von Augenblick zu Augenblick ein nicht wertendes und höchst differenziertes Bewusstsein unserer geistigen Inhalte aufrechtzuerhalten.
4) Die Entwicklung dieser Fähigkeit geht allmählich vonstatten, nimmt langsam zu und erfordert ständiges Üben.
5) Durch das Bewusstsein der Erfahrungen von Augenblick zu Augenblick entsteht ein reichhaltigeres und vitaleres Lebensgefühl, insofern als die Erfahrungen dabei lebhafter werden und unbewusste Reaktivität durch achtsame Anteilnahme ersetzt wird.
6) Durch eine solche beständige, nicht wertende Beobachtung geistiger Inhalte entsteht langsam ein größerer Wahrheitsgehalt der Wahrnehmungen.
7) Weil eine genauere Wahrnehmung der eigenen geistigen Reaktionen auf äußere und innere Stimuli erreicht wurde, werden dadurch zusätzliche Informationen gewonnen, die wiederum wirksame Handlungen in der Welt fördern und zu einem stärkeren Gefühl der Kontrolle führen (Grossman 2004, S. 76–77).

2.2.3 Die Praxis der Achtsamkeit in der Psychotherapie

Der folgende Abschnitt informiert über konkrete Wege der Integration der Achtsamkeit in die Therapie, (1.) innerhalb der Therapiestunde, (2.) in der Anleitung zu einer formalen und informellen Praxis außerhalb der Therapie und (3.) über die Übung des Bemerkens und Benennens.

Achtsamkeit in der Therapiestunde

Eine Möglichkeit, Achtsamkeit in die Therapie zu integrieren, besteht darin, Klienten einfach dazu einzuladen, etwas genauer zu untersuchen. Dieses *eingebettete Vorgehen* ist wohl die eleganteste Art, Menschen für ein achtsames Erforschen zu gewinnen.

Manchmal ist es aber auch sinnvoll, das Prinzip der Achtsamkeit *explizit* einzuführen und dessen Sinn zu erklären. Diese Erläuterungen richten sich nach den Bedürfnissen der Klienten. Sie können beinhalten, dass Achtsamkeit eine erlernbare Fähigkeit ist, die dabei hilft, innere Prozesse mit verfeinerten Sinnen immer genauer wahrzunehmen. Vielleicht ist es interessant zu hören, dass sie einer uralten Tradition entstammt oder sie in verschiedensten modernen psychotherapeutischen Verfahren angewendet wird. Man kann auch ihre Qualitäten beschreiben, wie das Nach-innen-Wenden der Aufmerksamkeit, die wohlwollend-neugierige Haltung oder die Langsamkeit. Wenn das Interesse geweckt und das Einverständnis des Klienten gegeben ist, lädt der Therapeut den Klienten ein, seine Aufmerksamkeit auf etwas zu richten, von dem er bereits berichtet hat, wie eine Körperempfindung oder ein Gefühl.

Eingebettete Einführung der Achtsamkeit

> THERAPEUT: Da scheint gerade etwas Wichtiges aufgetaucht zu sein? Haben Sie Lust, das einmal genauer zu untersuchen? *(Wenn der Klient Einverständnis signalisiert)* Dann schlage ich Ihnen vor, einmal ganz langsam zu werden und dass Sie genau nach innen spüren. *(Pause)* Manchmal ist es hilfreich, die Augen zu schließen, um genauer wahrnehmen zu können. *(Pause)* Mögen Sie mir beschreiben, was genau Sie von diesem X bemerken? (Was immer vorher Thema war, Angst, Verwirrung, körperliche Empfindungen, eine Sehnsucht, Körperspannung, ein innerer Anteil etc.) Bitte erzählen Sie mir einfach, was Ihnen auffällt, während Sie beobachten.

Anschließend stellt der Therapeut vertiefende Fragen, die nur aus einem Zustand der Achtsamkeit heraus beantwortet werden können.

Explizite Einführung der Achtsamkeit

THERAPEUT: Wenn Sie einverstanden sind, habe ich in unserer Zusammenarbeit vor, mit einem uralten, bewährten Verfahren zu arbeiten, das man Achtsamkeit und auch innere Achtsamkeit nennt. Haben Sie schon davon gehört? *(Pause, um Reaktionen Raum zu geben)* Haben Sie Lust, es auszuprobieren? *(Pause)* Bei der Achtsamkeit steht die Erforschung der eigenen Innenwelt im Mittelpunkt, und zwar, indem man lernt, langsam immer genauer mitzukriegen, was im Inneren in Sekundenschnelle abläuft, ohne dass man es im Alltag bemerken würde. Die Aufmerksamkeit wird also nach innen gerichtet, beispielsweise auf das, was im Augenblick im Körper passiert oder wohin die Gedanken einen führen oder welche Gefühle auftauchen. Für die meisten Menschen ist es dabei hilfreich, die Augen zu schließen, damit man sich besser auf die Innenwelt konzentrieren kann. Sind Sie bereit? *(Abwartende Pause. Wenn der Klient die Augen schließt:)* Oft hilft das Schließen der Augen, nach innen hin aufmerksam zu sein. *(Pause)* Was bemerken Sie da? Was können Sie beobachten?

Wenn der Klient von sich aus kein Beobachtungsobjekt anbietet, gibt es die Alternative, danach zu fragen, was denn im Augenblick die Aufmerksamkeit des Klienten auf sich zieht. Der Therapeut könnte aber auch die Aufmerksamkeit auf die Atmung lenken, indem er sich danach erkundigt, was der Klient von seiner Atmung im Moment genau mitbekommt (nach Harrer u. Weiss 2016).

Formale Praxis, informelle Praxis und Retreats

Eine andere Vorgehensweise wäre, zu einer der klassischen Formen der Übung anzuleiten, wie sie in Achtsamkeitskursen vermittelt werden. Diese sind in der Regel Übungen zur Fokussierung der Aufmerksamkeit – wie die Atembeobachtung, der Bodyscan, achtsames Hören oder achtsames Gehen. Damit ließen sich unter der Anleitung eines Therapeuten auch in der Einzeltherapie erste Erfahrungen mit der formalen Praxis vermitteln. Diese können dann in »Hausübungen« vertieft und in der nächsten Stunde nachbesprochen werden. Übungen zur Konzentration führen anfänglich meist zu der Erkenntnis, wie schwer es ist, bei einem Fokus zu bleiben, und wie wenig man Herr über seinen eigenen Geist ist. Meist macht der Übende aber bald die Erfahrung, dass sich eine wohltuende innere Ruhe einstellt.

Nach dem Erreichen einer gewissen »Zugangskonzentration« kann man die zweite Grundform der Übung einführen, die mehr der

Einsicht dient – die Übung des offenen Gewahrseins (siehe Abschnitt 2.2.2, S. 41).

Wenn der Übende entweder innerhalb der Therapiestunde oder im Alltag eine bestimmte Zeit ausschließlich für die Übung reserviert, bezeichnet man das als *formale Praxis*. Die Dauer der Übung sollte individuell angepasst werden, meist sind es zwischen 3 und 45 Minuten.

Letztendliches Ziel der Achtsamkeitsschulung ist die Integration einer Haltung der Achtsamkeit in den Alltag. Dazu dient insbesondere die sog. *informelle Praxis*. Darunter versteht man die absichtsvolle Durchführung von Handlungen, die ohnehin zum Alltag gehören, in einer Haltung der Achtsamkeit. Dies kann ein achtsames Öffnen des Fensters nach dem Aufwachen sein, das kann achtsames Duschen oder Zähneputzen sein, achtsames Trinken des ersten Schluckes Kaffee beim Frühstück oder ein achtsames Drehen des Zündschlüssels beim Starten des Autos. In MBSR-Kursen nimmt man sich jede Woche eine neue Tätigkeit vor, die zu den davor schon geübten dazukommt.

Das Zusammenwirken einer regelmäßigen formalen Praxis und der informellen Praxis soll mit der Zeit zu einem achtsamen Lebensstil führen, bei dem man auch im Alltag dazu in der Lage ist, sich selbst freundlich zuzuschauen, immer wieder innezuhalten, um Heilsames von Unheilsamem zu unterscheiden und immer häufiger auch danach zu handeln. Ein bewährter Rahmen zur Vertiefung der Achtsamkeit sind sog. *Retreats*. Dabei zieht man sich beispielsweise einmal im Jahr in einen geschützten Rahmen zurück, um sich ausschließlich der Praxis der Achtsamkeit zu widmen.

Grundsätzliche Anleitung zur formalen Praxis in drei Schritten

1. Einen passenden Rahmen festlegen, Vorbereitung und Klärung *(set the right frame)*

   - Klären Sie Ihre grundsätzliche Intention.
   - Schaffen Sie einen geeigneten äußeren, evtl. ritualisierten Rahmen: Das sollte ein sicherer Ort sein, bei dem man die Türe schließen kann; Sie können ihn mit einer Blume oder Kerze schmücken. Sie können sich auch im stillstehenden Auto sitzend einige Zeit private Ungestörtheit gönnen.
   - Nehmen Sie eine für die Übung angemessene Körperhaltung ein, z. B. im Sitzen eine Haltung, die Würde ausdrückt. Sie können auch lagen oder in Bewegung sein.

- Zeit: In der Regel 10–15 Minuten, aber auch kürzere Übungen sind möglich und oft sinnvoll. Allein schon der Entschluss, innezuhalten und etwas für sich zu tun, wirkt. Bereiten Sie einen Zeitgeber (Timer) vor.
- Machen Sie sich Ihre genaue Intention klar. Z. B.: Ich möchte präsent sein und bleiben; oder: Ich bin offen für alles, was da ist; oder: Ich werde meinen Atem beobachten und wie sich dabei die Bauchdecke hebt und senkt.
- Als Anfänger bewähren sich Tonträger mit Anleitungen.
- Legen Sie Schreibzeug und Papier bereit. Es empfiehlt sich, ein »Achtsamkeitstagebuch« zu führen.

2. Verweilen und studieren *(stay and study)*
   - Machen Sie sich Ihre Erwartungen klar, um sie möglichst wieder loszulassen.
   - Dazu ist es hilfreich, die Übung als Experiment zu sehen und genau zu studieren, was dabei geschieht.

3. Ankern und ernten *(anchor and harvest)*
   - Wenn der Timer das Ende der Übung anzeigt, verweilen Sie noch für einen Moment.
   - Verankern durch Bemerken, indem Sie sich Notizen machen und darüber schreiben. Rekonstruieren Sie, was abgelaufen ist.
   - Erinnern Sie sich an den Beginn der Übung zurück, als Sie sich niedergelassen haben und sich Ihre Absichten klargemacht haben. Was ist jetzt anders?
   - Wenn Sie Körperspannungen wahrgenommen haben, was ist jetzt gelöst?
   - Wenn Ihnen Gedanken oder Bilder durch den Kopf gegangen sind oder Gefühle aufgetaucht sind, sind diese jetzt anders? Sind Sie ruhiger?
   - Wie ist das gesamte Klima im Moment – in Ihrem Körper, in Ihrer Atmung und in Ihrem Geist?
   - Sie können die Übung hier beenden oder sich ein paar Notizen machen und reflektieren oder zusammenfassen, was aufgetaucht ist. Sie können sich auch näher mit einem der Themen beschäftigen.
   - Sie können beschreiben, was verhindert hat, einfach nur ruhig dazusitzen. Wo lagen Hindernisse?

- Gab es Einsichten? Kam eine Botschaft durch? War etwas Überraschendes dabei?
- Könnte es hilfreich sein, die Übung einige Tage lang kontinuierlich zu wiederholen?
- Nehmen Sie sich nach dem Schreiben nochmals in Ruhe Zeit, einfach noch für ein bis zwei Minuten still zu sitzen, um zu betrachten, was Sie geschrieben haben und wie Sie sich dabei gefühlt haben (nach Mischke-Reeds 2015, S. XXIII).

Bemerken und Benennen

Ein zentrales Ziel der Achtsamkeitspraxis besteht darin, eigene Erfahrungen so genau wie möglich nachzuvollziehen und die Bausteine der Erfahrung kommen und gehen zu lassen, ohne etwas abzulehnen und ohne an etwas anzuhaften. Ein bewährtes Vorgehen, das all das ermöglicht und kultiviert, ist das Bemerken, das man durch das Benennen ergänzen kann.

Bemerken, notieren oder Notiz nehmen *(Noting)* bedeutet, sich etwas – oft in Sekundenbruchteilen – bewusst zu machen und sich ihm dann ein paar Sekunden lang zuzuwenden, es gleichsam zu durchdringen, um es genau kennenzulernen.

Um diesen Prozess zu erleichtern und zu vertiefen, gibt es die Möglichkeit, das Bemerken durch ein Benennen zu ergänzen. Unter *Benennen* oder Etikettieren *(Labeling)* versteht man das Denken, innerliche oder auch laute Aussprechen eines Wortes, das beschreibt, was man gerade bemerkt.

Das Benennen erleichtert das Bemerken, und das Bemerken verstärkt die Achtsamkeit. Deshalb soll das Suchen nach einem passenden Etikett nicht übermäßig viel Raum einnehmen, in der Regel nicht mehr als fünf bis zehn Prozent der Aufmerksamkeit. Die Etiketten können sich auf unterschiedliche Kategorien beziehen. Sie können den Sinneskanal benennen: Sehen, Hören, Fühlen. Sie können auch bestimmte Körperempfindungen benennen – wie das Heben und Senken der Bauchdecke. Beim achtsamen Gehen lässt sich die Bewegung der Füße benennen, zunächst »rechts« und »links«, später die immer feineren Abläufe einer Schrittfolge: Absicht, Heben, Schieben, Senken, Berührung, Abstoßen (siehe Abschnitt 6.2.2, S. 111 f.).

Bemerken und Benennen können die formale und die informelle Praxis vertiefen. Das Etikettieren kann gerade am Beginn einer Übung dabei helfen, Abstand von Gedanken oder Gefühlen zu bekommen und achtsam zu werden. Wenn dann die Ablenkungen seltener werden und eine gewisse Tiefe der Achtsamkeit erreicht ist, kann man darauf verzichten. Etikettieren kann aber auch zu Einsichten in die aktuelle Selbstorganisation führen, etwa worin die Hindernisse liegen, achtsam zu bleiben.

2.3 Kombinierte Anwendung von Hypnose und Achtsamkeit

Der Abschnitt zur Anwendung von Hypnose und Achtsamkeit »im Tandem« beginnt mit den grundsätzlich möglichen vier Formen der Integration von Achtsamkeit in die Hypnosepsychotherapie und stellt anschließend Vorschläge von acht Autoren vor, die auf unterschiedliche Weise für eine kombinierte Anwendung von Hypnose und Achtsamkeit plädieren.

2.3.1 Möglichkeiten der Integration von Achtsamkeit in die Hypnosepsychotherapie

Die Integration von Achtsamkeit in die Psychotherapie kann auf mehreren Stufen erfolgen. Christopher Germer (2009) unterscheidet drei Stufen: (1.) Der achtsame Therapeut, (2.) der achtsamkeitsinformierte und (3.) der achtsamkeitsbasiert arbeitende Therapeut. Als (4.) Form könnte man noch den achtsamkeitszentriert arbeitenden Therapeuten hinzufügen (Cole et al. 2007; Harrer u. Weiss 2016).

(1.) Hypnosepsychotherapeuten können zunächst *selbst* Achtsamkeit üben. Als *achtsame Therapeuten* können sie ihren Klienten – auch ohne es benennen zu müssen – die dabei erworbenen Fähigkeiten im Rahmen der therapeutischen Beziehung zur Verfügung stellen. Sie kultivieren die Qualität einer achtsamen Präsenz, indem sie sich beispielsweise mithilfe einer Achtsamkeitsübung auf den Klienten vorbereiten. In der Sitzung wirken sie modellhaft und können den Klienten mit ihrem Zustand der Achtsamkeit gleichsam »anstecken« und zu einer »eingebetteten dyadischen Achtsamkeit« (*Embedded Relational Mindfulness;* Ogden 2015b) führen. Die Schulung ihrer Aufmerksamkeit erweitert ihre Wahrnehmung. Die genauere Wahrnehmung des Klienten kann sich positiv auf den Rapport (vgl. Abschnitt 6.8.2, S. 165 ff.) auswirken. Die gleichzeitige und verfeinerte Selbstwahrnehmung auch des eigenen Körpers erweitert die Möglichkeiten der Nutzung der Gegenübertragung.

Positive eigene Erfahrungen lassen entsprechende Empfehlungen glaubhafter wirken. Die eigene Überzeugung vom Wert des Angebotes erhöht dessen Wirksamkeit. Die Therapeuten können auch für sich selbst profitieren, indem sie mit ihrer Achtsamkeitspraxis die eigene Gesundheit und Resilienz fördern.

(2.) Hypnotherapeuten können – als *achtsamkeitsinformierte* Therapeuten – ihr Wissen um die Achtsamkeit und die mit ihr verknüpften Konzepte für ihre Therapien nutzen. Sie können beispielsweise vom »Autopiloten-Modus«, vom »Sein-Modus« und vom »Tun-Modus« erzählen. Sie haben die Möglichkeit, zu Einsichten beizutragen, indem sie das buddhistische Modell der Entstehung von Leiden anbieten. Sie können es im Einzelfall auf seine Anwendbarkeit prüfen und entsprechende Wege zur Linderung dieses Leidens aufzeigen. Sie können das Konzept des inneren Beobachters und damit verknüpft das Prinzip der Disidentifikation einführen und zieldienlich nutzen. Sie können ihre Klienten auch mit den Wirkprinzipien der Akzeptanz und des Selbstmitgefühls vertraut machen. Dies kann sogar gelingen, ohne das Wort Achtsamkeit auch nur einmal zu verwenden.

(3.) Therapeuten können – *achtsamkeitsbasiert* arbeitend – Achtsamkeit *explizit* in ihre Arbeit integrieren, sie erklären und entsprechende Übungen in die Therapie einbauen oder ihren Klienten für zu Hause empfehlen. Beispiele sind das Innehalten im Alltag in Form der Sanduhrübung (siehe Abschnitt 8.1, S. 185 ff.), die Atembeobachtung und der Bodyscan (siehe Abschnitt 6.2.2, S. 102 ff.) innerhalb der Sitzung und als Impulse für Hausaufgaben. Das kann die Morgenübung sein (siehe Abschnitt 6.2.3, S. 120 f.) oder die Übung des achtsamen Gehens (siehe Abschnitt 6.2.2, S. 111 f.). Hierher gehört auch die Kombination einer Einzeltherapie mit dem Besuch eines MBSR-Kurses.

(4.) Nicht zuletzt können Therapeuten – *achtsamkeitszentriert* vorgehend – die Achtsamkeit in der Therapiestunde als Werkzeug nutzen, um den Klienten bei der Selbsterforschung zu unterstützen und ihm zu neuen, korrigierenden Erfahrungen zu verhelfen. Zu den Therapieverfahren, die das schon verwirklichen, gehören die Hakomi-Methode (Weiss, Johanson a. Monda 2015), das Focusing (Gendlin u. Wiltschko 1999) und die Arbeit mit der inneren Familie nach dem IFS-Modell (Schwartz 1997).

Die Zahl der Therapeuten, die Elemente der Achtsamkeit auf diese Weise in ihre Arbeit integrieren und mit Hypnose kombinieren, nimmt stetig zu. Heutzutage bringen auch schon viele Klienten Wissen und Vorerfahrungen zum Thema Achtsamkeit mit in die Therapie, was sich auf ericksonianische Weise utilisieren lässt. Das genaue Vorgehen muss den Zielen, Bedürfnissen, Erwartungen und Fähigkeiten der Klienten und der Phase der Therapie angepasst werden.

Eigene Erfahrungen des Therapeuten mit der Achtsamkeit, eine entsprechende therapeutische Expertise, die Überzeugung von der heilsamen Wirkung des Vorgehens und vor allem die Liebe zu dieser Art des Arbeitens sind die Voraussetzungen für das jeweilige Angebot.

2.3.2 Modelle der Kombination

Hypnose und Achtsamkeit im Tandem

Steven Lynn und seine Arbeitsgruppe (2006) prägten die Metapher vom Tandem, um den gemeinsamen Einsatz von Achtsamkeit und Hypnose zu beschreiben. Die Achtsamkeit diene dazu, maladaptive Antwortsets zu deautomatisieren. In der Hypnose könne man adaptive Antwortsets generieren und automatisieren.

Durch die Förderung von *Akzeptanz* wirken Hypnose und Achtsamkeit synergistisch einem Vermeidungsverhalten entgegen, das Leiden vermehrt. Eine der Pionierleistungen Milton Ericksons in diese Richtung war die Einführung des Utilisationsprinzips, der kreativen, zieldienlichen Nutzung aller Muster, die Klienten in ihrem Verhalten, Denken und Fühlen zeigen. Auch in der Achtsamkeitspraxis stellt die Akzeptanz ein wesentliches Element dar, indem man übt, unangenehmen Erfahrungen ebenso die uneingeschränkte Aufmerksamkeit zu schenken wie angenehmen.

Wenn man in *Suggestionen* das wesentliche Agens der Hypnose sieht, dann sind es die Achtsamkeit und die Suggestionen, die einander wechselseitig bereichern, indem beide mit ihrer Kraft dazu beitragen, das Tandem zu bewegen. In die eine Richtung lassen sich aus den Konzepten rund um die Achtsamkeit Suggestionen zu Strategien für den Umgang mit Problemen und schwierigen Aspekten des Lebens kreieren. Als ein Beispiel nennt Lynn die Haltung des reinen Beobachtens. Durch posthypnotische Suggestionen lasse sie sich bei Craving im Moment des Suchtmittelverlangens aktivieren, um destruktive Mechanismen zu unterbrechen (siehe Abschnitt 8.7, S. 209 ff.). Das Konzept der Disidentifikation sei nützlich, wenn es darum geht, unangenehme Gefühle zu tolerieren. Nicht zuletzt lassen sich in der

Trance Suggestionen zur Akzeptanz der Tatsache des Wandels einbauen. In die andere Richtung können Suggestionen die Wirksamkeit der Achtsamkeit verstärken und die Praxis unterstützen. So lassen sich beispielsweise posthypnotische Suggestionen formulieren, um zu motivieren, regelmäßig Achtsamkeit zu üben und sich nicht entmutigen zu lassen, wenn der Geist zwangsläufig auf Wanderschaft geht. Ein Beispiel für ein zeitlich aufeinanderfolgendes Zusammenwirken wäre das Ankern der achtsamen Wahrnehmung eines bestimmten Gefühls mittels posthypnotischer Suggestion als Trigger für angemessenes Handeln.

Achtsamkeit und Hypnose – die Macht der Suggestion

Der amerikanische Hypnotherapeut *Michael Yapko* betont in seiner Monografie »Mindfulness and Hypnosis« (2011) die Parallelen zwischen Anleitungen zur Achtsamkeit und Tranceinduktionen. In seiner Analyse, für die er Anleitungen aus dem Feld der Achtsamkeit auswählt, die mit vielen Suggestionen und Metaphern angereichert sind, kommt er zu dem Ergebnis, es seien in erster Linie die Suggestionen, die in den Achtsamkeitsübungen wirken. Yapko formuliert seine These im Untertitel seines Buches: »Die Macht der Suggestion, Erfahrungen zu verändern«. Auch wenn der Autor (M. E. H.) meint, dass sich die Wirkungen einer Achtsamkeitspraxis keineswegs auf Suggestionen reduzieren lassen, so gibt die Arbeit Yapkos doch durchaus einen wertvollen Impuls. Es gilt, sich die in vielen Anleitungen rund um Achtsamkeit enthaltenen suggestiven Elemente bewusst zu machen. Darüber hinaus kann die *Power of Suggestion* durchaus die Achtsamkeitspraxis unterstützen. Allerdings sollte ihre Macht in reflektierter Weise eingesetzt werden.

Exkurs: Suggestionen in der Hypnose und in Anleitungen zu Achtsamkeit

In einer breiten Definition versteht man unter Suggestion jede Form von interpersonaler Kommunikation, die auf direkte oder indirekte Weise darauf abzielt, jemanden in Richtung eines spezifischen Resultats zu beeinflussen oder eine bestimmte Reaktion hervorzurufen (vgl. Yapko 2011; Lynn et al. 2012b).

Im deutschen Sprachraum ist der Gebrauch des Wortes »Suggestion« mit der autoritären Form der Hypnose verknüpft und weckt Assoziationen, die im Kontext der heutigen Psychotherapie problematisch sind. Der Begriff der Suggestion transportiert – ob man will oder nicht – ein aus dem vorletzten Jahrhundert stammendes Verständnis der hypnotischen Beziehung. Man denkt unwillkürlich an eine hierarchische, von Macht, Gehorsam und Unterordnung geprägte Beziehung. Der Therapeut suggeriert etwas und der Klient kann nicht anders, als diesen Suggestionen mehr oder weniger willenlos Folge zu leisten. Manfred Prior (1994) plädiert daher für den »Abschied von einem antiquierten Begriff«. Das, was man unter Suggestion verstehe, ließe sich auch neutral als Kommunikationsform beschreiben. Im angloamerikanischen Sprachraum hat das Wort *suggestion* eine andere Bedeutung: Es beschreibt eine zurückhaltende Art der Kommunikation, die man am ehesten mit »Vorschlag« oder »Anregung« übersetzen kann.

Das Ansprechen auf Suggestionen spielt in der Hypnose eine wichtige Rolle. Manche Definitionen von Zuständen hypnotischer Trance sehen in einer erhöhten Suggestibilität ein zentrales Charakteristikum. Hypnose wird dann als Beeinflussung durch Suggestion verstanden. Im therapeutischen Kontext wirken Suggestionen häufig indirekt, indem sie Imaginationen anregen, die wiederum die Prozesse des Wahrnehmens, der Aufmerksamkeit, des Gedächtnisses, der Emotionen, des Empfindens und des willentlichen Handelns verändern (Lynn et al. 2012b).

Andere Sichtweisen betonen im Gegensatz dazu, dass es *nicht* unbedingt einer Tranceinduktion bedarf und nicht einmal eines besonderen Bewusstseinszustandes, um für Suggestionen empfänglich zu sein. Eine hohe Suggestibilität von Menschen im Alltagsbewusstsein sei der beste Prädiktor für ihr positives Ansprechen auf Suggestionen in Trance. Dabei ist die Suggestibilität gegenüber dem Alltag häufig nur wenig oder gar nicht erhöht. Insofern kann man davon ausgehen, dass Suggestionen bei suggestiblen Personen grundsätzlich auch im Kontext von Anleitungen zur Achtsamkeit wirksam werden.

Jon Kabat-Zinn (1982) war sich schon bei der Einführung seines achtsamkeitsbasierten Gruppenprogramms der Bedeutung der Erwartungen der Teilnehmer und der im Programm enthaltenen Suggestionen bewusst. Als eines von elf Schlüsselelementen nennt er die Erwartung von Linderung:

> »Die Meditation wurde mit der Suggestion präsentiert, dass diese Techniken wirksam *(powerful)* seien und dass regelmäßige Praxis in vielen Fällen Linderung der Schmerzen bringen kann. Auf diese Weise wurde der positive Placebo-Effekt maximiert (S. 37; Übers.: M. E. H.).«

Bewusst Sein gestalten – Deautomatisierung und Automatisierung

Die deutsche Ärztin und Hypnotherapeutin *Ruth Metten (2012)* beschreibt ein zehnwöchiges Training, bei dem sie Achtsamkeit und Selbsthypnose kombiniert. Wie im Konzept von Steven Lynn dient das Achtsamkeitstraining im Wesentlichen dazu, sich durch *Deautomatisierung* aus alten Fallen zu befreien. Die *Automatisierung* neuer Verhaltensweisen durch Hypnose ermöglicht, diese Fallen künftig sicher zu umgehen. In einer Software-Metapher kann man mittels Achtsamkeit Fehler *(bugs)* im Programm erkennen. In der Hypnose installiert man dann Flicken *(patches)*, die diese Fehler beseitigen oder dem Programm neue Möglichkeiten hinzufügen. Metten untermauert ihre Vorschläge mit vielen neurobiologischen Befunden. Ihr Vorgehen hat sich als zehnwöchige Gruppenintervention bei Krebskranken bewährt (Metten 2014).

Mindfulness-Based Cognitive Hypnotherapy

Der Kanadier *Assen Alladin (2014)* nennt sein Vorgehen *Achtsamkeitsbasierte kognitive Hypnotherapie (Mindfulness-Based Cognitive Hypnotherapy, MBCH)*. Er hatte schon länger hypnotherapeutische Elemente mit kognitiver Verhaltenstherapie kombiniert. Im Sinne ihrer sog. dritten Welle integrierte er zuletzt noch Komponenten der Achtsamkeit.

Alladin hinterfrägt in seinem Konzept die Betonung des Verstandes/Geistes *(mind)* in der westlichen Kultur. Auch wenn der Verstand unser Handeln sinnvoll lenkt, verursache er auch Probleme, etwa wenn er die unmittelbare Erfahrung vernebelt und Illusionen kreiert. Als »negative Selbsthypnose« macht uns das Denken krank, wenn negative Gedanken – wie bei Angst und Depression – als Realität angesehen werden. Die westliche Dominanz des Verstandes und des Kopfes bedarf aus Alladins Sicht der Ergänzung des »Herzens«, das man aus östlicher Sicht nicht vom Verstand trennen kann. Somit bildet Alladins Konzept auch einen Rahmen, kulturell verankerte dysfunktionale Glaubenssätze und Werte infrage zu stellen und durch Reframing zu verändern.

In seinem Vorgehen vermittelt er vier Bausteine: (1.) Intention, (2.) Kultivierung von Gewahrsein *(awareness)*, (3.) Akzeptanz und Dankbarkeit und (4.) Integration von Herz und *Mind*. Zu jedem einzelnen Baustein gehören eine individuelle Psychoedukation mit Literaturempfehlung, eine Trance, bei der die Hypnotherapie das gewünschte Erleben vertieft, und ein Trainingsprogramm für zu Hause.

(1.) *Intention:* Zunächst betont Alladin die Bedeutung der Intention zu einer konsequenten Praxis der Achtsamkeit, indem er ihre Auswirkungen auf Selbst-Regulation, Selbst-Exploration und Selbst-Befreiung erläutert. Er erklärt auch, wie die Fokussierung der Aufmerksamkeit auf ein Objekt zu innerer Ruhe führt – im Gegensatz zum Versuch, Gedanken zu unterdrücken. Als tägliche Trainingskomponente empfiehlt er die Rosinenübung (siehe Abschnitt 6.2.2, S. 91 ff.).

In der Stunde wiederholt er in seinen Tranceinduktionen immer wieder die Suggestionen *»You are aware of everything«* (»Sie bekommen alles mit«) und *»You are able to let go«* (»Es ist Ihnen möglich, loszulassen«).

> »... Sie sind in einer tiefen Trance ... und der Geist und der Körper sind ganz entspannt ... und zugleich bekommen Sie alles mit, ... Sie können alle Geräusche aus der Umgebung hören, ... Sie sind sich Ihrer Gedanken und inneren Bilder gewahr ... Sie bemerken, dass ich neben Ihnen sitze und zu Ihnen spreche ... Und zugleich ist es möglich, einfach loszulassen, ... die Ruhe zu spüren ... und den inneren Frieden. Und so bemerken Sie, dass Sie die Fähigkeit haben, loszulassen ... und gleichzeitig auch alles mitzubekommen ... bemerken und loslassen« (nach Alladin 2014, pp. 292–293; Übers.: M. E. H.).

Anschließend führt Alladin imaginativ Schritt für Schritt durch die Rosinenübung und formuliert eine posthypnotische Suggestion:

> »Jedes Mal, wenn Sie die Rosinenübung machen, sind Sie total dabei und neugierig, was Sie diesmal entdecken« (nach Alladin 2014, pp. 292–293; Übers.: M. E. H.).

(2.) *Kultivierung von Gewahrsein:* Alladin erzählt seinen Klienten von der Natur der Gedanken, dass sie keineswegs die objektive Realität repräsentieren, dass sie sich stetig wandeln und kommen und gehen,

> »wie Wolken kommen und gehen. Der Himmel bleibt immer gleich«.

Als Trainingsprogramm empfiehlt er den Bodyscan und die informelle Praxis. Im hypnotherapeutischen Teil suggeriert Alladin weiterhin das Gewahrsein all dessen, was im Innen und Außen vorgeht, gepaart mit der Fähigkeit des Loslassens. Er nutzt auch posthypnotische Suggestionen, um die Achtsamkeitspraxis zu unterstützen.

(3.) *Akzeptanz und Dankbarkeit:* Zur Förderung von Akzeptanz dient vor allem die Übung nicht bewertenden Beobachtens des Hier und Jetzt, auch von schwierigen, ansonsten vermiedenen Erfahrungen, und deren Reframing als Teil des Lebens. Alladin beschreibt verschiedene Interventionen, mit denen man Dankbarkeit kultiviert (siehe Abschnitt 6.2.2, S. 112 ff.).

(4.) *Integration von Herz und Mind:* Alladin diskutiert mit seinen Klienten westliche und östliche Theorien über Geist und Herz und erzählt von wissenschaftlichen Untersuchungen zur Rolle des Herzens und von der Bedeutung positiver Emotionen zur Förderung psychophysiologischer Kohärenz, von Heilungsprozessen und emotionaler Stabilität. Als hypnotherapeutische Intervention macht er seine Klienten mit der Übung »Mit dem Herz atmen« vertraut, bei der man das Spüren des Herzens mit dem Atem und mit Dankbarkeit verknüpft.

Mindfulness-Based Hypnotherapy

Die indische Arbeitsgruppe um *Shaunak Ajinkya* (Ajinkya, Jadhav a. Ajinkya 2015) beschreibt eine *Achtsamkeitsbasierte Hypnotherapie (Mindfulness-Based Hypnotherapy – MBH)*. In ihrem Vorgehen unterscheiden sie sechs Segmente:

(1.) *Assessment:* Die Diagnostik fragt danach, was der Klient von seinem Körper wahrnimmt und was als innerer Trigger wirkt. Es wird exploriert, weshalb eine unangenehme Erfahrung wie beispielsweise eine Angst dem Klienten als nicht akzeptabel erscheint. Einem Vermeidungsverhalten wird die Achtsamkeit als akzeptierendes Gewahrsein auch von unangenehmen Erfahrungen gegenübergestellt. Bei der Hypnose liegt der Schwerpunkt auf Entspannung und auf positiven Suggestionen zur Unterstützung der Achtsamkeitspraxis.

(2.) *Gewahrsein des Körpers:* In Trance wird der Klient angeleitet, die zuletzt erlebte unangenehme Erfahrung zu erforschen. Dabei soll er konkret erleben, wie das Gehirn Vergangenes aktualisiert und dabei einen »Fehlalarm« produziert. Er lernt, sich auf die Gegenwart zu konzentrieren, statt sich mit Gedanken über die Vergangenheit oder die Zukunft zu beschäftigen. Im Bodyscan übt er, sich auch unangenehmen Empfindungen und Gefühlen zuzuwenden, um gleichsam die einzelnen handhabbaren Tropfen wahrzunehmen, bevor sie sich zu einer überwältigenden Sturzflut entwickeln.

(3.) *Gewahrsein des Gewahrseins:* Ebenfalls unter Hypnose wird geübt, die Gedanken zu beobachten, ohne sich mit ihnen zu identifizieren. Der Klient soll täglich üben, auf das Gewahrsein selbst wie auf den Himmel zu fokussieren, während die Gedanken, Gefühle und Empfindungen wie Wolken vorbeiziehen.

(4.) *Sich mit unangenehmen Empfindungen anfreunden:* Der Klient lernt, sich in Achtsamkeit auch unangenehmen Ereignissen auszusetzen, um die Erfahrung machen zu können, dass es nie zwei gleiche Momente gibt. Ziel der Exposition ist die Förderung der *Akzeptanz* gegenüber dem eigenen Körper und den Gedanken. Die Selbsthypnose unterstützt dabei durch positive Suggestionen.

(5.) *Sich mit sich selbst anfreunden:* Um die Vergangenheit zu überwinden, wird mit dem Klienten an der Einsicht darüber gearbeitet, welche Bedeutung er einem bestimmten Ereignis gegeben hat und wie er diese aktive Bedeutungsgebung verändern kann. Durch das achtsame Beobachten kann er die frühere Zuschreibung als Vorstellung oder Meinung erkennen.

(6.) *Rückfallprävention:* Ziel ist es, sowohl die Achtsamkeits-Skills im Alltag zur Verfügung zu haben als auch täglich Selbsthypnose, positive Suggestionen und kreative Visualisierung für sich zu nutzen. Der Klient soll sich an die für ihn effektivsten Achtsamkeits-Skills erinnern und sie konsequent üben.

Hypnose und Achtsamkeit – vom Narzissmus zum Nicht-Ich

Tony Toneatto und Erin Courtice (2016) schlagen vor, Achtsamkeit in Kombination mit Hypnose zur Transformation narzisstischer Anteile und damit zur Persönlichkeitsentwicklung zu nutzen. Denn gerade für die narzisstischen Anteile sei es kränkend und massiv herausfordernd, in der Achtsamkeitspraxis zur Einsicht zu gelangen, dass jede Erfahrung nur vorübergehend und jede Vorstellung eines substanziellen und konstanten »Ich« nur eine Illusion sei. Auf der anderen Seite wohne der Meditation die Gefahr inne, sie für narzisstische Zwecke zu missbrauchen. Dies geschehe dann, wenn man die »außergewöhnlichen Zustände« im Sinne der eigenen Erhöhung zu einer neuen Identität werden lässt. Dies könne durch Einsichtsmeditation verhindert werden, indem man auch diese Zustände als vorübergehend und substanzlos erkennt.

Im Umgang mit dem sog. »Ich« scheinen die westliche und die buddhistische Psychologie einander zu widersprechen. Die eine zielt darauf ab, das »Ich« zu stärken, die andere darauf, es loszulassen. Jack Engler

(2006), der den Diskurs in diesem Bereich geprägt hat, drückte es sehr prägnant aus: »Sie müssen zuerst jemand *(somebody)* sein, bevor Sie niemand *(nobody)* sein können.« Die Voraussetzung für das Loslassen der Vorstellung eines realen, substanziellen Ich und des narzisstischen Ich-Ideals besteht darin, zunächst ein stabiles Ich zu entwickeln.

Genau in dieser Gegensätzlichkeit von Hypnose und Achtsamkeit liegt das Wertvolle: Die Praxis der Konzentration wirkt erdend und ich-stärkend. Die Hypnose fördert insbesondere in frühen Phasen der Praxis durch Suggestionen ein Umfeld, in dem Entspannung und Konzentration erleichtert und vertieft werden und auch das Ich gestärkt wird. Die Praxis der Achtsamkeit wirkt befreiend, indem sie das Ich relativiert und man es als bedingt entstehend, als substanzlos und leer erkennt. Eine Oszillation zwischen diesen Polen in kurzen Perioden kann die Vorteile von Hypnose/Konzentration und Einsichtsmeditation vereinen und potenziell schädliche Effekte minimieren. Beide gemeinsam tragen dazu bei, dass sich

> »die Struktur des Charakters eines Meditierenden von narzisstisch egozentrischen Beziehungen hin zu gesünderen sozialen Bindungen entwickelt, die auf Gegenseitigkeit und Symmetrie basieren« (Toneatto a. Courtice 2016; Übers.: M. E. H.).

»The Voice« – Integration von Selbsthypnose und Achtsamkeit

In der Weiterentwicklung seines früheren Ansatzes der Selbsthypnose (siehe Abschnitt 2.1.2, S. 32 ff.) integriert *Brian Alman (2014)* zwei zentrale Elemente der Achtsamkeit: eine akzeptierende Haltung, die keine Veränderung will, und die Perspektive eines teilhabenden Beobachters. Die neue Art der »Selbsthypnose« diene dazu, mit dem »inneren Arzt«, mit der Intuition, der inneren Quelle oder – wie er es nennt – mit dem »wahren Weisen« *(TruSage)* in Kontakt zu kommen.

> »Das ist Ihre wahre, authentische innere Stimme, die Stimme der Selbstfürsorge und Selbstheilung, die Stimme bedingungsloser Liebe, die Sie in Augenblicken der Stille haben flüstern hören, wenn sie nicht unter all den laut zeternden, negativen Stimmen in Ihrem Kopf verstummte, durch die Ihr Problem entstanden ist« (Alman 2014, S. 12).

Dieses Vorgehen zielt nicht mehr so sehr auf Veränderung durch Autosuggestionen ab, sondern auf ein wohlwollendes, akzeptierendes genaues Hinschauen und Hinspüren auf das, was ist. Dissoziative Techniken der Hypnose nutzend, lädt er dazu ein, sich vorzustellen, in einem Kino den Film des eigenen Lebens anzuschauen. Im ersten Schritt inszeniert sich auf der Leinwand das aktuelle Problem. Dazu wird der Leser angeleitet, das Problem voll und ganz zu erleben und dabei alle Gedanken und Gefühle zum Ausdruck zu bringen. Im zweiten Schritt lässt er den inneren Kritiker etwa in der Mitte des Kinos Platz nehmen und seinen Standpunkt ausdrücken. Wenn man genug davon hat, sich selbst zu kritisieren, möge man sich in die letzte Reihe des Kinosaals begeben. Dort könne man auf die wahre, authentische innere Stimme hören. Aus einer umfassenderen Perspektive betrachtet kann das Leben liebevoller und kreativer werden. Das Problem kann als Herausforderung aufgefasst werden, als Brücke zur Heilung, die dabei hilft, sich weiterzuentwickeln.

Wenn man mit dem inneren Beobachter der Achtsamkeit vertraut ist, findet man Parallelen zu jenem Zustand, aus dem man von der letzten Reihe aus auf das eigene Leben schaut: »*... in angenehmer Distanz zum Geschehen, aber immer noch daran beteiligt ... mitfühlender ... und liebevoller*« (Alman 2014, S. 21). Aber auch schon im ersten Teil geht es darum, sich gleichzeitig in der Hauptrolle zu spüren und dabei zuzuhören, wie etwa Gedanken und Gefühle zum Ausdruck gebracht werden.

Im zweiten Teil der Übung wird der Leser – oder genauer gesagt eine Instanz in ihm – eingeladen, den inneren Kritiker anzuerkennen, sich mit ihm anzufreunden und ihn sagen zu lassen, was er zu sagen hat. Ein Vorgehen, das oberflächlich betrachtet als Technik der doppelten Dissoziation anmutet, entpuppt sich beim genaueren Hinsehen als eine Anleitung, die zu einer wohlwollend und akzeptierend beobachtenden Haltung anregt, die jener der Achtsamkeit schon sehr nahekommt.

Hypnose und Achtsamkeit – die Komplementarität ausschöpfen

Hypnose und Achtsamkeit stehen zum Teil in einer komplementären Beziehung. Zwischen den gegensätzlichen Polen, die von beiden besetzt werden, erstreckt sich ein Kontinuum, dessen Breite nur durch den Einsatz »im Tandem« nutzbar wird. Polaritäten können in zumindest acht Dimensionen beschrieben werden (Harrer 2009b, 2010; Harrer, Schmid u. Weiss 2008):

1) Das Kontinuum zwischen Absorption und offenem Gewahrsein
2) Die Polarität zwischen Dissoziation und Disidentifikation, die sich aus einem teilhabenden Beobachten ergibt
3) Das Kontinuum von der durch Suggestibilität geprägten Alltagstrance über das Konsensus-Bewusstsein bis zum »Erwachen«
4) Das Kontinuum zwischen Ziel- und Veränderungsorientierung und Gleichmut
5) Das Kontinuum zwischen dem Fehlen von Bewusstheit über die Trancen über den »verborgenen Beobachter« zum »inneren Beobachter«
6) Das Kontinuum auf der Zeitlinie: Regression, Gewahrsein der Erfahrung im gegenwärtigen Moment und Progression
7) Das Pendeln zwischen »Top-down-« und »Bottom-up-Interventionen«
8) Das Kontinuum zwischen »Tun-Modus« und »Sein-Modus«

Darüber hinaus kultiviert eine Achtsamkeitspraxis heilsame Beziehungsqualitäten. Sie fördert Präsenz, Gleichmut, Akzeptanz, Empathie und Mitgefühl und erhöht die Affekttoleranz. Die Achtsamkeit macht die persönlichen und therapeutischen Grenzen und die limitierenden Wirkungen der eigenen Wirklichkeitskonstruktionen bewusst. Achtsame Therapeuten üben, auszuhalten, nicht zu wissen und ihren Klienten im Anfängergeist zu begegnen. Ihre Praxis hilft ihnen, sich nicht so schnell aus der Ruhe bringen und sich ihre leise Freude an der Arbeit mit Menschen nicht so leicht nehmen zu lassen.

3 Hypnose und Achtsamkeit – multiperspektivisch betrachtet

Betrachtungen aus einem einzigen Blickwinkel können die Komplexität von Hypnose und Achtsamkeit nie erfassen. Es bedarf zumindest der psychologischen, der biologischen und der sozialen Perspektive. In diesem Sinne plädierte eine internationale Forschergruppe für die Anwendung des biopsychosozialen Modells zum Verständnis der Hypnose (Jensen et al. 2015). In Übereinstimmung damit folgt eine multidimensionale Sichtweise, die noch die spirituell-religiöse Ebene miteinschließt. Da sich Hypnose und Achtsamkeit mit den Innenwelten der Menschen befassen, sollte die Darstellung auch deren subjektive Seite umfassen. Deshalb wird das biopsychosoziale Modell durch die integrale Landkarte (Wilber 2016) ergänzt, die auch den Blick aus der Erste-Person-Perspektive auf die individuellen und kollektiven Innenwelten berücksichtigt.

Der folgende multiperspektivische Blick auf Hypnose und Achtsamkeit verknüpft das biopsychosoziale Modell und die integrale Landkarte, d. h. die subjektive Innensicht mit der »objektiveren« Außensicht auf eine (1.) psychische, (2.) körperliche, (3.) interpersonale/kollektive und (4.) spirituell-religiöse Ebene. Zwei weiteren Dimensionen der integralen Landkarte wird je ein eigenes Kapitel gewidmet: der Dimension von Bewusstseinszuständen (*Waking-up* im 4. Kapitel, S. 75 ff.) und der Entwicklungsdimension (*Growing-up* im 5. Kapitel, S. 81 ff.). Die Ausführungen sollen dazu beitragen, sich den Phänomenen rund um Hypnose und Achtsamkeit systematisch zu nähern und das Potenzial herauszuarbeiten, das sich aus ihren Unterschieden und Gemeinsamkeiten für ihren kombinierten Einsatz ergibt.

3.1 Die psychische Dimension

Im Rahmen von Psychotherapien steht die psychische Dimension von Hypnose und Achtsamkeit im Vordergrund. Die Gegenüberstellung ihrer Charakteristika erfolgt unter drei Gesichtspunkten: (1.) Drei Kerndimensionen der Achtsamkeit, (2.) »Trancephänomene« und (3.) die von der Arbeitsgruppe um Jensen (Jensen et al. 2015) gefundenen psychischen Einflussfaktoren.

3.1.1 Kerndimensionen der Achtsamkeit: Meta-Awareness, Dereifikation und Objekt-Orientierung

Um für neurowissenschaftliche Untersuchungen das subjektive Erleben von Versuchspersonen während der Achtsamkeitspraxis systematisch zu beschreiben, wurde ein Modell entwickelt, das drei Kerndimensionen der Achtsamkeit erfasst: (1.) Die Meta-Awareness, (2.) die Dereifikation und (3.) die Objekt-Orientierung (Lutz et al. 2015). Das Modell eignet sich auch gut, um Gemeinsamkeiten und Unterschiede von Hypnose und Achtsamkeit herauszuarbeiten (Markovic a. Thomson 2016).

(1.) Die erste Kerndimension der Achtsamkeitspraxis ist *Meta-Awareness*. Sie bildet die Fähigkeit ab, die jeweils gegenwärtige Erfahrung zu überwachen *(monitoring)*. Meta-Awareness kann als jener Geisteszustand definiert werden, der entsteht, wenn man absichtsvoll die Aufmerksamkeit darauf richtet, welche Inhalte gerade bewusst sind. Im Rahmen der Übung der fokussierten Aufmerksamkeit wäre es die Meta-Awareness, die bemerkt, dass die Aufmerksamkeit vom ursprünglich gewählten Objekt abgelenkt wurde und die Gedanken auf Wanderschaft gegangen sind.

(2.) Die zweite Kerndimension der *Dereifikation* bzw. der Prozess des *Dereifizierens* (res lat. Sache, Ding; »ent-verdinglichen«) ergibt sich aus dem Verständnis der buddhistischen Psychologie, die Gedanken, Gefühle, Impulse und Wahrnehmungen als »Geistesobjekte« und als mentale Prozesse betrachtet und nicht als dingliche Abbildung der Realität. Gedanken sind nur Gedanken und keine Realität, woraus folgt, dass man ihnen nicht unbedingt glauben und folgen muss.

(3.) Unter *Objekt-Orientierung* verstehen die Autoren die subjektive Erfahrung bzw. den Zustand, bei dem man sich mehr oder weniger intensiv *einem* Objekt oder *einer* Klasse von Objekten zuwendet. In der Maximalform ist der Arbeitsspeicher durch das Objekt vollkommen besetzt, sodass darüber hinaus nichts mehr im Bewusstsein »Platz hat« und man vollkommen davon »absorbiert« ist.

Bei der Objektorientierung lassen sich folgende Qualitäten beschreiben: (a.) die *Weite* des Aufmerksamkeitsfeldes (eng versus weit), (b.) der Grad an *Lebendigkeit*, mit der ein Objekt wahrgenommen wird (klar versus unklar), (c.) die *Stabilität* als Zeitraum, in dem eine bestimmte Erfahrung oder ein bestimmter Zustand konstant aufrechterhalten bleibt (stabil versus labil), und (d.) das Ausmaß an

Anstrengung, die aufgewendet werden muss, um einen bestimmten Zustand zu erreichen bzw. aufrechtzuerhalten (anstrengend versus mühelos).

Wie lassen sich nun Hypnose und die verschiedenen Formen der Übungspraxis der Achtsamkeit auf diesen Dimensionen verorten:

(1.) *Meta-Awareness:* In der Metapher des Arbeitsspeichers kann man sich vorstellen, dass ein Teil des Arbeitsspeichers auf einer höheren Stufe dafür reserviert bleibt, die Inhalte der restlichen Speicherplätze zu überwachen. Die Übung des »Bemerkens und Benennens« (siehe Abschnitt 2.2.3, S. 48 f.) im Rahmen der fokussierten Aufmerksamkeit und vor allem beim offenen Gewahrsein zielt genau auf die Kultivierung dieser Dimension ab: Wenn man bei der Atembeobachtung ein Geräusch hört, bemerkt man es und benennt es innerlich als »Geräusch«. Die Meta-Awareness ist die Voraussetzung dafür, wählen zu können, anschließend mit der Aufmerksamkeit entweder beim Geräusch zu bleiben oder zur Beobachtung des Atems zurückzukehren.

Das Konstrukt des inneren Beobachters überschneidet sich mit der Meta-Awareness. Ihm wird genau diese Überwachungsfunktion zugeschrieben, sich in jedem Augenblick darüber im Klaren zu sein, worauf sich die Aufmerksamkeit gerade richtet. In der Hypnose wird normalerweise nicht zur Meta-Awareness angeleitet. Im Sinne der Absorption ist gleichsam kein Speicherplatz mehr dafür frei. Eine Ausnahme bildet die Suggestion eines verborgenen Beobachters *(hidden observer)* in den Versuchen Ernest Hilgards (1972) (siehe Abschnitt 6.4.4, S. 128 f.).

(2.) *Dereifikation:* In der Übung des offenen Gewahrseins steht das Kultivieren einer dereifizierenden Haltung im Zentrum, indem man das Kommen und Gehen der Geistesobjekte »einfach nur« beobachtet und dabei erkennt, dass sie sich ständig verändern und nicht von Dauer sind. Auch bei der fokussierten Aufmerksamkeit schenkt man auftauchenden anderen Objekten keine spezielle Beachtung, man lässt sich von ihnen möglichst wenig ablenken. Die Dimension der Dereifikation überschneidet sich mit der Disidentifikation, einem bei der Achtsamkeit zentralen Wirkfaktor, der später ausführlich erläutert wird (siehe Abschnitt 6.4.6, S. 130 ff.).

Im Gegensatz dazu ist Dereifikation in der Hypnose primär kein Thema, es ist sogar eher so, dass innere Bilder oder Erinnerungen oft als besonders lebhaft und lebendig erfahren und als ausgesprochen real erlebt werden. Suggestionen werden oft wörtlich verstanden und umgesetzt. Hypnose kann die Dereifikation als Wirkprinzip nutzen, indem sie Suggestionen einführt, etwa Gedanken als Gedanken zu erkennen und ihnen keine Bedeutung zuzumessen. Dies eröffnet beispielsweise im Umgang mit depressivem Gedankenkreisen oder mit Suchtmittelverlangen neue Möglichkeiten.

Im Falle eines Gedankens wird der Unterschied zwischen Meta-Awareness und Reifikation deutlich: Meta-Awareness ist die Voraussetzung dafür, einen Gedanken als Gedanken zu erkennen. Das Ausmaß an Reifizierung wiederum entscheidet darüber, ob man dem Gedanken Wahrheitsgehalt zumisst und ihm Bedeutung gibt oder nicht. Bei Angstkrankheiten – etwa bei dem durch Herzklopfen ausgelösten Gedanken »jetzt sterbe ich« – wird die Wichtigkeit dieser Unterscheidung klar. Meta-Awareness führt zur Bewusstheit, dass der Gedanke da ist, und ermöglicht damit die Wahl, sich etwas anderem zuzuwenden. Die Dereifikation befreit aus dem Teufelskreis der Angst, indem man dem Gedanken nicht mehr glaubt und ihm damit keine Macht mehr gibt.

(3.) *Objekt-Orientierung:* Am einen Ende des Kontinuums auf dieser Dimension kann man die Übung des offenen Gewahrseins anordnen, wenn man dazu anleitet, an *keinem* Objekt anzuhaften. Somit ist die Objekt-Orientierung minimal. Am anderen Ende des Kontinuums findet sich die Übung der fokussierten Aufmerksamkeit, bei der man sich möglichst ausschließlich nur einem Objekt zuwendet. Wenn das gelingt, ist die Objekt-Orientierung maximal.

Bezüglich der qualitativen Dimensionen der Objekt-Orientierung kann die *Weite* des Aufmerksamkeitsfeldes variieren, sie kann sich beispielsweise auf das Ein- und Ausströmen des Atems an der Nasenspitze, aber auch auf den ganzen Körper beziehen. Die Dimension der *Anstrengung* ist bei den Anfängern hoch. Sie geht bei steigender Expertise mit der zunehmenden Mühelosigkeit gegen null. Die *Stabilität* des Zustands steigt mit dem Ausmaß an Praxis.

Auch die Hypnose zeichnet sich durch einen hohen Grad an Absorption und damit durch eine hohe Objekt-Orientierung aus. Die Fähigkeit, sich auf ein Objekt zu konzentrieren, ist in der Hypnose größer und stabiler und auf jeden Fall müheloser als bei jenen, die gerade mit dem Üben der fokussierten Aufmerksamkeit beginnen.

Insofern lässt sich die Achtsamkeitspraxis etwa bei der Kultivierung der fokussierten Aufmerksamkeit in der Dimension der Objekt-

Orientierung durch hypnotische Suggestionen unterstützen. Entsprechende Suggestionen können auch in den qualitativen Dimensionen verstärkend wirken, wie bei der Einengung des Aufmerksamkeitsfeldes, aber auch bei der Klarheit, der Stabilität und der Mühelosigkeit.

3.1.2 »Trancephänomene« in Hypnose und Achtsamkeit

Trance wird häufig durch das Auftreten sog. »Trancephänomene« charakterisiert. Sie betreffen u. a. (1.) die Imaginationsfähigkeit, (2.) Veränderungen der Wahrnehmung, (3.) insbesondere der Zeitwahrnehmung, (4.) Veränderungen in den Gedächtnisfunktionen und (5.) die Motorik.

Ob in der Hypnose Trancephänomene auftreten, hängt wesentlich von den entsprechenden Suggestionen und den Erwartungen der Klienten ab. Trancephänomene haben isoliert betrachtet auch in der Hypnosepsychotherapie keinerlei therapeutischen Wert. Bedeutung bekommen sie erst, wenn sie utilisiert werden, wobei es der Kreativität des Therapeuten überlassen bleibt, auf welche Weise ihm das gelingt.

In der Achtsamkeitspraxis beabsichtigt man keineswegs die Evokation von Trancephänomenen und deren Nutzung. Mit Ausnahme bewusst intendierter Imagination werden sie auf dem Weg zur Klarheit als Hindernisse betrachtet. Trotzdem lassen sich insbesondere auch während bestimmter Formen konzentrativer Praxis Phänomene beobachten, die man als Trancephänomene verstehen und als solche entweder möglichst wenig beachten oder zum Gegenstand der Beobachtung machen kann.

(1.) *Imaginationsfähigkeit (hypnotisches Tagträumen):* In der hypnotischen Trance nehmen die imaginativen Fähigkeiten oft zu. Innere Bilder tauchen müheloser auf, werden lebendiger, klarer und oft als erstaunlich real erlebt. In der klassischen Achtsamkeitspraxis sind Imaginationen nicht von Bedeutung, sie werden als »Geistesobjekte« angesehen, die von der Wahrnehmung der Realität ablenken und sich oft als unheilsam erweisen. Heilsame Formen der Imagination finden sich in bestimmten buddhistischen Traditionen aber durchaus als Teil des Übungswegs. Bei Übungen der liebenden Güte und des Mitgefühls spielen sie eine Rolle, indem man sich liebende und leidende Wesen vorstellt. In der »Bergmeditation« wird die Imagination eines Berges angeregt mit dem Ziel, sich »wie ein Berg zu fühlen« und die damit verbundenen Körperempfindungen zu kultivieren. Die Metapher von weißen Wolken für das Vorbeiziehen von Gedanken soll das Loslassen der Gedanken erleichtern, um sich wieder dem Körper zuwenden zu können. Sie soll keineswegs zur Imagination von Wolken anregen, denn diese würde die Aufmerksamkeit vom Körper wegführen.

(2.) *Veränderungen der Wahrnehmung:* Sowohl in Trance als auch während der Achtsamkeitspraxis verändert sich die Wahrnehmung. In der Hypnose wird die Innenwelt intensiver wahrgenommen, in der Wahrnehmung der Außenwelt können Dinge ausgeblendet werden (negative Halluzinationen) oder auch halluziniert werden. Auch im Rahmen der Achtsamkeitspraxis werden bei nach innen fokussierter Aufmerksamkeit durchaus Aspekte der Außenwelt ausgeblendet.

Im Bereich der Körperwahrnehmung verfeinert sich je nach Fokus der Aufmerksamkeit die Wahrnehmung bestimmter Aspekte, andere wiederum werden ausgeblendet. In diesem Sinne wirken sich sowohl Hypnose als auch Achtsamkeit auf die Schmerzwahrnehmung aus. Hypnotische Trance und Achtsamkeit sind auch in Bewegung möglich und nicht an körperliche Immobilität gebunden. Bei vielen Übungen verharrt der Körper aber in Ruhe. Diese Immobilität kann sowohl in Trance als auch bei Übungen zur Achtsamkeit dazu führen, dass der Körper verzerrt oder überhaupt nicht mehr wahrgenommen wird.

(3.) *Veränderungen der zeitlichen Verortung und der Zeitwahrnehmung:* Sowohl in Trance als auch in Zuständen von Achtsamkeit können in der Vergangenheit gemachte Erfahrungen reaktiviert werden (Altersregression). In der Trance eines Flashbacks holt uns die Vergangenheit wieder ein und nimmt uns gefangen. In der Achtsamkeit bleiben die Beobachterperspektive und das Bewusstsein über die Gegenwart erhalten. In beiden verändert sich meist auch das Zeiterleben, indem es sich ausdehnt oder verkürzt. In Zuständen der Achtsamkeit wird oft ein Gefühl von Zeitlosigkeit beschrieben.

(4.) *Veränderungen in den Gedächtnisfunktionen:* In Trance und Achtsamkeit können Erinnerungen auftauchen, die dem Gedächtnis im Alltagsbewusstsein normalerweise nicht zugänglich sind (Hypermnesie). Das Vergessen von Dingen (Amnesie) kann in der Hypnose spontan geschehen oder auch induziert werden. Die Achtsamkeitspraxis fokussiert auf das Erinnern der Gegenwart. In beiden können posthypnotische Suggestionen als besondere Form des Erinnerns eingesetzt und genutzt werden.

(5.) *Motorische Phänomene:* In der hypnotischen Trance finden sich im Bereich der *Motorik* induziert oder spontan Plus- und Minussymptome, sei es die Unmöglichkeit, bestimmte Körperteile zu bewegen, bis hin zur kataleptischen Muskelstarre, sei es eine wächserne Biegsamkeit, seien es unwillkürliche Bewegungen im Sinne der Ideomotorik. Achtsamkeit ermöglicht, motorische Impulse und Automatismen zu beobachten, und eröffnet die Möglichkeit, ihnen nachzugeben oder sie zu unterbrechen oder zu unterbinden.

3.1.3 Psychologische Einflussfaktoren auf Hypnose und Achtsamkeit

Auf der psychischen Ebene fanden sich in dem erwähnten Review (Jensen et al. 2015) bei der Hypnose Belege für die Relevanz von Erwartungen, Motivation, Hypnotisierbarkeit und der Fähigkeit zur Absorption. Die Motivation zu einer Achtsamkeitspraxis und die damit verknüpften Erwartungen unterscheiden sich wesentlich von jenen in der Hypnose, etwa im Bereich der Vorstellungen darüber, wie Heilung geschieht. Der Faktor Hypnotisierbarkeit würde der »dispositionellen« Achtsamkeit entsprechen. Das ist jenes individuelle Ausmaß an Achtsamkeit, über das Menschen ohne besondere Schulung verfügen. Dazu käme noch die in der Übungspraxis erworbene Erweiterung dieser Fähigkeit.

3.2 Die körperliche Dimension

Die meisten Versuche, Hypnose und Achtsamkeit körperlich messbar zu machen, beziehen sich auf Vorgänge im Gehirn. Die längste Geschichte haben dabei die Untersuchungen seiner elektrischen Aktivität (EEG). In den letzten Jahren lieferten bildgebende Verfahren eindrucksvolle Befunde zu Struktur- und Funktionsänderungen im Gehirn während Trancen und in meditativen Zuständen. Bei der Achtsamkeit kommen noch Interventionsstudien mit einem Vergleich vor und nach einem Gruppenprogramm und Expertenstudien hinzu, bei denen meditationserfahrene Personen mit jahrzehntelanger Praxis mit Novizen verglichen werden. Die messbaren Veränderungen von Hypnose und Achtsamkeit betreffen aber nicht nur das Gehirn, sondern auch das vegetative Nervensystem, das Hormon- und Immunsystem und die zelluläre Ebene.

Um die neurobiologischen Korrelate von Hypnose und Achtsamkeit zu erfassen, wurde eine große Vielfalt an Versuchsanordnungen entworfen. In der Hypnoseforschung wurden beispielsweise die Gehirnfunktionen und Strukturen von hoch suggestiblen mit jenen von wenig suggestiblen Versuchspersonen oder die Befunde von Personen in Trance mit jenen in anderen Bewusstseinszuständen verglichen. Die zum Teil widersprüchlichen Befunde spiegeln die große Variationsbreite der möglichen Trancezustände und deren Tiefe während unterschiedlicher Phasen der Hypnose wider. Insgesamt finden sich je nach Versuchsanordnung Aktivierungen und Deaktivierungen im Bereich der Frontallappen und des vorderen cingulären Kortex sowie widersprüchliche Ergebnisse zur funktionalen Konnektivität. Konstant positiv korreliert waren die strukturelle Konnektivität, eine Hemisphärenasymmetrie und bestimmte, elektroenzephalografisch definierte Aktivierungsmuster des Gehirns (Jensen et al. 2015).

Im Bereich der Achtsamkeit ist die Befundlage noch komplexer, da hier nicht nur die unterschiedlichen Formen der Übung, sondern insbesondere auch das Ausmaß an Erfahrung, über das die Praktizierenden verfügen, berücksichtigt werden muss. Eine Anekdote, die von den ungeahnten Möglichkeiten der Geistesschulung und deren Niederschlag im Gehirn erzählt, ist jene der ersten EEG-Untersuchung mit einem tibetischen Mönch. Die Wissenschaftler hielten die bis dorthin noch nie beobachteten Ausschläge der Zeiger ihrer Apparaturen zunächst für Messfehler. Sie konnten es nicht fassen, dass sich in Zuständen eines allumfassenden Mitgefühls phasensynchron über das ganze Gehirn verteilt Gamma-Wellen mit sehr hoher Amplitude ausbreiteten.

Für eine umfassende Darstellung der neurobiologischen Befunde bei Hypnose und Achtsamkeit muss auf andere Publikationen verwiesen werden (z. B. Raz a. Lifshitz 2016). An dieser Stelle sollen Aspekte der Funktion dreier Nervenzellnetzwerke hervorgehoben werden.

3.2.1 Drei bedeutsame Nervenzellnetzwerke

Beim subjektiven Erleben von Hypnose und Achtsamkeit scheinen drei funktionale Nervenzellnetzwerke von besonderer Bedeutung zu sein: das *Default-Mode-Network* (DMN), das *Central-Executive-Network* (CEN) und das *Salience-Network* (SN). Sie wurden in sog. neurophänomenologischen Studien untersucht, einer neuen Generation neurowissenschaftlicher Forschung, bei der die Versuchspersonen während der Aktivierung bestimmter Strukturen im Gehirn nach ihrem Erleben befragt werden (vgl. Lutz et al. 2015; Markovic a. Thompson 2016).

Eine Untersuchung der Vorgänge während der Atembeobachtung bei erfahrenen Meditierenden belegt die Bedeutung dieser drei

Netzwerke: Während die Versuchspersonen im fMRI-Scanner lagen, meldeten sie per Knopfdruck, in welchem Intervall eines vierphasigen Zyklus sie sich gerade befinden. Hypothesenkonform war während des Gedankenwanderns das DMN aktiviert, das SN war beim Erkennen des Gedankenwanderns und das CEN in den Phasen der fokussierten Aufmerksamkeit und beim Zurückbringen der Aufmerksamkeit zum Atem aktiviert (Hasenkamp et al. 2012).

(1.) Unser Alltagsbewusstsein ist normalerweise durch die Aktivität des *Default-Mode-Network (DMN)* geprägt. Wenn wir nicht gerade mit einer speziellen Aufgabe beschäftigt sind, verbringen wir einen großen Teil unserer Zeit damit, über uns selbst nachzudenken. Dieses Sinnieren über die unmittelbare Vergangenheit und das Planen der Zukunft scheint gleichsam die Standardeinstellung unseres Gehirns zu sein, zu der es automatisch zurückkommt, wenn nichts anderes von ihm verlangt wird. Wie in der Computersprache der Begriff *»default«* die Standardeinstellung eines Computers oder einer Software bezeichnet, spricht man auch beim Gehirn vom *Default-Mode-Network,* dessen Aktivierung gleichsam seiner Grundeinstellung entspricht. Die deutsche Übersetzung mit »Ruhezustandsnetzwerk« ist insofern irreführend, als es sich in diesem Zustand keineswegs um Ruhe, sondern um selbstreferenzielle, d. h. auf sich selbst bezogene Aktivitäten des Geistes handelt. Man nimmt an, dass das DMN aus den Inhalten des Langzeitgedächtnisses unsere Modelle von uns selbst und der Welt gestaltet, aufrechterhält und updatet.

Wenn Milton Erickson vom Bewusstsein sprach, das in der Hypnose ausgeschaltet werden müsse, um aus gewohnten Mustern auszusteigen, dann meinte er vielleicht jene im DMN beheimateten Aktivitäten, bei denen man sich ständig fragt: Kann ich das? Will ich das? Bin ich das? Was werden die anderen sagen? Bei der Praxis der Achtsamkeit stellt sich mit der Zeit Ruhe ein. Diese Ruhe steht im Gegensatz dazu, was man im Alltagsbewusstsein als Gedankenwandern *(mind wandering)* oder als Affengeist *(monkey mind)* bezeichnet. Müsste man diesen lokalisieren, könnte man ihn im DMN vermuten. Auch in Zuständen der Trance wird durchgängig eine Verringerung der Aktivität des DMN beobachtet, was mit dem subjektiven Empfinden übereinstimmt, dass wir auch in der Trance nicht über uns selbst nachdenken. Somit findet sich in Bezug auf die Gehirnfunktion in der reduzierten Aktivität des DMN eine wesentliche Gemeinsamkeit von Hypnose und Achtsamkeit.

(2.) Sowohl bei der Hypnose als auch bei der Achtsamkeit spielen Prozesse der willentlichen, top-down wirkenden Aufmerksamkeitslenkung eine wesentliche Rolle. Das für diese Funktion zuständige Netzwerk ist das *Central Executive Network (CEN)*. Es ist für die Entscheidungen bei der Auswahl und Planung von zielgerichtetem Verhalten verantwortlich und wählt dabei aus, was Platz im Arbeitsspeicher bekommt. Es bestimmt, was wir in den Fokus der Aufmerksamkeit nehmen bzw. wo wir mit unserer Aufmerksamkeit verweilen. Es überwacht unser Erleben, wie es sich von Augenblick zu Augenblick entfaltet. Sich intensiv einem Objekt zuwenden zu können *(object orientation)*, ist die wesentliche Funktion des CEN.

Studienergebnisse zur Aktivität des CEN bei der Hypnose sind widersprüchlich: Es gibt Untersuchungen, die eine verminderte Aktivität im Sinne der *Hypofrontalitätshypothese* finden, andere konnten eine erhöhte Aktivität nachweisen. Es gibt mehrere Erklärungen für diese Befundlage. Eine davon ist ein Phasenmodell der Hypnose, bei dem in ihren drei Phasen unterschiedliche Aufmerksamkeitsleistungen verlangt werden. Während es in der Induktionsphase zu einer gezielten Fokussierung der Aufmerksamkeit kommt, wird in der Entspannungsphase suggeriert, jeden Fokus loszulassen. In einer dritten Phase konzentriert sich die Aufmerksamkeit oft wieder auf innere Bilder oder Erinnerungen. Insgesamt scheinen Suggestionen in Richtung »Loslassen« die frontale Aktivität zu vermindern, während jene Suggestionen sie erhöhen, die dazu anregen, auf etwas Bestimmtes zu fokussieren, etwa im Zusammenhang mit Schmerzkontrolle (Jensen et al. 2015). Auch zwei andere Befunde sprechen für die Hypofrontalitätstheorie der Hypnose. Da ist zum einen das relativ konstante Ergebnis elektroneurophysiologischer Untersuchungen, dass während der Hypnose die Theta-Aktivität im EEG erhöht ist und sich suggestible Personen durch eine erhöhte Theta-Grundaktivität auszeichnen. Diese Theta-Aktivität wird als Ausdruck einer Hemmung der im Frontalhirn beheimateten Funktionen (CEN) verstanden. Zum anderen erhöhte sich die Suggestibilität von Versuchspersonen durch die funktionelle Ausschaltung des linken dorsolateralen präfrontalen Cortex mittels repetitiver transkranieller Magnetstimulation (Dienes a. Hutton 2013).

Im Gegensatz dazu scheint es bei vielen Funktionen, die im Rahmen von meditativer Praxis kultiviert werden, zu einer *Aktivierung* frontaler Regionen und damit des CEN zu kommen. Die Gemeinsamkeit zwischen Hypnose und Achtsamkeit scheint somit darin zu liegen, dass beide die Aktivität des CEN beeinflussen, aber meist in die gegensätzliche Richtung.

(3.) Das dritte für die Aufmerksamkeitssteuerung bedeutsame Netzwerk ist das *Salience Network (SN)*. Es überlappt sich in weiten Bereichen mit dem bottom up wirkenden Aufmerksamkeitssystem. Es ist dafür zuständig, dass relevante Reize aus der Außenwelt und aus dem Körper entdeckt werden und die ihnen gebührende Aufmerksamkeit bekommen (*salience* = hervorspringen, herausragen). In Zusammenarbeit mit dem CEN sorgt des SN dafür, dass man die Aufmerksamkeit auf flexible und angemessene Weise bedeutsamen inneren und äußeren Objekten zuwenden kann. Die subcortikalen Strukturen und insbesondere die Amygdalae sind auf der emotionalen Ebene an Bedeutungsgebungen beteiligt.

Die Hypnotherapie hat einen ihrer Schwerpunkte darin, Bedeutungsgebungen zu verändern. So konnten bestimmte Suggestionen die Leistungen im Stroop-Test (Farbe-Wort-Interferenztest) deutlich verbessern. Bei diesem Test geht es darum, die Farbe zu benennen, in der Worte geschrieben sind, während ihre Bedeutung ausgeblendet werden muss. Die Herausforderung besteht nun darin, dass die Worte Farben bezeichnen, allerdings nicht jene, in denen sie gedruckt sind, so ist das Wort »BLAU« grün, das Wort »ROT« ist blau. Gewohnheitsmäßig würde man einfach das Wort vorlesen. Wenn nun einer Versuchsperson vor der Aufgabe in Hypnose suggeriert wird, es würden ihr anschließend sinnlose Buchstabenfolgen oder Worte in einer fremden Sprache gezeigt, deren Farbe zu benennen sei, so verbesserte sich das Ergebnis deutlich (Raz, Fan a. Posner 2005). Auch ein nur fünfstündiges Achtsamkeitstraining verbesserte im Gegensatz zur Entspannungs-Kontrollgruppe die Ergebnisse im Stroop-Test. Die Untersuchung von ereigniskorrelierten Potenzialen im EEG weist auf genauere und effizientere Konfliktlösungsfähigkeiten hin (Fan et al. 2015).

3.2.2 Die Nutzung von Metaphern aus der Neurobiologie

Mit dem Wissen um neurobiologische Zusammenhänge lässt sich auch erklären, wie Psychotherapie wirkt. Unser Gehirn verändert sich benutzungsabhängig und gerade die Achtsamkeit macht uns bewusst, auf welche Weise wir es in jedem Augenblick benutzen. Das moderne Zauberwort heißt *Neuroplastizität*, die dazugehörigen Suggestionen lauten: »*Neurons that fire together wire together*« (»Nervenzellen, die gemeinsam feuern, verdrahten sich«) und »*Use it, or loose it*« (»Gebrauche sie oder verliere sie«). Die Hypnose verfügt über unendlich viele Möglichkeiten, Zustände hervorzurufen, bei denen neue Kombinationen von Nervenzellen aktiviert und damit verknüpft werden. Und auch die Achtsamkeitspraxis lebt vom regelmäßigen Aufsuchen bestimmter States. In jeder Trance und bei jeder Übung verdrahten wir uns neu.

Aus der Neurobiologie entlehnte Metaphern und Suggestionen

- Wenn Sie beim Üben öfter an einer bestimmten Stelle über eine Wiese gehen, entsteht ein Trampelpfad. Wenn Sie ihn ständig nutzen, entsteht ein Weg, der schließlich zu einer breiten Straße werden kann, auf der Sie nicht nur gehen, sondern auch immer müheloser fahren können.
- Wenn Sie üben, ist das wie ein Hanteltraining für das Gehirn. Mit zunehmender Übung wird es immer leichter, immer schwerere Gewichte zu heben.
- Sie können innerlich zu sich selbst sagen: »Ich bin nicht mein Mandelkern«, der für einen Fehlalarm zuständig ist, wenn er Ungefährliches als bedrohlich einstuft.
- Für viele Menschen ist es entlastend, sich vorzustellen, die Mandelkerne hätten für eine bestimmte Zeit die Kontrolle übernommen, so lange, bis sie aus dem Frontalhirn einen »GABA-Cocktail« angeboten bekommen (GABA = Gamma-Amino-Buttersäure, ein hemmender Botenstoff) und damit beruhigt werden (vgl. Siegel 2012a).

3.3 Die interpersonale und kollektive Dimension

Da Psychotherapie immer in einem interpersonalen Beziehungsraum stattfindet, ist dem Wirkfaktor der therapeutischen Beziehung ein eigenes Kapitel gewidmet (siehe Abschnitt 6.8, S. 164 ff.). Der Rahmen für Hypnose ist meist die therapeutische Dyade, für achtsamkeitsbasierte Therapien sind es oft auch Gruppen. Beide sind in einen größeren, kollektiven Kontext eingebettet, der sich in unseren kulturell geprägten Innenwelten, aber auch in den entsprechenden äußeren Strukturen niederschlägt.

Auf der integralen Landkarte mit ihren vier Quadranten (Wilber 2016) bilden sich im linken unteren Quadranten die *kollektiven Innen-*

welten ab, die unser Vorgehen in der Psychotherapie beeinflussen. Das sind unsere tief verwurzelten kollektiven Bilder rund um Heilung, das Welt- und Menschenbild unserer therapeutischen Schule, unsere Moralvorstellungen, gemeinsame Werte und unsere Sprache. Sie bestimmen, wie wir auf Hypnose und Achtsamkeit blicken, wie wir sie beschreiben und mit welchen Zielen wir sie anwenden. All das als Hintergrund jeder Therapie mitzudenken wäre sinnvoll.

In Wechselwirkung mit unseren kollektiven Innenwelten stehen die äußeren Strukturen, unser Gesundheitssystem, die Technologien und Rituale der Heilung, die damit verbundenen Machtverhältnisse und die all das mitbestimmende Politik. Zum umfassenden Verständnis der Entstehung und Heilung von Krankheiten werden die *strukturellen Rahmenbedingungen*, unter denen wir leben und arbeiten, immer wichtiger. Mit Blick auf diesen rechten unteren Quadranten der integralen Landkarte stellt sich die Frage nach den Rahmenbedingungen, unter denen Psychotherapie stattfindet, und inwiefern diese mit den Menschenbildern, Haltungen und Vorgehensweisen von Hypnose und achtsamkeitsbasierten Therapien kompatibel sind. Oft drängt sich auch die Frage auf, ob Einzelpsychotherapie, sei es mit Hypnose oder Achtsamkeit, nicht auf der falschen Ebene ansetzt, ob beide nicht im Sinne einer neoliberalen Ideologie des Individualismus etwa im Sinne einer unheilsamen Leistungssteigerung missbraucht werden (Forbes 2016). Die unheilsamen oder heilsamen Auswirkungen von Strukturen dürfen nicht aus dem Blickfeld verschwinden. Denn diese Strukturen prägen die Individuen und unsere Kultur ebenso, wie unsere Kultur und die darin lebenden Menschen diese Strukturen erschaffen.

Buddhistische Traditionen messen den Rahmenbedingungen auf dem Übungsweg eine große Bedeutung zu, z. B. der Unterstützung durch die *Sangha*, die Gemeinschaft all jener, die sich auf dem Weg befinden. Auch die Weitergabe der Traditionen erfolgte über lange Zeit in Klöstern in der Gruppe und in intensiven Lehrer-Schüler-Beziehungen. Es ist sicher kein Zufall, dass Jon Kabat-Zinn (2011b) ein Gruppenprogramm entworfen hat, bei dem implizit signalisiert wird, dass man mit seinem Leiden nicht allein ist. Bei all dem, was das Leben von einem fordert, aber auch bei den Anforderungen des Kurses gebe es andere Menschen, denen es ähnlich geht. In Befragungen dazu, was Menschen in den achtwöchigen MBSR-Programmen geholfen hat, wurde oft die Unterstützung durch die Gruppe genannt. Die Leiter verstehen sich in ihrer Rolle als »Achtsamkeitslehrer« und nicht als

Therapeuten, als leidende Wesen, die den gleichen universellen Gesetzen (Dharma) unterworfen sind wie die Gruppenteilnehmer, wodurch das Gemeinsame und das Verbindende betont wird.

Auch bei schamanischen Trance- und Heilungsritualen war oft die ganze Familie oder das Dorf eingebunden. Selbst beim Heilschlaf in den Tempeln von Epidauros waren die Kranken nicht allein, sondern mit Leidensgenossen zusammen. Bei Messmer versammelten sie sich rund um die Baquets und bei Puysegur unter einer Ulme (Ellenberger 2005, S. 115). Wenn Jerome Frank (1992) bei den Wirkfaktoren der Heilung davon schreibt, dass es gelte, der demoralisierenden Entfremdung entgegenzuwirken, so wird das in der Zweierbeziehung ebenso möglich wie in der Gruppe.

3.4 Die spirituell-religiöse Dimension

Kollektive Prägungen in Form von Religionen sind bei der Anwendung von Hypnose und Achtsamkeit insofern von Bedeutung, als sie bei der Zugehörigkeit zu bestimmten Glaubensgemeinschaften zu inneren und äußeren Konflikten führen können, etwa wenn die Hypnose als »Werkzeug des Teufels« eingeordnet oder die Achtsamkeit mit Buddhismus gleichgesetzt wird.

Gerade achtsamkeitsbasierte Therapien führen nicht selten in unerwartete Höhen und Tiefen spiritueller Erfahrungen. Oft entsteht das Bedürfnis nach einer meditativen Praxis, bei der das Loslassen verschiedenster Verhaftungen und eine weitere Befreiung angestrebt wird. Aus Sicht des Autors ist es aber nicht die Aufgabe von Psychotherapeuten, Menschen explizit in transpersonale Bereiche zu führen. Ein verantwortungsvolles Handeln legt nahe, dass Psychotherapeuten sich zum Wohle ihrer Klienten auf ihr Fachgebiet beschränken und gegebenenfalls mit spirituellen Lehrern zusammenarbeiten.

4 Waking-up – Trance und Achtsamkeit als heilsame Bewusstseinszustände

Hypnotische Trancen und Zustände von Achtsamkeit sind Teil eines Spektrums menschlicher Bewusstseinszustände, das sich vom traumlosen Tiefschlaf bis zur Erleuchtung erstreckt. Der spontane, alltägliche Wechsel zwischen verschiedenen Bewusstseinszuständen ist so selbstverständlich und automatisch, dass wir ihn meist gar nicht bemerken. Wir schlafen und wachen, träumen in der Nacht und manchmal auch im Alltag. Die alte Geschichte vom Schmetterlingstraum (Dschuang Dsi 2006, S. 65) verweist darauf, dass es uns nicht unbedingt klar sein muss, ob wir wachen oder träumen:

> »Einst träumte Dschuang Dschou, dass er ein Schmetterling sei, ein flatternder Schmetterling, der sich wohl und glücklich fühlte und nichts wusste von Dschuang Dschou. Plötzlich wachte er auf: Da war er wieder wirklich und wahrhaftig Dschuang Dschou. Nun weiß ich nicht, ob Dschuang Dschou geträumt hat, dass er ein Schmetterling sei, oder ob der Schmetterling geträumt hat, dass er Dschuang Dschou sei.«

Wir sind so an das Träumen und die Trancen des alltäglichen Lebens gewöhnt, dass wir gar nicht bemerken, dass wir nie wirklich voll erwachen, denn für die Aufgaben, die wir im Alltag zu erledigen haben, genügt diese Halbwachheit. Diese These vertritt der kalifornische Psychiater Arthur Deikman (1983) in seinem Buch *»The Observing Self. Mysticism and Psychotherapy«*. Mit *Observing Self* meint er jene beobachtende Instanz, die dazu in der Lage ist, zu erkennen, ob wir gerade träumen oder in Trance sind. Achtsamkeit bedeutet das Erwachen dieser Instanz. Sie eröffnet damit die Chance, unsere Trancen als solche zu erkennen und aus ihnen auszusteigen.

Die Hypnose geht den Weg in die gegenteilige Richtung, wenn sie Menschen zu therapeutischen Zwecken zum Träumen einlädt und heilsame Formen von Trance induziert. Auch wenn Hypnose nach dem griechischen Wort für Schlaf *(hypnos)* benannt wurde, kann man durchaus wach erscheinen und trotzdem in Trance sein. Viele Krankheiten lassen sich als *Problemtrancen* beschreiben und Symptome als Trancephänomene verstehen. So ist beispielsweise in depressiven

Zuständen die Aufmerksamkeit auf alles Schwere und Hoffnungslose eingeengt und es besteht eine Amnesie für die schönen Seiten des Lebens, jedoch eine Hypermnesie für Verluste, für die schwierigen Zeiten des Lebens, für Kränkungen und Fehler; das Zeiterleben ist verzerrt, die Uhr scheint mitten im Horror stillzustehen. Symptome, die Menschen in Therapie führen, sind der willkürlichen Kontrolle entzogen, sie überkommen sie, sei es die Depression, die Angst oder der Ess-Anfall. Das Handeln wird von tranceartigen Automatismen bestimmt, es ist der Autopilot, der am Steuerknüppel sitzt.

Aus dieser Perspektive hilft die Hypnose dabei, aus dem Land der Symptom-Trancen in das Land der Ressourcen-Trancen und aus dem Land der Problem-Trancen in das der Lösungs-Trancen zu reisen (O'Hanlon 2009). *Symptom-Trancen* werden dabei als sich wiederholende Zustände verstanden, in denen viele Möglichkeiten verschlossen sind und man sich beispielsweise selbst entwertet. Oft werden in Symptom-Trancen frühere Zustände aktiviert, die nicht upgedatet und daher auch nicht an aktuelle Kontexte angepasst wurden. Man ist voll mit einem Symptom identifiziert und hat viele Türen vergessen, die offen sind. Im Gegensatz dazu begegnet man sich selbst in *Ressourcen-Trancen* wertschätzend, ermächtigend und ermutigend. Sie eröffnen und erweitern Möglichkeitsräume. Man kann flexibel auf aktuelle Kontexte antworten und sich erinnern, dass man mehr ist als das Symptom.

Durch eine vorübergehende Aufhebung der Einschränkungen durch die *Generalisierte Realitätsorientierung* (Shor 1962) erschließen sich in therapeutischen Trancen neue Möglichkeitsräume. Im Alltagsbewusstsein sind wir durch die Modelle der Welt und von uns selbst eingeengt, mit denen wir unsere Wahrnehmung vergleichen, indem wir uns ständig fragen: Was ist das? Ist das möglich? Kann ich das? Will ich das? Bin ich das? Was habe ich davon? Was soll ich als Nächstes tun? Soll ich mich ihm zuwenden oder es vermeiden? Der Begriff der *Konsensus-Realitätsorientierung* (Tart 2016) erinnert daran, dass die Brillen, mit denen wir die Welt betrachten, auch kulturell gefärbt sind, dass wir oft mehr sozial konstruieren als wahrnehmen. Sie äußert sich im Spruch, dass nicht sein kann, was nicht sein darf, und in Fragen wie: Was entspricht dem Konsens? Was ist normal? Was wird erwartet? Was soll ich tun? Was wir als Wahrnehmung verkennen, ist oft Interpretation und automatisches Denken.

In der Hypnose ist der Klient so von einem Ausschnitt seiner Innenwelt absorbiert, dass die generalisierte Realitätsorientierung in den Hintergrund tritt oder ganz verschwindet. Man ist befreit von den Einschränkungen des gewohnten eigenen Bezugsrahmens, neue Assoziationen und Funktionsmuster können sich entfalten und ausprobiert werden.

Wir sind uns in der hypnotischen Trance vielfach aber *nicht* darüber im Klaren, dass wir uns gerade in Trance befinden. Zoltan Dienes und seine Arbeitsgruppe (Dienes et al. 2016) sprechen in diesem Zusammenhang von einem *systematischen Selbstbetrug*, der zum *Role-Taking* bei der Hypnose dazugehöre. In der Showhypnose wird es deutlich: Es gehört zum »Spiel«, die Aufmerksamkeit ganz auf den Hypnotiseur einzuschränken und den Kontext – etwa die Disco – vollkommen auszublenden. Wenn der Hypnotiseur suggeriert, man sei in der Hitze einer Wüste, reißt man sich die Kleider vom Leib. Wenn er suggeriert, man sei auf einem Hühnerhof, läuft man gackernd und mit den Armen flügelschlagend herum. In der Therapie kann dieser »Selbstbetrug« auch befreiend und heilsam wirken, indem er Ungeahntes möglich macht.

Die *Tiefe von Trancezuständen* ist unter anderem dadurch charakterisiert, inwieweit diese Realitätsorientierung verloren geht. Ronald Shor (1972) hat drei Hauptdimensionen beschrieben, auf denen sich die Trancetiefe retrospektiv bestimmen lässt. Die erste Dimension ist eben das Schwinden der Realitätsorientierung, die zweite das Ausmaß an nicht bewusst geplanter Involviertheit im Sinne der hypnotischen Rollenübernahme und die dritte die Intensität der »archaischen« Färbung der Beziehung zum Hypnotiseur. Als unspezifische Dimensionen kommen noch die Schläfrigkeit, die Entspannung, die Lebhaftigkeit der Imaginationen, die Absorption und der Zugang zu ansonsten unbewusstem Material dazu.

In den östlichen Traditionen gibt es auf Erfahrungswissen gegründete Modelle über die Tiefe von Bewusstseinszuständen, zu denen Menschen entweder spontan, etwa in mystischen Erfahrungen, oder auf einem Übungsweg fähig sind. So werden auf dem Shamatha-Weg der Konzentration *acht Vertiefungen (Jhanas)* beschrieben.

Exkurs: Die acht Vertiefungen auf dem Shamatha-Weg

Auf der Vorstufe der Zugangskonzentration treten jene Gedanken in den Hintergrund, welche die Konzentration behindern. Andere Gedanken bleiben, der Körper wird wahrgenommen. Auf der ersten Stufe stellt sich unabhängig von äußeren Einflüssen ein angenehmes Körpergefühl ein, auf der zweiten ein Gefühl von Freude, ein »inneres« Gefühl von Süße. Auf den beiden Stufen besteht eine gewisse Erregtheit, die auf der dritten Stufe einem Gefühl von Zufriedenheit und einer wunschlosen tiefen Stille weicht. Dabei bemerkt der Beobachter genau, was abläuft. Die ersten Stufen lassen sich mit einem Wanderer in der Wüste vergleichen, der nahe am Verdursten ist. Wenn er in der Ferne eine Oase sieht, ist er freudig erregt. Nachdem er getrunken hat, besteht keine Gefahr mehr, zu verdursten. Zufriedenheit stellt sich ein: die dritte Stufe der Vertiefung. Danach legt er sich unter eine Palme in den Schatten und ruht sich aus: die vierte Vertiefung. Es ist eine tiefe innere Stille, die sich nicht aus der Befriedigung eines Bedürfnisses ergibt, sie ist ohne Ursache und wird oft als Gleichmut bezeichnet. Auf der fünften Stufe hat sich das Körpergefühl verändert, der Körper hat seine Beschränkungen verloren, er ist durchlässig und leicht. Man erlebt die Unendlichkeit des Raumes. Die sechste Vertiefung wird als objektloses, »unendliches Bewusstsein« erlebt, es existiert nichts anderes außer »Bewusstsein«. Die siebte Vertiefung wird als »die Basis des Nichts«, als Leere *(no-thingness)* bezeichnet. Die achte Vertiefung wird »weder Wahrnehmung noch Nichtwahrnehmung« genannt und bringt eine Ahnung davon mit sich, was Ayya Khema den »Stillpunkt« nennt (Lang-Lungean 1992–96; Tart 2016).

Bei der Beschreibung fortgeschrittener Stufen östlicher und westlicher Übungswege trifft man auf eine grundsätzliche Schwierigkeit: Die Bedeutung vieler Begriffe lässt sich nur auf dem Hintergrund von Erfahrungen verstehen, die ein Mensch selbst gemacht hat. Vieles wird erst nachvollziehbar, wenn man diese Zustände selbst erlebt hat. Charles Tart (1998) spricht in diesem Zusammenhang von einem *zustandsspezifischen Wissen* und plädiert für zustandsspezifische Wissenschaften, die auf die einzelnen Bewusstseinszustände abgestimmt sind. Dies ist auch der Grund, warum Meister auf viele Fragen sinngemäß geantwortet haben: »Komm und sieh selbst!«

In der Therapie stellt sich den Therapeuten die Aufgabe, auf den jeweiligen Bewusstseinszustand ihrer Klienten zu achten, sei es die Aktivierung von Persönlichkeitsanteilen im weiten Spektrum zwischen »inneren Kindern« und »inneren Weisen«, sei es der Autopilotenmodus, die Tiefe einer Trance oder ein Zustand von Achtsamkeit. Im »Bewusstseinsmanagement« laden sie verschiedene Zustände ein, um sie therapeutisch zu nutzen.

Im Leben und in der Psychotherapie bewegen wir uns zwischen den Tiefen und den Höhen des Menschseins auf und ab. Für Heilungsprozesse sind Bewegungen in beide Richtungen notwendig. Bei aller Liebe zur Archäologie und zur Tiefe betonte Freud (1992) gegen Ende seines Lebens, er habe sich *»immer nur im Parterre und Souterrain des Gebäudes aufgehalten«* (S. 236 f.). Vielleicht hätte er heute die Achtsamkeit genutzt, um sich in die höheren Stockwerke des Seelischen zu begeben. Zur damaligen Zeit begegnete er den östlichen Wegen mit großer Skepsis, deutete sie als regressiv und schürte dadurch Vorurteile, die heute noch nachwirken.

Wenn man in spirituellen Kontexten von »Erwachen« spricht, so meint man damit das Erlangen von Einsichten und die Befreiung aus vielen Begrenzungen. Diese Zustände können *spontan* auftreten, sind dann aber meist nur von kurzer Dauer. Dem anfangs zitierten Arthur Deikman wurde als junger Mann so eine Erfahrung des Erwachens zuteil, als er an einem Seeufer saß. Dabei wurde ihm der Unterschied zur Halbwachheit des Alltagsbewusstseins klar und er machte sich auf die Suche nach systematischen Wegen zum Erwachen (Deikman 2000). Für ihn waren Zustände, wie sie auch von Mystikern beschrieben wurden, von einem Modus des Seins geprägt, den er als *rezeptiven* Modus jenem gegenüberstellt, in dem wir im Alltag in der Regel funktionieren: dem Aktionsmodus.

In dem im Alltagsbewusstsein vorherrschenden »Aktions- oder Tun-Modus« richten wir unsere Aufmerksamkeit mehr darauf, wie wir meinen, dass etwas sein *sollte,* als dass wir uns dafür interessieren, wie etwas wirklich ist. Beim Nachdenken vernebelt sich die Wahrnehmung der Gegenwart durch die Verknüpfung mit Zukunft und Vergangenheit. Im Tun-Modus setzen wir Ziele, wir planen, probieren im Simulationsmodus Möglichkeiten durch, vergleichen, analysieren und bewerten. Wir erzählen Geschichten darüber, wie es war, wie es gewesen sein und wie es werden könnte.

Die Achtsamkeitspraxis kultiviert im Gegensatz dazu den rezeptiven Modus, der auch als Wahrnehmungsmodus oder »Sein-Modus« bezeichnet wird. Der Geist muss nirgendwohin, er ist nicht darauf ausgerichtet, irgendwelche Ziele zu erreichen. In diesem Modus wird akzeptiert und zugelassen, was ist, ohne es verändern zu wollen. Da sich die Frage gar nicht stellt, ob man sich einem Ziel annähert oder sich davon entfernt, erübrigen sich Bewertungen. Man widmet sich ausschließlich dem Wahrnehmen und der Verarbeitung der Erfahrung von Moment zu Moment. Man ist sich vollkommen gegenwärtig dessen bewusst, was gerade vorgeht. Der Sein-Modus ist durch die direkte, unmittelbare und intime Erfahrung der Gegenwart gekennzeichnet. Als Wahrnehmungsmodus ist er der erfahrungsbezogene, sensorische Modus des Gewahrseins, in dem es schlicht und einfach ums Wahrnehmen geht: um Sehen, Hören, Tasten, Riechen, Schmecken, um Körperempfindungen, Gefühle und Stimmungen (vgl. Abb. 1).

Modus des Tuns	Modus des Seins
Über Dinge nachdenken (konzeptuell)	Direkte Erfahrung (nicht konzeptuell)
Verändern wollen oder vermeiden	Annähern, hinschauen, wie es ist
Evaluierend, bewertend	Nicht bewertend
Zielorientiert	Nicht tun, nirgendwohin wollen
Haben wollen	Innerer Friede
Zukunfts- oder vergangenheitszentriert	Gegenwartszentriert
Fokussierende Sicht	Panoramische Sicht
Viele innere Dialoge	Wenig verbale Aktivitäten
Gedanken werden als Realität angesehen	Gedanken werden als mentale Aktivität angesehen
Gedankenwandern, gedankenverloren	Achtsame Präsenz, mit der Gegenwart in Kontakt
Klare, sichere Überzeugungen	Nichtwissen, Offenheit, Neugier
Persönliche, ich-orientierte Erste-Person-Perspektive	Unpersönliche Dritte-Person-Perspektive

Abb. 1: Gegenüberstellung zweier Funktionsmodi: Modus des Tuns (doing mode) *und des Seins* (being mode) *nach Williams (2008)*

Die Achtsamkeitspraxis fördert die Bewusstheit über den jeweils vorherrschenden Funktionsmodus und die Flexibilität, zwischen beiden wählen zu können. Ziel ist eine Balance im Sinne eines ABCDE der Achtsamkeit (Siegel 2007): ***A B****alance of* ***C****oncept and* ***D****irect* ***E****xperience,* eine Balance zwischen konzeptuellem Denken und direkter Erfahrung.

5 Growing-up – Entwicklungsförderung durch Hypnose und Achtsamkeit

Zu einem umfassenden Bild von einem Menschen gehört neben seinem aktuellen Bewusstseinszustand auch sein Entwicklungsstand. So berücksichtigt die integrale Landkarte auch die *Entwicklungsdimension* und beschreibt unterschiedliche Stufen *(Stages)*. Das Stufenmodell der *Spiral Dynamics* (Beck u. Cowan 2007) – das von Wilber (2016) bevorzugte Modell – bildet die Evolution des Menschen und dessen individuelle Entwicklung ab. Es ist auch in der Psychotherapie ein wertvolles Werkzeug zur Entwicklungsdiagnostik. Im Sinne des Pacing ermöglicht es, die Menschen dort abzuholen, wo sie stehen, bei ihren Werten und bei der inneren Logik, der sie folgen. Beim Leading bzw. bei der Entwicklungsförderung lässt das Modell erahnen, wohin die nächsten Entwicklungsschritte führen.

Exkurs: Entwicklungsmodell der Spiral Dynamics

Auf der frühesten Stufe ging es bei den ersten Menschen um das *Überleben* in der Weite der Steppe. Wenn wir am Verhungern sind oder im Rahmen von Suchterkrankungen, wird diese Entwicklungsstufe wieder aktiviert. Wir sind dann als Ganzes nur gieriger Mund, wir sind mit dem Verlangen nach dem Suchtmittel identisch und mit diesem identifiziert. Die Droge oder etwas Essbares muss her, um jeden Preis.

Auf die Stufe, bei der es primär um das Überleben des Einzelnen ging, folgte die der *magischen Stammeskulturen*. Die Menschen entdeckten die Vorteile größerer Clans und Horden. In dieser Weltsicht zählt nur das Wohl der gesamten Gruppe, das Individuum hat kaum Bedeutung. Alles, was die Menschen nicht verstehen konnten, erklärten sie mit Geistern und Göttern. Um diese zu besänftigen und ihre Ohnmacht zu bewältigen, beteten sie und brachten Opfer.

Auf der nächsten Stufe entwickelte sich aus der Stammeskultur heraus das Bedürfnis Einzelner, sich über die anderen zu erheben, mehr zu besitzen und mehr *Macht* zu haben, um das Leben besser kontrollieren und beherrschen zu können. Jahrtausendelang war die Macht in der Hand weniger Stammesherren, Pharaonen, Kaiser und Könige, die sich oft auf Götter beriefen, von denen sie eingesetzt worden seien.

In der französischen Revolution schlug das Pendel um, die Macht wurde verteilt, Beamtenwesen und Bürokratie entstanden. Es entwickelte sich ein Wertesystem und eine Handlungslogik der *Ordnung*.

In der Folge wurde das Denken, an bewährten Prinzipien festzuhalten, vielen Menschen zu einseitig und starr. Auch die industrielle und technologische Entwicklung förderte ein Wertesystem, das sich an *Leistung* orientiert. Das Wirtschaftswunder der 1950er-Jahre ist ein Beispiel für eine Leistungskultur, die durch individuelles Gewinnstreben geprägt ist.

Dann entdeckten die Menschen, dass Arbeit nicht alles im Leben ist. Die 1968er-Bewegung oder die Hippies sind Beispiele für diese Kultur, in der eine Handlungslogik der *Gemeinschaft* entstand. Sie ist gekennzeichnet durch eine Orientierung an der Gemeinschaft, durch Toleranz, die Beteiligung aller Gruppenmitglieder an Entscheidungsprozessen und durch postmoderne Perspektivenvielfalt.

Auf der Stufe der *Integration* wird eine akzeptierende und wertschätzende Koexistenz aller Wertekulturen angestrebt. Wichtige Werte sind eine systemische, multiperspektivische Sicht, eine flexible und situativ angemessene Nutzung des gesamten menschlichen Potenzials und Nachhaltigkeit. Entscheidungen orientieren sich am Wohl des Ganzen. Die weiterführende Handlungslogik der *Spiritualität* führt darüber hinaus (nach Beck u. Cowan 2007).

»Ich lebe mein Leben in wachsenden Ringen« – schrieb Rainer Maria Rilke 1899 in seinem *»Buch vom mönchischen Leben«* (Rilke 1972). Mit den *»wachsenden Ringen, die sich über die Dinge ziehen,«* zeichnet er ein Bild dafür, wie sich Entwicklung vollzieht: Die wachsenden Ringe schließen die alten mit ein und werden zugleich immer umfassender. Als *Include and Transcend* (Einschließen und Transzendieren) beschreibt Wilber (1996a, S. 78) dieses zentrale Prinzip jeder Entwicklung. Im Modell der Spiral Dynamics werden bei Entwicklungsschritten die jeweils tieferliegenden Stufen integriert und zum Werkzeug für die umfassenderen. Wenn das Überleben gesichert ist, kann man sich dem Zuwachs an Besitz und Macht zuwenden. Wenn die Ohnmacht überwunden ist, entsteht Leistungsbereitschaft. Wenn man genug besitzt und der eigene Wert sicher scheint, kann man sich dem Wohl anderer zuwenden.

Personen mit dem Schwerpunkt ihrer Werte in den Handlungslogiken von Macht, Ordnung und Leistung neigen zu Uneinsichtigkeit und Intoleranz gegenüber Menschen, die einer anderen Handlungslogik folgen als sie selbst. Sie sind so mit ihrer Sichtweise identifiziert, dass nur diese gilt. Sie ist so selbstverständlich, dass sie gar nicht auf die Idee kommen, sie zu hinterfragen. Das Einnehmen einer Beobachterposition gegenüber der Stufe, auf der man sich befindet, scheint zunächst unmöglich.

Und genau darin besteht das Potenzial der Achtsamkeit. Ihr Beitrag zur Reifung besteht in der Übung, das Subjekt zum Objekt zu machen und damit die Vielfalt der Perspektiven zu erweitern. Achtsamkeit ermöglicht, sich der eigenen vorherrschenden Handlungslogiken und der damit verbundenen Werte und der Position bewusst zu werden, aus der man auf die Welt schaut. Dazu muss man sich als denkendes und handelndes Subjekt selbst zum Gegenstand der Beobachtung machen. Achtsamkeit würde bedeuten, mit seinen Glaubenssätzen, Prioritäten, Werten, Sehnsüchten und Bedürfnissen in Kontakt zu kommen und sich selbst bei deren Umsetzung zuzuschauen. Analog wäre der Perspektivenwechsel von einer Stufe, von der aus man die Welt durch eine bestimmte Brille betrachtet, auf die nächste Stufe, auf der man diese Brille betrachtet.

Das Streben von Systemen in Richtung höherer Komplexität scheint die Evolution und die Entwicklung jedes Individuums voranzutreiben. Manchmal wird die Entwicklung allerdings dadurch blockiert, dass jene Elemente fehlen, deren Integration für den nächsten Schritt nötig wären. Achtsamkeit könnte dazu beitragen, diese Elemente zu identifizieren. Meist sind es fehlende Beziehungserfahrungen.

Hypnose kann diese Elemente in Zuständen von Altersregression als maßgeschneiderte korrigierende Erfahrungen anbieten. Hypnose macht Zustände erlebbar, in denen die Bedürfnisse der inneren Ringe erfahrbar erfüllt sind, und mittels Seeding weckt sie die Neugier auf jene Erfahrungen, die im nächsten Ring warten. Im Modus der Ich-Stärkung und Strukturbildung geht es genau darum (siehe Abschnitt 2.1.2, S. 30 f.).

Die folgende Intervention erfolgte im Rahmen der Behandlung einer jungen Frau mit einer klassischen Borderline-Symptomatik. Sie litt unter Körperwahrnehmungsstörungen im Sinne der Dissoziation, unter Störungen im Körperbild und Identitätsdiffusion und unter Defiziten in der Impulskontrolle und der Emotionsregulation, u. a. auch durch mangelndes Erleben von Selbst- und Objektkonstanz. Um die Klientin dazu anzuregen, »wachsende Ringe über die Dinge zu ziehen«, werden hypnotische Suggestionen mit Einladungen zum achtsamen Wahrnehmen kombiniert (Baker 2000; Übers.: M. E. H.).

> Lenken Sie – so entspannt und ruhig, wie es gut möglich ist – Ihre Aufmerksamkeit auf die Empfindungen in Ihren Füßen. Spüren Sie nach, ob sie sich warm anfühlen ... oder schwer ... oder kribbelnd ... oder wie genau. Vergleichen Sie die Empfindungen im rechten Fuß mit jenen im linken ... Gut ... Jetzt stellen Sie sich vor Ihrem inneren Auge ein Bild Ihrer Füße vor. Jeder Fuß fest verbunden mit dem Rest von Ihnen. Ist es Ihnen möglich, sie vor Ihrem inneren Auge zu sehen? [*Die Klientin nickt.*] Gut. Jetzt lade ich Sie ein, Ihre Aufmerksamkeit pendeln zu lassen, hin und her zwischen den Empfindungen in Ihren Füßen und Ihrem inneren Bild, während Sie gleichzeitig darauf achten, wie Sie meine Stimme auf gleiche Weise hören und meine Gegenwart auf gleiche Weise spüren, unabhängig davon, worauf Sie Ihre Aufmerksamkeit richten. Einige Aspekte Ihrer Erfahrung verändern sich, während andere gleich bleiben. Das kann sich tröstlich anfühlen, beruhigend und sicher. Spüren Sie nach, ... Schwere. Sehen Sie das innere Bild Ihrer Füße, ... Wärme. Stellen Sie sich den rechten und den linken Fuß bildlich vor. Die Empfindungen und das innere Bild können gleichzeitig wahrgenommen werden, so wie Sie und ich weiterhin gemeinsam in diesem Raum sind.

Der innerste Ring umfasst die Empfindungen in den Füßen, der nächste den dazugehörigen Teil des Körperbildes, ein weiterer die Prinzipien von Wechsel und Konstanz. Der letzte schließt den Beziehungskontext, die therapeutische Beziehung mit der Wahrnehmung der empathischen Präsenz des Therapeuten mit ein. Integration gelingt, wenn schließlich alle Ringe flexibel ins Bewusstsein gerufen, miteinander verbunden und dort gehalten werden können. Ich-Konstanz und Objektkonstanz werden gefördert. Die Wahrnehmung der Füße wird zum Anker, der auch in Angst auslösenden Situationen den Zugang zu Gefühlen von Konstanz und Integrität ermöglicht. Insgesamt wird über das Benennen der Prozesse der Aufmerksamkeitslenkung die Metaebene und damit der innere Beobachter angesprochen und gestärkt.

Mit dem Entwicklungsprinzip des *Include and Transcend* ist jenes von *Differenzieren und Integrieren* eng verwandt. Differenzieren bedeutet, in Ganzheiten die Teile wahrzunehmen und zu unterscheiden, aus denen sie zusammengesetzt sind. Integrieren bedeutet, Teile zu

Ganzheiten zusammenzufassen. Transzendieren wäre der Schritt, der über eine Ganzheit hinausführt, indem man diese als Teil eines noch größeren Ganzen erkennt. Differenzieren und Integrieren ist ein Grundprinzip jeder Entwicklungsförderung, auch in der Psychotherapie. Auf welchen Ebenen und auf welche Weise Hypnose und Achtsamkeit zu diesen Prozessen beitragen, beschreibt das nächste Kapitel.

6 Wirkprinzipien von Hypnose und Achtsamkeit

Nachdem die Psychotherapieforschung nachweisen konnte, *dass* Psychotherapie wirkt, stellte sich die Frage, *wie* sie wirkt. Klaus Grawe und seine Berner Arbeitsgruppe (Grawe, Donati u. Bernauer 1994) haben mit der Beschreibung von vier methodenübergreifenden »allgemeinen« Wirkfaktoren erste Antworten auf diese Frage gegeben. Sie fanden die Faktoren Klärung, Ressourcenaktivierung, Problemaktualisierung und Unterstützung bei der Bewältigung. Auf der Ebene ihrer Wirkprinzipien werden die Unterschiede zwischen den verschiedenen Verfahren ebenso deutlich wie die Gemeinsamkeiten. Das gilt auch für Hypnose und Achtsamkeit.

Das folgende Kapitel nimmt in diesem Buch eine zentrale Stellung ein. Mit den Wirkprinzipien von Hypnose und Achtsamkeit präsentiert es gleichsam die Schlüssel, die wir in den beiden Methoden zur Verfügung haben. Einführend werden zur grundsätzlichen Orientierung Felder beschrieben, in denen Hypnose und Achtsamkeit durch Differenzierung und Integration entwicklungsfördernd wirken. Anschließend werden sieben miteinander verflochtene Wirkprinzipien beleuchtet, wie sie sich in beiden Vorgehensweisen entfalten: (1.) Aufmerksamkeitssteuerung, (2.) Orientierung in die Vergangenheit, die Zukunft und die Gegenwart, (3.) Assoziation, Dissoziation und Disidentifikation, (4.) Akzeptanz, Gleichmut und Selbstmitgefühl, (5.) Problemaktualisierung und korrigierende Erfahrungen, (6.) Ressourcenorientierung und (7.) die therapeutische Beziehung. Dabei werden Theorie und Praxis verknüpft. Viele Abschnitte und Übungen sind so formuliert, wie man sie auch für sich selbst nutzen und Klienten vermitteln kann.

6.1 Differenzierung und Integration als übergeordnete Prinzipien von Entwicklung

Ein wesentliches Prinzip jeder Entwicklung liegt in Prozessen von Differenzierung und Integration. Das beginnt, wenn Eizelle und Samenzelle verschmelzen und zu einer neuen Ganzheit werden. Diese neue Ganzheit teilt sich, bis drei Keimblätter entstehen, aus denen sich einzelne Organe differenzieren. Schließlich erblickt ein Säugling das Licht der Welt. Dieser Säugling ist alleine nicht überlebensfähig, er ist Teil einer Dyade, die wiederum Teil einer Familie ist. In die andere Richtung sind die einzelnen Organe als Teile eines Menschen aus Zellen zusammengesetzt und diese wiederum aus Zellbestandteilen. Die Reihe lässt sich über die Moleküle und Atome bis hin zu den subatomaren Partikeln fortsetzen. *Holon*, ein im integralen Weltbild benutzter Begriff, drückt aus, dass etwas zugleich Teil und Ganzes ist. Ein Holon ist eine Ganzheit, die aus Teilen besteht, die aber selbst auch wieder Teil einer größeren Ganzheit ist.

Entwicklungsstörungen und Krankheiten können als fehlgelaufene Prozesse von Differenzierung und Integration verstanden werden. Wenn sich in der Embryogenese einzelne Körperteile oder Organe nicht differenzieren, entstehen Fehlbildungen. Die Integration ist gestört, wenn beispielsweise einzelne Krebszellen »vergessen«, dass sie Teil der größeren Ganzheit eines Menschen sind, den sie das Leben kosten können, wenn sie sich ungehindert teilen.

In der Entwicklung psychischer Gesundheit und Reife lässt sich eine Vielzahl von Prozessen der Differenzierung und Integration beschreiben. Auch hier entstehen Krankheiten durch Störung dieser Prozesse. So ordnet etwa Gerd Rudolf (2006) in seiner strukturbezogenen Psychotherapie die Subfunktionen unserer Psyche in drei Gruppen ein, in differenzierende, integrierende und regulierende Aufgaben. Die *differenzierenden Leistungen* bestehen in der Differenzierung zwischen Selbst und Objekten, in der Differenzierung verschiedener Affekte, in der Reflexionsfähigkeit als differenzierende Sicht auf das eigene Innenleben und im Eingehen und Lösen von Bindungen. Die *integrierenden Funktionen* bestehen in einer ganzheitlichen Objektwahrnehmung und in der Entwicklung eines stabilen Selbstbildes und einer kohärenten Identität. So kann man Psychotherapie insgesamt als Unterstützung von Prozessen der Differenzierung und Integration betrachten, zu denen sowohl die Hypnose als auch Achtsamkeit auf unterschiedliche Weise beitragen.

Daniel Siegel (2012a) unterscheidet im Hinblick auf die integrierende Funktion der Achtsamkeit *neun Bereiche der Integration*, die auch für die Hypnose relevant sind:

1. *Bewusstseinsintegration:* Indem uns etwas bewusst wird, können wir es integrieren. Das betrifft vor allem die Innenwelt. Einsichtsorientierte Therapieverfahren zielen darauf ab, verdrängte Inhalte aus dem

dynamischen Unbewussten bewusst zu machen und zu integrieren, in Traumatherapien sind es traumatische Erfahrungen. In beiden Bereichen können Hypnose und Achtsamkeit Bewusstheit fördern und integrierend wirken. Die Hypnose stellt darüber hinaus Möglichkeiten zur Verfügung, neue Wirklichkeiten zu konstruieren, zu erleben, zu bewohnen und zu einem neuen Ganzen zu integrieren. Die Achtsamkeitsschulung führt zu einer immer klareren und umfassenderen Sicht auf sich selbst und die Welt. Aus der Metaperspektive wird in der Achtsamkeitspraxis Bewusstheit darüber erworben, worauf sich die Aufmerksamkeit von Moment zu Moment richtet. Ein zentraler Beitrag der Achtsamkeit besteht darüber hinaus darin, Bewusstheit über das Bewusstsein selbst zu erlangen, es wird als Kontext erfahren, in dem Bewusstseinsinhalte auftauchen und wieder verschwinden.

2. Die *vertikale Integration* verbindet Gehirn, Geist und Körper zu einer Ganzheit. Das Wissen um die Bedeutung des Körpers für ein gesundes und glückliches Leben setzt sich in der Psychotherapie immer mehr durch. So besteht ein wesentliches Ziel darin, Körper und Geist zu integrieren, *Body* und *Mind* zu *Bodymind* werden zu lassen. Vertikale Integration wird durch einen gezielten Wechsel zwischen *Bottom-up-* und *Top-down-*Aktivierungen gefördert. Dazu lädt man die Klienten ein, abwechselnd die Auswirkungen bestimmter Vorstellungen auf den Körper *und* die zu einem Körpergefühl auftauchenden Gedanken und Bilder zu beobachten. Indem die Hypnose ihren Schwerpunkt mehr im Top-down-Vorgehen hat und Achtsamkeit im Bottom-up-Vorgehen ergänzen sie einander sehr gut.

3. Als *horizontale Integration* kann man die ausgewogene und verbundene Nutzung beider Gehirnhälften beschreiben. Sie verknüpft die Welt der Bilder, des ganzheitlichen Denkens und der nonverbalen Kommunikation mit analytischem und logischem Denken und der Sprache. In diesem Bereich kann die Hypnose durch die Nutzung der gesteigerten Imaginationsfähigkeit viel beitragen. Neue Bilder- und Gedankenwelten und flexiblere und umfassendere Konzepte können sich entwickeln, die wiederum die Wahrnehmung der Welt verändern.

4. Mit der *Integration von Zuständen* meint Siegel das Erkennen und Differenzieren all jener Zustände und Trancen, die sich in der Regel mehr oder weniger automatisch einstellen. Die Achtsamkeit hilft dabei, aus einer Metaebene zu beobachten, welcher *State* in einem bestimmten Moment aktiviert ist. Eine kontinuierliche Achtsamkeitspraxis führt zur Entwicklung des verlässlich abrufbaren Zustandes der

Achtsamkeit, der im Alltag zum Ausgangspunkt dafür wird, flexibel und relativ mühelos bestimmte, jeweils passende andere *States* einzuladen. Die Hypnose hilft dabei, schon »verdrahtete« und somit automatisierte *States* als Ressourcen zu nutzen und neue Zustände bzw. Persönlichkeitsanteile zu entwickeln. Ziel von Hypnose und Achtsamkeit ist die Förderung einer flexiblen Kommunikation und Kooperation zwischen allen Anteilen und schlussendlich die Integration aller Persönlichkeitsanteile zu einem funktionalen Ganzen.

5. *Integration der Erinnerung und des daraus gewonnenen impliziten Wissens.* In diesem Bereich werden implizite Modelle der Welt und deren Zusammenhang mit prägenden biografischen Szenen bewusst. Dies bildet die Basis dafür, sich von automatischen Mustern und Einschränkungen zu befreien. In der Hypnose wird in diesem Sinne beispielsweise die »Affektbrücke« (Watkins 1971) genutzt, eine Methode, die in ähnlicher Weise auch im achtsamkeitszentrierten Vorgehen angewendet wird.

6. Die *narrative Integration* beschreibt die Fähigkeit, unserem Leben Sinn zu geben, indem wir Geschichten erfinden und unsere Biografie – unter Umständen erst mithilfe einer Therapie – in eine zusammenhängende und stimmige Erzählung fassen.

7. *Zeitliche Integration* bedeutet, trotz allen Wandels in unserem Leben, trotz aller Ungewissheit und angesichts unserer Sterblichkeit mit Leichtigkeit zu leben und tröstliche Bindungen einzugehen. Der Einsicht in die Veränderlichkeit und der Akzeptanz der Vergänglichkeit wird in buddhistischen Traditionen eine große Bedeutung zugemessen.

8. Mit *zwischenmenschlicher Integration* ist die Aufgabe gemeint, sich als Teil von Beziehungen zu erleben. Mit anderen Menschen bilden wir größere Systeme, in denen vieles möglich wird, was ein einzelner Mensch nicht vermag. In den Eltern-Kind-Beziehungen erspüren wir mittels Resonanzerfahrungen erstmals die Innenwelt anderer, während auch diese uns in ihre Innenwelt einweben. Auch in der Psychotherapie führen oft die in der therapeutischen Beziehung erstmals erlebten, korrigierenden Erfahrungen zur Veränderung. Für viele Klienten ist es allein schon eine heilsame Erfahrung, wenn sie von ihrem Therapeuten auf eine wohlwollende, interessierte und einfühlsame Weise wahrgenommen werden. Für andere sind es Resonanzerfahrungen oder das Erleben einer neuen Form des Zusammenseins mit einem anderen Menschen, wenn sich der Therapeut auf eine

»Parallel-Trance« einlässt. In der Hypnose liegt ein Schwerpunkt auf dem Rapport, in der Achtsamkeit auf der Präsenz des Therapeuten.

9. Mit fortschreitender Integration in diesen acht Bereichen eröffnet sich oft der Blick in eine weitere Dimension, in der sich Menschen als Teil eines größeren Ganzen und mit diesem Ganzen verbunden und in Resonanz fühlen. Ihr Leben bekommt noch einmal auf eine andere Weise Bedeutung und Sinn. Auch neue Entwicklungen hypnotherapeutischer Arbeit im Sinne einer »Generativen Trance« (Gilligan 2014) weisen in eine ähnliche Richtung.

6.2 Wirkprinzip Aufmerksamkeitssteuerung

6.2.1 Die Macht der Aufmerksamkeitsfokussierung

Psychotherapeuten wissen um die große Bedeutung der lenkenden Kraft der Aufmerksamkeitssteuerung (Yapko 2011). Denn der Ausschnitt der Welt, in der wir leben, wird davon bestimmt, worauf wir unsere Aufmerksamkeit richten und was wir wahrnehmen. Wenn wir unsere Aufmerksamkeit mit einem Scheinwerfer vergleichen, kann er nur Teile der Bühne unseres Lebens beleuchten und muss andere im Dunkeln lassen.

So wird in allen Formen der Psychotherapie das Wirkprinzip der Aufmerksamkeitslenkung für Veränderungsprozesse genutzt, auch in Anleitungen zu Trance und Achtsamkeit. Um eine Trance zu induzieren, kann man dazu einladen, einen Punkt zu fixieren. Man kann auffordern, den Rhythmus der Atmung wahrzunehmen und sich bei jedem Ausatmen tiefer in den Sessel einsinken zu lassen oder zu spüren, wie der Stuhl das Gewicht des Körpers trägt, und dabei zu beginnen, wohlige Wärme zu spüren.

Wenn auch in Übungen zur Achtsamkeit dazu angeleitet wird, den Atem zu beobachten, die Haltung des Körpers oder den Kontakt zur Unterlage wahrzunehmen, und sich die Objekte der Aufmerksamkeit gleichen, so sind doch die *Ziele* unterschiedlich, denen diese Fokussierung dient. In der Hypnose dient die Lenkung der Aufmerksamkeit auf das, was ist, als Ausgangspunkt und Mittel dazu, etwas zu induzieren, was noch *nicht* ist. Aussagen über sinnliche Empfindungen kann der Klient unmittelbar nachprüfen und sich von ihrer Richtigkeit überzeugen. Wenn im *Pacing* nach zwei bis drei abholenden Aussagen über offensichtliche Tatsachen als *Leading* eine Suggestion folgt, wird diese aus der dadurch induzierten Ja-Haltung zumeist akzeptiert. In der Hypnose wird der Aufmerksamkeitsfokus im Laufe der Tranceinduktion von willkürlichen auf unwillkürliche Prozesse gelenkt. So wird nach der Aufforderung, einen Punkt zu fixieren und die Augen offen zu halten, darauf hingewiesen, wie das Sehen verschwimmt und die Augenlider schwer werden, bis sie sich von selbst schließen. Nicht zuletzt dient das Ansprechen von Sinneseindrücken dem rapportfördernden Pacing, indem sich der Klient vom Therapeuten bei seinen Wahrnehmungen abgeholt fühlt. Die Fokussierung der Aufmerksamkeit auf neutrale oder angenehme Reize dient aber auch zur Umfokussierung etwa von belastenden Gedanken hin zu Ruhe und zur Öffnung gegenüber Suggestionen.

Im Rahmen der Achtsamkeitspraxis dient die Lenkung der Aufmerksamkeit mehreren Zielen. Durch das Einnehmen der Beobachterposition kommt die Metaebene dazu, indem die Prozesse der Aufmerksamkeitslenkung selbst zum Gegenstand der Beobachtung werden. Eine Person im Zustand der Achtsamkeit ist sich darüber bewusst, worauf sich die Aufmerksamkeit im jeweiligen Augenblick richtet. Das Verweilen mit der Aufmerksamkeit bei einem Fokus bzw. das Bemerken von Ablenkungen und das neuerliche Fokussieren auf das ausgewählte Objekt führen zu innerer Ruhe. Langfristig führt die kontinuierliche Übung der Lenkung der Aufmerksamkeit zu einer Erhöhung der Konzentrationsfähigkeit, zugleich aber auch zu einer Verfeinerung der Wahrnehmung. In der dyadischen Form der Achtsamkeit wird der Therapeut »online« vom Klienten darüber informiert, was in dessen Gewahrsein auftaucht, sodass beide gemeinsam Einsichten in dessen Automatismen der Aufmerksamkeitslenkung gewinnen können.

6.2.2 Die Objekte der Aufmerksamkeit

Der folgende Abschnitt setzt sich systematisch mit den Objekten und den Qualitäten der Aufmerksamkeit auseinander. Den Schwerpunkt bildet der kombinierte Einsatz von Achtsamkeit und Suggestionen bei der Körperwahrnehmung. Am Beginn steht eine Übung, mit deren Hilfe man die Prinzipien und Automatismen der Aufmerksamkeitslenkung deutlich machen kann: die Rosinenübung.

Die Rosinenübung

Die Rosinenübung (Kabat-Zinn 2011a, S. 42 ff.) vermittelt einen Geschmack von Achtsamkeit. Im Rahmen von MBSR-Kursen wird sie in der ersten Gruppensitzung durchgeführt. Sie ist aber auch für die Einzeltherapie geeignet und soll den Übenden mit dem Wahrnehmungsmodus und der Lenkung der Aufmerksamkeit auf die fünf Sinne vertraut machen. Darüber hinaus zeigt sie automatisierte Muster auf, indem der Therapeut diese bei ihrem Auftauchen unmittelbar anspricht – wie Automatismen im Handeln, des Vergleichens, Interpretierens und Bewertens, der Ablehnung und der Gier. Der Autor (M.E.H.) hat die Übung leicht modifiziert, indem er statt Rosinen Cranberrys austeilt und die Übung auf folgende Weise anleitet:

Cranberryübung

- Ist es Ihnen möglich, Ihre Hand und die Bewegung der Finger wahrzunehmen, während Sie sich von diesem Teller eine Cranberry nehmen?
- Was sehen Sie, wenn Sie die Cranberry genau anschauen (Farben, Form, Oberfläche, zwei Seiten, Einschlüsse etc.)?
- Was hören Sie, wenn Sie die Cranberry vor Ihrem Ohr mit den Fingern leicht quetschen?
- Wie fühlt sich die Cranberry an, wenn Sie sie mit Ihrem Tastsinn erforschen (klebrig, rauh, hart, weich etc.)?
- Wie fühlt sich die Cranberry an, wenn Sie sie zu Ihren Lippen führen und ihre Oberfläche mit den Lippen spüren?
- Wie riecht die Cranberry?
- Was passiert, wenn Sie sie in den Mund nehmen? Was macht Ihre Zunge? Was machen Ihre Zähne – zunächst noch, ohne die Cranberry zu zerbeißen? Wie ist der Speichelfluss?
- Welche Geschmacksempfindungen entwickeln sich? Und wie verändert sich mit der Zeit der Geschmack?
- Was passiert, wenn Sie jetzt in die Cranberry hineinbeißen?
- Bemerken Sie den Impuls, zu schlucken? Ist es Ihnen möglich, ihm noch nicht zu folgen bzw. sich nach einiger Zeit bewusst zu entscheiden, ihm nachzugeben und dann den Ablauf des Schluckreflexes zu beobachten?
- Was passiert mit den Resten der Cranberry im Mund?
- Nachdem Sie die Cranberry geschluckt haben, wie hinterlässt Sie diese kleine Übung?

In der Regel fällt es den Übenden keineswegs leicht, die Wahrnehmung auf jeweils nur einen Sinneskanal zu beschränken und beim Beschreiben zu bleiben. Im Extremfall weigert sich der Klient, so etwas Ekliges in die Hand zu nehmen, oder die Cranberry verschwindet unmittelbar im Mund und ist auch schon zerbissen und geschluckt. Diese Verhaltensweisen geben die Möglichkeit, auf Automatismen des Handelns, der Ablehnung und der Gier hinzuweisen. Meist wird interpretiert, verglichen und bewertet. Der Therapeut benennt diese Automatismen – ohne sie zu bewerten, erläutert vielleicht *»so funktionieren die Menschen«* – und führt zum systematischen, unmittelbaren sinnlichen Wahrnehmen zurück. In Gruppen wird auch deutlich, welche unterschiedlichen Aspekte von den einzelnen Teilnehmern wahrgenommen und beschrieben werden und wie schwer es oft ist, die passenden Worte zu finden.

In dieser Übung wird eine innere Haltung der Offenheit und Neugier vermittelt. Man wendet sich der Rosine bzw. der Cranberry wie ein Forscher zu, so, als wäre man, wie ein Kind, noch nie mit diesen Beeren in Kontakt gekommen, im sog. *Anfängergeist*. Beim Lauschen auf die Geräusche der Cranberry, während man sie quetscht, wird deutlich, dass Dinge neue Seiten offenbaren, wenn man ihnen auf diese Weise begegnet.

Das VAKOG-Modell der Hypnotherapie

Hypnotherapeuten regen in Trance zur Vertiefung von Erfahrungen auf ähnliche Weise sinnliches Wahrnehmen an. Sie beziehen sich dabei auf das VAKOG-Modell, nach dem wir die Welt über fünf Sinneskanäle wahrnehmen können: visuell, akustisch, kinästhetisch, olfaktorisch und gustatorisch. Wir können die Außenwelt sehen, hören, tasten, riechen und schmecken. In unserer Innenwelt bildet sich dieses Erleben in denselben fünf Repräsentationssystemen ab. Wenn wir Erfahrungen in Trance intensivieren wollen, etwa bei einem Ort der Ruhe am Meer, fragen wir: Was sehen Sie, vielleicht das blaue Meer mit den weißen Schaumkronen? Was hören Sie, vielleicht das Rauschen des Meeres? Was spüren Sie, vielleicht den warmen Sand, auf dem Sie liegen? Was riechen Sie, vielleicht den Geruch des Meeres? Was schmecken Sie, vielleicht das Salz in der Luft?

Die Elemente der Erfahrung nach Shinzen Young

Der Vipassana-Lehrer Shinzen Young (2016) beschreibt die Bausteine unserer Erfahrung in ähnlicher Weise, wie das Periodensystem die

Elemente ordnet, aus denen sich alle Materie zusammensetzt. Achtsamkeit dient in seinem Modell dazu, unsere Erfahrungen zu *dekonstruieren* und Klarheit zu bringen. Die Dekonstruktion nimmt überwältigenden Erfahrungen die Macht, etwa bei Angst und Schmerz. Sie ermöglicht, auszuwählen, welchen Bausteinen wir uns zuwenden und mit welchen wir unsere Welt neu konstruieren. Bei dieser Konstruktion neuer Wirklichkeiten unterstützt die Hypnose durch eine Fokussierung auf gewünschte und heilsame Elemente.

Fünf Wege bieten sich an, uns der Welt zu nähern (vgl. Young 2014):

1) Der Weg der fünf Sinne (Fokus im Außen)
2) Der Weg der inneren Bilder, Gedanken, Gefühle und der Körperwahrnehmung (Fokus Innenwelt)
3) Der Weg der Ruhe (Fokus Ruhe im Außen oder Innen)
4) Der Weg des Wandels (Fokus Wandel im Außen oder Innen)
5) Der Weg, das Positive zu nähren

(1.) Auf dem *Weg der fünf Sinne* wenden wir uns mit unseren Sinnen der Außenwelt zu. Wir bemerken, was wir sehen, hören, ertasten, riechen und schmecken. In der Achtsamkeit wissen wir zugleich, dass wir sehen, während wir sehen, dass wir hören, während wir hören usw. Diese sog. Fünf-Sinne-Achtsamkeit kann zur Regulation von Emotionen beitragen, wenn unsere Innenwelt von Gefühlen überschwemmt wird. Dann können wir uns intensiven Reizen in der Außenwelt zuwenden, etwa dem Geschmack eines scharfen Gewürzes. Die Fünf-Sinne-Achtsamkeit hilft, uns in die Gegenwart zurückzuorientieren, wenn uns Albträume oder Flashbacks in die Vergangenheit entführen.

(2.) Auf dem *Weg der inneren Bilder, der Gedanken, Gefühle und der Körperwahrnehmung* wenden wir uns nach innen. Das 10-Felder-Schema (s. Abb. 2) verknüpft die Kanäle, auf denen wir die Außen- und Innenwelt wahrnehmen: Dem Sehen im Außen entsprechen die inneren Bilder und Filme, die vor unserem inneren Auge ablaufen. Mit unserem inneren Ohr hören wir ständig Gedanken, manchmal eine Melodie oder wie die Stimmen anderer Menschen in uns nachklingen. In unserer Innenwelt »ertasten« wir einerseits Gefühle und andererseits Körperempfindungen. Gefühle vermitteln Botschaften, so wie Angst, Freude, Trauer, Wut, Überraschung, Ekel oder Verachtung. Empfindungen wie Wärme, Kälte, Druck, Jucken oder Schmerz informieren uns über den Zustand des Körpers.

Außenwelt	Innenwelt
Sehen	Innere Bilder
Hören	Gedanken
Tasten	Empfindungen Gefühle
Riechen	Geruch erinnern
Schmecken	Geschmack erinnern

Abb. 2: Das 10-Felder-Schema der Fokussierung auf die Innenwelt und die Außenwelt

(3.) Auf dem *Weg der Ruhe* kann man sich der Ruhe im Innen und im Außen zuwenden. Der innere Bildschirm kann leer oder grau werden. Wir können der Stille lauschen. Sie wird deutlich, wenn ein akustischer Reiz abebbt und vorbeigeht. Sie lässt sich aber auch zwischen den Gedanken entdecken. Wir können inneren Frieden erleben, wenn es im Körper ruhig und entspannt wird.

(4.) Auf dem *Weg des Wandels* wenden wir uns einer Grundtatsache des Lebens zu, die Heraklit als *Panta rhei* – alles fließt – erkannt hat. In der buddhistischen Psychologie ist das Erkennen dieses Flusses und des stetigen Wandels ein wesentlicher Baustein zur Befreiung von Leid. Die Erkenntnis der *Vergänglichkeit (impermanence)* schützt vor der Illusion, zu glauben, es gäbe etwas, das von Dauer ist. Den Wandel können wir innen und außen und auf allen Sinneskanälen wahrnehmen.

(5.) Auf dem *Weg der menschlichen Güte* nähren wir das Positive. Die ersten vier Wege dienen dazu, unsere Erfahrung zu dekonstruieren und auszuwählen, worauf wir unsere Aufmerksamkeit lenken. Diese Dekonstruktion ist jedoch nur der eine Teil des Weges, denn auf die Dekonstruktion folgt eine *Rekonstruktion* oder besser *Neukonstruktion* in Richtung menschlicher Güte. Dazu dient die Praxis des Nährens von Positivem. Auf den ersten vier Wegen beobachten wir nur das, was ist. Wenn man auf dem fünften Weg das Positive nährt, kreiert man absichtsvoll noch nicht vorhandene positive Bilder und Selbstgespräche. Diese können angenehme Körperempfindungen hervorrufen – wie Freude, Interesse, Enthusiasmus, Liebe, Freundlichkeit, Mitgefühl, Dankbarkeit und Vergebung. Wenn man ein positives Gefühl bemerkt, kann man die Konzentrationskraft nutzen, um das Gefühl über den ganzen Körper zu verteilen und es anschließend über den Körper hinaus in die Umgebung auszustrahlen.

Der Wechsel von einer dekonstruierenden und einer neukonstruierenden Praxis fördert Gesundheit und psychisches Wachstum. Man kann positive Gefühle, positive Gedanken, positives Verhalten, positive Ideale, die Imagination von positiven Situationen und anderes Positives kultivieren. Dabei betreten wir das Feld der Hypnose und der Selbsthypnose.

Wenn man das Modell der fünf Wege mit der Technik des *Benennens* verknüpft (siehe Abschnitt 2.2.3, S. 48 f.), ergibt sich eine Vielzahl von »Etiketten«, die Klarheit über die inneren Prozesse bringen und die Disidentifikation erleichtern.

Man kann beispielsweise etikettieren:

- Auf dem Weg der fünf Sinne: Außen-Sehen, Außen-Hören, Außen-Tasten, Außen-Riechen, Außen-Schmecken,
- auf dem Weg über die Innenwelt: Innen-Gefühl, Innen-Empfindung, Innen-Gedanke, Innen-Bild,
- auf dem Weg der Ruhe: Innen-Ruhe, Außen-Stille; Innen-Frieden (Abwesenheit von Gefühlen); Vorbei (wenn ein Reiz vorbeigeht, z. B. ein Geräusch, ein Gedanke, eine Empfindung oder ein Gefühl),
- auf dem Weg des Wandels: Sehen-Wandel-Vorbei; Hören-Wandel-Vorbei; Fühlen-Wandel-Vorbei,
- auf dem Weg des Nährens des Positiven: Dankbarkeit etc.

Fokussierung auf den Körper in Hypnose und Achtsamkeit

Wenn in Tranceinduktionen verschiedene Aspekte der Körperwahrnehmung angesprochen werden, so dient dies in der Regel dem rapportfördernden Pacing und zur Etablierung einer Ja-Haltung. Dieses Pacing schafft wiederum die Voraussetzungen für die folgenden Suggestionen als Leading-Schritte: *Während Sie meine Stimme hören, die Füße auf dem Boden spüren, den Sessel, wie er Sie trägt, und die Atmung, wie sie kommt und geht* (Pacing), *kann sich Entspannung ausbreiten* (Leading). Diese Aussagen erfolgen oft in einem Rhythmus und in einer Geschwindigkeit, dass der Klient den angesprochenen Wahrnehmungen nicht wirklich nachspüren kann.

Anleitungen, in denen Zustände von Achtsamkeit eingeladen werden, verfolgen ein anderes Ziel: zunächst die Umschaltung aus dem Autopilotenmodus, meist aus einem Nachdenkmodus in den Wahrnehmungsmodus. Anschließend wird das Wahrnehmen aus einer explorativen Haltung zum Ziel. Alles andere ergibt sich gleichsam als »Nebenwirkungen«. Für dieses Ziel ist ein anderes Timing notwendig und auch die Formulierungen klingen anders. *Hören Sie meine Stimme und die Pausen zwischen den Sätzen?* (Pause) *Ist es Ihnen möglich, die Füße auf dem Boden zu spüren? Wenn ja, was genau nehmen Sie wahr? Nehmen Sie sich Zeit.* (Pause) *Ist es Ihnen möglich, den Sessel wahrzunehmen, wie er Sie trägt?* (Pause) *Wenn ja, wo genau?* (Pause) *Wie nehmen Sie im Augenblick das Ein- und Ausströmen des Atems wahr?*

Die Atmung

In der Hypnotherapie wird der Atem in Tranceinduktionen häufig zum Pacing und Leading utilisiert. Um den Rapport zu fördern, synchronisiert der Therapeut als *Pacing* seinen Sprech- und Atemrhythmus mit jenem des Klienten. Über ein paar Atemzüge kann das Ausatmen etwa mit dem Wort »aus«, das Einatmen mit »ein« begleitet werden. Als *Leading* im Sinne der Entspannung kann man dann das Ausatmen betonen und verlängern und mit zieldienlichen Suggestionen verbinden.

Ein Beispiel für eine Selbsthypnosetechnik zur Selbstberuhigung, bei der die Atmung top down beeinflusst wird, ist die *Quadrat-Atmung* (Daitch 2017) (vgl. Abb. 3).

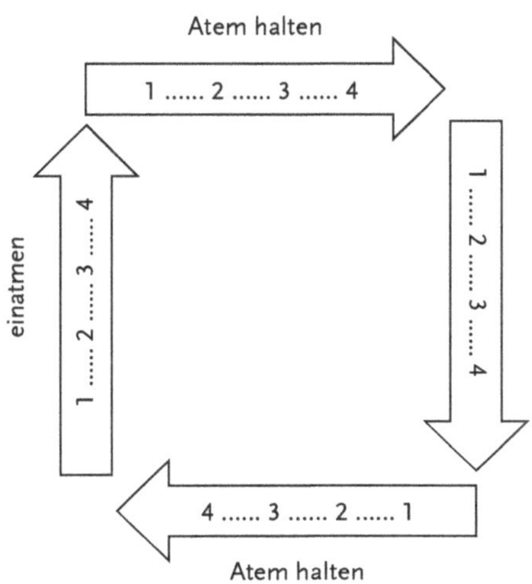

Abb. 3: Veranschaulichung der Quadrat-Atmung

> Während Sie einatmen und dabei bis vier zählen, stellen Sie sich vor, wie Sie im Geiste die *linke Seite* eines Quadrats malen, von *unten nach oben*, beginnend am unteren Rand Ihres Gesichtsfeldes, und dabei der Bewegung mit Ihrem Blick folgen.
>
> Während Sie dann den Atem anhalten und wiederum bis vier zählen, stellen Sie sich vor, wie Sie den Deckel des Quadrats *von links nach rechts* malen und auch hier der Bewegung mit Ihren Augen folgen.
>
> Während Sie dann ausatmen und dabei bis vier zählen, stellen Sie sich vor, wie Sie innerlich die *rechte Seite* des Quadrats *von oben nach unten* malen.
>
> Und schließlich, während Sie den Atem anhalten und dabei bis vier zählen, vollenden Sie das Quadrat, indem Sie innerlich die *Grundlinie von rechts nach links* malen.
>
> Nehmen Sie sich ein paar Atemzüge Zeit, damit vertraut zu werden und atmen Sie auf diese Weise so lange, bis Sie ruhiger geworden sind.

Die Anleitung gibt eine bestimmte Art zu atmen vor. Sie benutzt top down den visuellen Kanal beim Malen der Linie, den auditiven beim Zählen, den kinästhetischen beim Atmen und Bewegen der Augen. Die anspruchsvolle Aufgabe drängt dysfunktionale Denkprozesse in den Hintergrund, und die Atmung wird sich auch in Zuständen hohen Arousals verlangsamen. Nach einiger Zeit könnte man anregen, die Form des Quadrats zu einem Trapez zu verändern, bei dem das Ausatmen und die Pause nach dem Ausatmen immer länger werden.

Im Gegensatz dazu legen Anleitungen zu Achtsamkeit den Fokus auf die Förderung des Wahrnehmungsmodus mit einem Bottom-up-Informationsfluss. Sie beschränken sich auf die Einladung, Prozesse rund um den Atem »einfach nur« wahrzunehmen. Dazu geben sie mögliche Objekte der Wahrnehmung vor und fokussieren auf deren Gegenwart. Auch wenn die Nennung konkreter Objekte impliziert, dass man sie wahrnehmen könne, besteht die Absicht des Anleiters nur in einem Pacing ohne Leading, d. h. nicht darin, etwas zu suggerieren, was nicht da ist. Er ist vielmehr für alles offen. So kann es beispielsweise auch zu einer wertvollen Einsicht führen, wenn es nicht möglich sein sollte, etwas wahrzunehmen.

Übung: Achtsames Wahrnehmen der vier Phasen der Atmung

Beobachten Sie einmal die vier Phasen der Atmung: das Einatmen, das Ausatmen und die beiden Pausen dazwischen. Sie brauchen dabei nichts zu tun, auch nichts zu verändern, einfach nur beobachten, ganz wach und zugleich so entspannt, wie es im Moment leicht möglich ist, beobachten und wahrnehmen, wie der Atem ganz von selbst ein- und ausströmt.

Spüren Sie einmal genau nach, wie es sich anfühlt, *einzuatmen*. Wie der Atem bei den Nasenlöchern einströmt, den Brustkorb füllt und dieser sich weitet ..., wie der Atem vielleicht sogar bis in den Bauchraum fließt. Fokussieren Sie einmal für ein paar Atemzüge auf das Aufnehmen und Weiten.

Im zweiten Schritt können Sie sich für ein paar Atemzüge bewusst machen, wie sich das *Ausatmen* genau anfühlt. Mit welcher Temperatur die Luft durch die Nase ausströmt ..., wie die Spannung im Brustkorb nachlässt und was mit der Bauchdecke geschieht ..., wie sich das anfühlt: loslassen.

Wenn Sie sich mit dem Ausatmen und dem Loslassen vertraut gemacht haben, schenken Sie einmal für ein paar Atemzüge Ihre ganze Aufmerksamkeit der *Pause nach dem Ausatmen* ..., wie es ist, ein paar Augenblicke nichts tun zu müssen, wenn einfach einmal alles stillsteht. Ist es Ihnen möglich, die Bewegungslosigkeit, die Ruhe, die Stille wahrzunehmen, bis sich ganz von selbst wieder der Impuls einstellt, den Atem einströmen zu lassen? Vielleicht bemerken Sie auch, was mit dieser Pause geschieht, wenn Sie ihr all Ihre Aufmerksamkeit schenken ..., ob sie sich in irgendeiner Weise verändert oder auch gleich bleibt?

Und dann schenken Sie ein paar Atemzüge lang Ihre ganze Aufmerksamkeit diesem Ein-und-aus-und-Pause, dem Ein-und-aus-und-Pause ...

Ist es Ihnen möglich, auch den *oberen Umkehrpunkt* der Atemwelle wahrzunehmen, wenn die Lunge mit Sauerstoff gefüllt ist, gleichsam bereit zu handeln? Wie fühlt sich diese Pause an?

Doch zurück zum *Ganzen*: zum Ein-und-aus-und-Pause. Vielleicht können Sie bei diesem Ein-und-aus-und-Pause bemerken, welche Phase des Atems für Sie im Moment besonders wohltuend ist: das Aufnehmen von frischer Luft beim Einatmen, das Abgeben beim Ausatmen, oder die Pause, in der nichts geschehen muss, in der es nichts zu tun gibt. Einfach nur wahrnehmen, einfach nur sein ...

Diese Anleitung lässt im Gegensatz zur »Quadrat-Atmung« viel mehr offen. Es geht keineswegs darum, auf eine bestimmte Weise zu atmen. Sie lädt ein, einfach wahrzunehmen, alles geschehen zu lassen, ohne etwas tun zu müssen. Sie fokussiert auf die Pause nach dem Ausatmen und nutzt Worte wie Ruhe, Stille, stillstehen, nichts tun müssen, einfach nur sein.

Die Atmung ist aus mehreren Gründen ein besonders gut geeignetes Objekt der Beobachtung. Sie ist Ausdruck von Lebendigkeit und immer verfügbar. Es fällt außerdem leichter, mit der Aufmerksamkeit bei etwas zu verweilen, das sich verändert, als bei etwas Gleichbleibendem. Die Lunge ist das größte innere Organ und der Atem durchströmt den Kopf, bewegt den Brustkorb, den Bauch und den ganzen Körper.

Darüber hinaus werden bei der Atmung *drei Polaritäten* unmittelbar erfahrbar: jene zwischen unbewusst und bewusst, jene zwischen unwillkürlich und willkürlich und jene zwischen Aufnehmen und Abgeben. So eröffnen sich viele Möglichkeiten, zu explorieren und zu Einsichten zu gelangen, zu experimentieren und etwas zu üben. Wir können die unmittelbare Wahrnehmung aber auch als Ausgangspunkt für hypnotherapeutische Interventionen nehmen und zieldienliche Suggestionen als Leading-Schritte einflechten.

1. *Polarität zwischen nicht bewusst und bewusst:* Es ist möglich, zu spüren, wie der Atem ein- und ausströmt ..., ein und aus, einfach spüren. Jetzt ... Wir können den Körper auch einfach machen lassen, ohne darauf zu achten und uns dessen bewusst zu sein. Meist atmen wir, ohne dass wir es bemerken, Tag und Nacht. Der Körper weiß, was er zu tun hat ..., so wie bei vielen Aufgaben, die er Tag für Tag für uns tut, ohne dass wir bewusst dafür sorgen müssen ... und ohne dass wir genau wissen müssen, wie das alles vor sich geht. Wir können aber auch spüren, wie er das tut. Jetzt ... Wie der Atem ein- und ausströmt ..., ein und aus, einfach spüren. So wie auch die anderen Organe verlässlich ihre Arbeit tun, ohne dass wir uns dessen bewusst sind. (*Ziel: Vertrauen in den Körper zu fördern.*)

2. *Polarität unwillkürlich versus willkürlich bzw. zulassen versus kontrollieren:* All das geschieht ganz von selbst. Wir müssen uns nicht vornehmen: Jetzt atme ich ein, jetzt atme ich aus. (*Pause*) Die Atmung bietet uns aber auch die Möglichkeit, sie bewusst zu beeinflussen. Wir können uns entscheiden, einen tiefen Atemzug zu nehmen und tiefer als gewöhnlich einzuatmen oder die Luft etwa durch den nur leicht

geöffneten Mund langsamer und länger ausströmen zu lassen. Was uns oft schwerfällt, ist, den Dingen ihren Lauf zu lassen, einfach nur zu beobachten, bewusst zu beobachten, wie etwas von selbst geschieht. Der Atem bietet die Möglichkeit, das zu üben, auch wenn es manchmal nicht ganz leicht ist. Vielleicht mögen Sie damit experimentieren, zwei, drei bewusste Atemzüge zu nehmen und dann die Atmung sich selbst zu überlassen, um zu bemerken, wie der Körper ganz von selbst einen eigenen Rhythmus findet, seinen für ihn passenden Rhythmus: ein und aus und Pause. (*Ziele: Wahlmöglichkeiten zu unterstellen und zu eröffnen, Erfahrungen mit Loslassen der Kontrolle vermitteln.*)

3. *Polarität aufnehmen versus abgeben:* Der Atem lehrt uns auch etwas über das Aufnehmen und Abgeben und insgesamt über das Geben und Nehmen. Man kann gar nicht sagen, womit es beginnt, denn ich kann nur etwas abgeben, was ich auch aufgenommen habe. Ich kann nur etwas aufnehmen, wenn Raum dafür da ist, der entstanden ist, indem ich vorher etwas abgegeben habe. Manchmal geht es darum, frische Luft zu schöpfen, und manchmal mehr darum, Luft abzulassen. In jedem einzelnen Atemzug findet sich beides: aufnehmen und abgeben. Was von beiden können Sie im Augenblick besonders genießen? Das Abgeben oder das Aufnehmen, oder ist es gerade das Pendeln zwischen beiden? (*Ziele: Vermittlung der Tatsache, dass Aufnehmen und Abgeben zum Leben gehören, dass beide notwendig sind und einander bedingen; Unterstellung der Wahlmöglichkeit, das eine oder das andere für eine Weile zu betonen.*)

Durch das Beobachten des Atmens werden auch die *Wechselwirkungen zwischen Körper und Geist* unmittelbar erfahrbar. Aufregung, Angst oder Gedanken an etwas Unangenehmes lassen uns schneller und oberflächlicher atmen, bis hin zur Kurzatmigkeit. Umgekehrt geht die Konzentration auf den Atem und die damit verbundene Verlangsamung und Vertiefung der Atmung mit einer Beruhigung des Geistes einher.

Die Beachtung *beider* Seiten, des Körpers und des Geistes, sowie die Arbeit an deren Grenzen und Wechselwirkungen charakterisiert die Nutzung der Achtsamkeit in der Psychotherapie. Ausgangspunkt ist die unmittelbare, körperlich-sinnliche Erfahrung. Sie bildet die Basis dafür, sich mentalen Prozessen zuzuwenden, sie zu beobachten und zu Einsichten zu gelangen. Bewusstheit und Einsicht wirken auf den Körper zurück, sie verändern, vertiefen oder erweitern die unmittelbare Erfahrung. Körper und Geist werden integriert und als Einheit erfahrbar.

Im Rahmen von Therapien ist es oft sinnvoll, die Veränderung von Mustern anzuregen, auch bei der Atmung. Im Sinne der Achtsamkeit würde man aber nicht dazu anleiten, »richtig« zu atmen, sondern zu einer *experimentellen Haltung* einladen:

> Hätten Sie Lust, etwas auszuprobieren? *(Bei Zustimmung:)* Dann lade ich Sie zu einem kleinen Experiment ein. Beobachten Sie einmal für ein paar Atemzüge die Atmung, wie sie sich anfühlt, wenn sie ganz von selbst ein- und ausströmt. *(Experimentieren mit Geschehenlassen)* Dann schenken Sie einmal der Ausatmung Ihre ganz besondere Beachtung und verlängern Sie diese minimal ... Dazu können Sie den Atem durch den leicht geöffneten Mund mit der sog. Lippenbremse ausströmen lassen ... und beobachten Sie, was geschieht ..., wie sich das auswirkt ... *(Experimentieren mit der Verlängerung der Ausatmung)* ... *(Wenn sich etwas beruhigt:)* So haben Sie eine Möglichkeit kennengelernt, mehr Ruhe einkehren zu lassen, die Sie auch im Alltag nutzen können. Wann immer Sie Unruhe und Getriebenheit spüren, können Sie sich daran erinnern, Ihren Atem zu spüren *(posthypnotische Suggestion)*.

Der Bodyscan

Beim Bodyscan – dem Durchwandern des Körpers – werden nacheinander die verschiedenen Körperteile in den Fokus der Aufmerksamkeit genommen. Im Programm zur »achtsamkeitsbasierten Stressreduktion« (MBSR) wird die Übung zunächst in der Gruppe angeleitet und anschließend werden die individuellen Erfahrungen besprochen. Der Bodyscan dauert bis zu 45 Minuten, und die Teilnehmer erhalten Tonträger mit der gesprochenen Anleitung, mit deren Hilfe sie zu Hause sechsmal in der Woche üben.

Im Bodyscan ist eine Vielzahl von impliziten Übungselementen enthalten, die je nach Anleiter und Kontext mehr oder weniger betont werden. Wenn man sich einige der unzähligen im Internet zugänglichen Anleitungen anhört, gibt es keine zwei, die einander zu hundert Prozent gleichen. Gerade bei den Anleitungen zum Bodyscan werden die Implikationen und Suggestionen deutlich, die mehr oder weniger bewusst eingebaut werden. Die folgende Anleitung versucht möglichst klar die Aufmerksamkeit zu lenken, ohne bestimmte Wahrnehmungsinhalte zu suggerieren. Eingeladen wird ein wohlwollendes Beobachten und zwischendurch ein möglichst ganzheitliches Erleben.

Übung: Der Bodyscan im Liegen

Nehmen Sie sich Zeit, sich auf dem Rücken liegend auszustrecken ... Ihre Hände können an Ihrer Seite ruhen ..., die Augen schließen sich ... Bemerken Sie, wo Ihr Körper die Unterlage berührt ... der Kopf ..., der Rücken ..., das Gesäß ..., die Beine ..., links ..., und rechts ... Dann lade ich Sie ein, langsam den ganzen Körper zu erkunden; ... beginnend mit den Füßen ... der linke Fuß auf der Unterlage ... die Kontaktfläche der Ferse ..., die Sohle ..., die Zehen ..., das Fußgewölbe ... Dann der rechte Fuß ..., das Gewicht auf der Unterlage ..., die Ferse ..., die Sohle ..., die Zehen ..., das Fußgewölbe ..., dann beide Füße gleichzeitig ..., ihre Lage.

Dann lenken Sie den Scheinwerfer Ihrer Aufmerksamkeit über die Knöchel langsam die Unterschenkel hoch ... links ..., und rechts ..., wie liegen Sie da ..., wie ist die Kontaktfläche mit der Unterlage genau ..., und dann die Knie ..., wo ein kleiner Hohlraum zum Boden hin entsteht ..., wie fühlt sich dieser Hohlraum an ..., links ..., rechts ... und dann die Oberschenkel hoch ... die Muskeln ..., Spannungen ..., der Kontakt mit der Unterlage ..., beide Seiten ... und dann das Ganze ..., die beiden Füße und beide Beine auf der Unterlage ..., Knochen, Gelenke, Muskulatur ..., Spannungen ..., die Haut, die ihre ganze Form umhüllt ..., links ... und rechts.

Nun nehmen Sie sich Zeit, das Becken zu bemerken ..., wie eine Schale ..., wo überträgt sich das Gewicht auf die Unterlage ..., spüren Sie zum Beckenboden ..., zum Intimbereich ..., zum Damm ..., zur Gesäßfalte ..., die Hüftgelenke als Verbindung zu den Beinen ..., die Füße, Beine, Beckenbereich gemeinsam ..., ein Ganzes ... Dann bewegen Sie den Scheinwerfer Ihrer Aufmerksamkeit langsam der Wirbelsäule entlang nach oben ..., ganz langsam und genau ..., Wirbel für Wirbel ..., von den Halswirbeln zu den Schultern ..., den Schlüsselbeinen ... Wo berühren die Schulterblätter die Unterlage ..., wo heben sie sich ab ... Spannungen in den Schultern ... und zum Hals hin ..., die Verbindung zum Hals.

Und dann wieder das Ganze: ... die Wirbelsäule ... die Schultern ... und nun zum Kopf, ... der Hinterkopf ..., wo die Unterlage ihn trägt ..., von der Halswirbelsäule bis zum Scheitel ..., die ganze Linie ... Nehmen Sie das Gesicht dazu: ... Stirne, Augenpartie, Wangen ..., Lippen ..., Nase ... und Ohren ..., die Haut des Gesichts ... Das Kinn ... die Innenseiten der Mundhöhle ..., das Zahnfleisch ..., die Zunge ..., die Schleimhäute der Wangen, der Hohlraum ... und die Innenräume des Halses bis zu den Lungen.

Und wieder zurück zum Ganzen: ... der Kopf ..., das Gesicht ... die Innenräume ... der Kopf auf der Wirbelsäule ..., aus dem Becken ..., die Beine und Füße ..., das Ganze. ... Nun nehmen Sie noch die Arme hinzu ... und ihren Kontakt mit der Unterlage ..., von den Schultern abwärts ..., Oberarme ..., Unterarme ..., die Stellen, wo sich zur Unterlage hin Hohlräume bilden ..., links ..., rechts ..., Hände ..., Handflächen ..., links ... und rechts ..., die einzelnen Finger ..., Finger für Finger ..., Berührungen mit der Unterlage.

Und wieder das Ganze: ... Hände ..., Arme ..., wie sie mit den Schultern verbunden sind ... mit dem ganzen übrigen Körper. ... Und dann lenken Sie den Scheinwerfer Ihrer Aufmerksamkeit auf den Atem, seinen Rhythmus. ... Wo spüren Sie die Bewegungen des Atems ..., seinen Fluss ... Dehnungen ..., Empfindungen ..., im Brustkorb in der Herzgegend ..., Zwerchfell ..., Bauch ... und Rücken.

Und alles zusammen: ... Vorne und hinten ... und die Räume, Brustraum, Bauchraum ..., verbunden mit der Wirbelsäule ..., dem Kopf, Schultern und Armen ..., Becken ..., Beine und Füße ..., alles zusammen ... Und schließlich ..., alles umhüllend die Haut ... Lassen Sie das Scheinwerferlicht der Aufmerksamkeit sanft über die Haut streichen ... und streicheln ..., das Ganze ..., dieser liegende, atmende Körper ... Erlauben Sie sich, ihn irgendwie als Ganzes zu erfassen, wie er jetzt da ist: ... dieser ganze Mensch.

Und nun lade ich Sie ein, wieder in die Außenwelt zurückzukehren ..., vielleicht mit ein paar tiefen Atemzügen ..., ein paar Mal strecken und räkeln und diese Bewegungen genau spüren ... Dann öffnen Sie die Augen.

Die Übung ist dem Achtsamkeits-Übungsbuch (Weiss, Harrer u. Dietz 2012) entnommen, dem auch eine CD mit der gesprochenen Anleitung beiliegt.

Integration von suggestiven Elementen in den Bodyscan

Im Sinne der Zielsetzung der Anwendung von Hypnose und Achtsamkeit im Tandem soll anhand des Bodyscans aufgezeigt werden, welche Möglichkeiten sich bieten, Prozesse der Aufmerksamkeitslenkung zu initiieren und Suggestionen einzuflechten, die den Zielen des Klienten dienen. Die im Folgenden angebotenen Formulierungen sollen dazu anregen, den Bodyscan in der Einzeltherapie für jeden Klienten maßgeschneidert, je nach Schwerpunkt der wünschenswerten Lernerfahrungen, zu variieren und Suggestionen möglichst bewusst, zieldienlich und kunstvoll zu formulieren. Sie sollen aber auch dafür sensibilisieren, wo Suggestionen in vielen Anleitungen enthalten sind.

Im Bodyscan liegt das Potenzial zu einer nahezu unendlichen Zahl von Variationsmöglichkeiten. Mindestens *sieben Lernerfahrungen*, die er implizit enthält, können hervorgehoben und im Sinne von Einladungen besonders betont werden:

1) Es erfolgt eine Umschaltung von einem Nachdenkmodus in den Wahrnehmungsmodus – *Einnehmen und Einüben einer Beobachterhaltung.*
2) Man lenkt die Aufmerksamkeit, indem man sich einem Objekt zuwendet und bei dessen Wahrnehmung verweilt – *Fokus: Zuwendung.*
3) Man wendet die Aufmerksamkeit einem anderen Objekt zu und lässt dabei das letzte Objekt los – *Fokus: Loslassen.*
4) Die Körperwahrnehmung wird geschult und verfeinert – *Fokus: Körperwahrnehmung.*
5) Man kann Einsichten darüber erlangen, wie bestimmte Wahrnehmungen Gedanken und Gefühle auslösen – *Fokus: Einsichten.*
6) Man kann üben, dem Körper, aber auch sich einstellenden Gedanken, Gefühlen und Zuständen auf positive Weise zu begegnen – *Fokus: Akzeptanz, liebende Güte und Mitgefühl.*
7) Man kann Dankbarkeit kultivieren – *Fokus: Dankbarkeit.*

Beobachterhaltung

Im Zentrum der Achtsamkeitspraxis stehen der Perspektivenwechsel und das Verweilen in einer Beobachterhaltung. Diese werden im Bodyscan geübt, indem der Fokus auf das unmittelbare Wahrnehmen des Körpers gelenkt und die Aufmerksamkeit immer wieder darauf zurückgeführt wird.

Die Anleitung, eine Beobachterhaltung einzunehmen, kann man je nach Schwerpunktsetzung variieren:

- Nehmen Sie eine Beobachterhaltung ein.
- Aktivieren Sie Ihren inneren Beobachter.
- Beginnen Sie zu beobachten, was Sie von Augenblick zu Augenblick wahrnehmen. Jetzt und jetzt und jetzt. Das können innere Bilder, Gedanken oder Gefühle sein. Vielleicht meldet sich auch Ihr Körper.
- Beobachten Sie, welche Erfahrungen im Feld Ihres Gewahrseins auftauchen.

- Begegnen Sie allem so offen und neugierig wie möglich, was auch immer sich meldet.
- Schauen Sie freundlich auf die sich von Augenblick zu Augenblick entfaltenden Erfahrungen. Beobachten Sie mit einem wohlwollenden Blick.
- Beobachten Sie möglichst ohne zu bewerten. Wenn Bewertungen auftauchen, machen Sie sich einfach klar: Ich bewerte. Sie können sie auch benennen: »Bewertung«.

Zuwendung im Bodyscan

Die Fähigkeit zur Lenkung der Aufmerksamkeit wird geschult, indem man sich nacheinander allen Teilen des Körpers und den dort wahrnehmbaren Empfindungen zuwendet.

Formulierungen zum Fokus Zuwendung:

- Als Ausgangspunkt lenken Sie Ihre Aufmerksamkeit auf den Atem, auf das Heben und Senken der Bauchdecke. Verweilen Sie dort für ein paar Atemzüge. Wenn Sie bemerken, dass die Gedanken auf Wanderschaft gehen, bringen Sie Ihre Aufmerksamkeit sanft, aber bestimmt wieder dorthin zurück, zum Heben und Senken, zum Ein und Aus.
- Wenden Sie sich (z. B.) Ihrer rechten Hand zu. Schenken Sie ihr alle Zuwendung, zu der Sie fähig sind.
- Was genau nehmen Sie dort wahr? Den Kontakt mit der Unterlage? Wo genau berühren die Finger die Unterlage? Ist es möglich, einzelne Finger wahrzunehmen? Den Daumen vielleicht oder den kleinen Finger und die anderen? Die Stellung der Fingergelenke? Die Temperatur? Die Temperatur am Handrücken und in der Handinnenfläche? Vielleicht ein Kribbeln oder Pulsieren?
- Widmen Sie all Ihre Aufmerksamkeit der Hand.
- Lenken Sie den Scheinwerfer Ihrer Aufmerksamkeit dorthin.
- Lassen Sie alle Energie dorthin fließen, denn Energie folgt der Aufmerksamkeit.

Eine Variante des Bodyscans besteht darin, nach dem Durchwandern jeder Extremität immer wieder zum Heben und Senken der Bauchdecke zurückzukehren.

- ... zurück zum Atmen, zum Heben und Senken der Bauchdecke, das Sie immer begleitet, solange Sie leben.
- ... so wie ein Schiff immer wieder den sicheren Hafen aufsucht.

Posthypnotische Suggestion: ... Und ebenso im Alltag, worauf auch immer sich Ihre Aufmerksamkeit richtet, ... wann auch immer Sie den Kontakt mit sich selbst, mit Ihrer Mitte verloren haben, ... Sie können zurückkehren zum Atem und sich wieder dem Heben und Senken der Bauchdecke zuwenden, ... zurückkehren in Ihren inneren sicheren Hafen.

Loslassen im Bodyscan

Wann immer man sich einem Körperteil zuwendet, muss man die Aufmerksamkeit von einem anderen abziehen, ihn innerlich loslassen. Diese Fähigkeit des Loslassens kann betont und geübt werden, etwa um depressives Gedankenkreisen zu unterbrechen.

Formulierungen zum Fokus Loslassen:

- Nachdem Sie alle Aufmerksamkeit dem Heben und Senken der Bauchdecke geschenkt haben, können Sie es innerlich loslassen, indem Sie sich Ihrer rechten Hand zuwenden. Jetzt.
- Und Sie können beobachten, wie genau das geschieht, dieses Zuwenden und Loslassen der Aufmerksamkeit.
- Bemerken Sie, wie das eine in den Vordergrund rückt und das andere ganz von selbst in den Hintergrund? Ganz von selbst. Wie das Licht des Scheinwerfers, wie Ihre Energie woanders hinfließt. Während das eine ins Licht gerückt wird, verblasst das andere.
- Und bei jedem Fokuswechsel: Jetzt wenden Sie sich X zu. Und während Sie sich X zuwenden, lassen Sie Y los ..., ganz von selbst, ganz leicht, ganz selbstverständlich.

Bei der Variante des Bodyscans, bei der nach jedem Körperteil wieder zum Heben und Senken der Bauchdecke zurückgekehrt wird, bietet sich als posthypnotische Suggestion an:

- Und wovon auch immer Ihre Aufmerksamkeit gefangen ist ... Sie können loslassen, indem Sie zurückkehren zum Atem, loslassen, indem Sie sich wieder dem Heben und Senken der Bauchdecke zuwenden.

Körperwahrnehmung im Bodyscan

Sich dem eigenen Körper zuzuwenden, ist der erste von mehreren heilsamen Schritten: Selbstaufmerksamkeit, Selbstwahrnehmung, Selbstakzeptanz, Selbstfürsorge. Zur Selbstfürsorge kann auch die Mitteilung der wahrgenommenen Bedürfnisse an andere Menschen gehören, sie in Worte zu fassen und als Wünsche oder Bitten zu formulieren. Der Bodyscan schult die genaue und differenzierte Körperwahrnehmung, das Wahrnehmen von Gefühlen und Stimmungen und den dahinterstehenden Bedürfnissen.

Vielen Klienten fällt es schwer, Gefühle differenziert wahrzunehmen und zu benennen. Hier kann Psychoedukation über den evolutionären Sinn von Gefühlen als Signale für einen selbst und andere Menschen und das Angebot eines Vokabulars für das Erkennen und den Ausdruck von Gefühlen hilfreich sein. Für ein Verständnis des eigenen Gefühlslebens ist oft die Unterscheidung von primären Emotionen (Freude, Überraschung, Trauer, Angst, Wut, Ekel und Verachtung) und sekundären Emotionen wie Schuld- und Schamgefühlen sinnvoll. Die buddhistische Psychologie unterscheidet nur zwischen angenehmen, unangenehmen und neutralen Erfahrungen. Diese Unterscheidung ist insofern bedeutsam, als sie unsere automatischen Reaktionen bestimmt: Auf Unangenehmes reagieren wir in der Regel mit Ablehnung und Vermeidungsverhalten, auf Angenehmes, indem wir es öfter, länger und intensiver haben wollen. Neutralem schenken wir keine Beachtung.

Entsprechende Einladungen zur Körperwahrnehmung können lauten:

- Sie können sich erlauben, alles wahrzunehmen, was sich im Körper meldet. Das kann etwas Angenehmes oder Neutrales, aber auch etwas Unangenehmes sein.
- Heißen Sie, so gut es geht, alles willkommen.
- Vielleicht mögen Sie innehalten und näher hinspüren.
- Geben Sie sich Zeit, genauer nachzuspüren, was ist es, was sich meldet.
- Vielleicht mögen Sie ein Wort für diese Empfindung finden und sie benennen, ihr einen Namen geben.

Einsichten im Bodyscan

Beim Bodyscan lösen Körperempfindungen oft Gedanken, Gefühle und Erinnerungen aus. Das Beobachten dieser Reaktionen führt zu

Einsichten in automatisch ablaufende Reaktionsmuster. Das können Reaktionen auf unangenehme Empfindungen und Schmerzen sein oder auch auf Langeweile und Unvermögen. Auch negative Selbstbewertungen, Selbstverurteilungen und Selbstbeschuldigungen können bemerkt und zum Gegenstand der Beobachtung gemacht werden. Das Bemerken ermöglicht in einem zweiten Schritt, sie beispielsweise durch eine freundlichere und mitfühlendere Sicht zu ersetzen. Der Geist begibt sich oft auch unabhängig von inneren und äußeren Auslösern auf Wanderschaft. Auch diese Automatismen lassen sich erforschen oder unterbrechen, wenn sie sich als unheilsam erweisen.

Vorschläge für Formulierungen zum Fokus Einsicht:

- Wenn Sie bemerken, dass der Geist auf Wanderschaft geht, können Sie nachforschen: Was gab den Anstoß?
- Wenn die Gedanken zu kreisen beginnen, bei welcher Stelle des Körpers geschieht das? Wohin führen sie Sie?
- An welchen Körperstellen melden sich Gefühle und Erinnerungen? Welche sind das?
- Sie können auch beobachten, wie sich eine Empfindung ganz von selbst verändert, wenn Sie bei ihr verweilen.

Akzeptanz, liebende Güte und Mitgefühl im Bodyscan

Während des Bodyscans tauchen oft auch unangenehme Erfahrungen auf. Man kann darauf fokussieren, auch ihnen mit *Akzeptanz* zu begegnen. Man kann sie als Ansporn nehmen, liebende Güte und Selbstmitgefühl zu kultivieren (siehe Abschnitt 6.5.6, S. 145 f.).

Vorschläge für Formulierungen zur Einladung von Akzeptanz, liebender Güte und Selbstmitgefühl (vgl. Germer, Neff u. Hölzel 2012):

- Empfangen Sie – so wie ein guter Gastgeber – die Empfindungen, die gegenwärtig da sind, mit Freundlichkeit, mit einer wohlwollenden, akzeptierenden inneren Haltung.
- Genau das empfangen, was hier und jetzt auch immer für Empfindungen da sind, in einer nicht beurteilenden Haltung, offen und mitfühlend, ... die angenehmen und unangenehmen Dinge.
- Es kann vorkommen, dass wir einen inneren Widerstand spüren, dass Teile in uns gar nicht freundlich und liebevoll mit irgendetwas in uns sein möchten. Dann schauen Sie, ob Sie

die Akzeptanz, die Wertschätzung und Freundlichkeit auf die Teile ausdehnen können, die jetzt nicht freundlich sein wollen.
- Wenn Sie bemerken, dass Ihr Geist auf Wanderschaft gegangen ist, dann führen Sie die Aufmerksamkeit ganz geduldig und freundlich wieder zurück zur Empfindung des Atems im jetzigen Moment ... mit der gleichen Freundlichkeit, die eine liebende Mutter ihrem kleinen Kind entgegenbringt, wenn sie es sanft an den richtigen Ort zurückbegleitet ... Und auf die gleiche Art und Weise können wir auch unserer eigenen Zerstreutheit begegnen, mit Freundlichkeit und mit Verständnis, und wir kommen dennoch bestimmt zurück zur Empfindung im Hier und Jetzt.
- Der Atem begleitet Sie ganz natürlich von Geburt an, ... so natürlich wie der Wunsch, frei von Leid zu sein. Und wenn Sie möchten, verbinden Sie sich nun mit diesem Wunsch: So wie alle Lebewesen wünschen, frei von Leid zu sein, so wünsche das auch ich ... Und wenn Sie möchten, wählen Sie sich dann drei oder vier Sätze, die Sie innerlich für sich selbst wiederholen: Möge ich sicher sein ... Möge ich in Frieden leben ... Möge ich freundlich zu mir selbst sein. Möge ich mich selbst genau so akzeptieren, wie ich bin. Oder wählen Sie Sätze, die für Sie am passendsten erscheinen.

Dankbarkeit im Bodyscan

Wenn man im Bodyscan den Körper mit Freundlichkeit durchwandert, stellt sich oft die Einsicht ein, welches Wunderwerk unser Körper ist, was alles zusammenspielt, damit wir leben und unser Leben in seiner Fülle genießen können. Dieser Erkenntnis folgen nicht selten Gefühle von Dankbarkeit.

Es gibt viele Möglichkeiten, den Fokus Dankbarkeit in den Bodyscan einzubauen:

- Danke, liebe Hand *(während man die Hand spürt)*.
- Und während Sie Ihre Hand spüren, können Sie zu sich sagen: Danke, liebe Hand, dass ich mit deiner Hilfe berühren, halten und loslassen, geben und nehmen kann, ... und dabei dem Gefühl von Dankbarkeit nachspüren.

Weitere Formulierungen finden sich in der Übung zum Fokus Dankbarkeit (siehe Abschnitt 6.2.2, S. 112 ff.).

Da der Fokus Dankbarkeit von der unmittelbaren Körperwahrnehmung wegführt, kann die Betonung einer integrierenden Pendelbewegung sinnvoll sein:

- Dann wieder zum Spüren der Hand zurückkommen, zum Spüren der Hand und der Dankbarkeit, gleichzeitig.

Achtsames Gehen

Als Gegenpol zum stillen Sitzen ist das achtsame Gehen ein wesentlicher Bestandteil der formalen Praxis. Es soll erlebbar machen, dass man keineswegs still sitzen muss, um Achtsamkeit zu üben.

Formale Praxis: Achtsames Gehen

Da Sie nirgendwohin gehen, genügt es, einen Ort zu wählen, an dem Sie zehn Schritte geradeaus hin- und hergehen können. Grundsätzlich ist jedes Tempo möglich, die Bewegungsabläufe verlangsamen sich allerdings meist von selbst, wenn man genau nachspürt.

Nehmen Sie wahr, was genau beim Gehen mit Ihrem Körper geschieht: Wie die Fußsohle des vorderen Fußes in Kontakt mit dem Boden kommt, ... spüren Sie, wie sich das Körpergewicht vom einen auf den anderen Fuß verlagert, ... wie genau der hintere Fuß sich vom Boden löst, wie sich das ganze Körpergewicht dann verteilt, ... wie sich der hintere Fuß nach vorne bewegt, wie er aufsetzt, ... Schritt für Schritt. Bleiben Sie mit den Empfindungen im Körper in Kontakt, die mit dem Gehen verbunden sind.

Variationen des achtsamen Gehens:

Wenn Sie mit den Empfindungen des Gehens in bewusstem Kontakt sind, können Sie zugleich beobachten, wie Sie *atmen*. Sie können die beiden Rhythmen wahrnehmen und sie auf Ihre Weise miteinander verbinden. Versuchen Sie, so gut es geht, mit Ihrer ganzen Aufmerksamkeit von Moment zu Moment beim Gehen *und* beim Atmen zu sein.

Sie können Ihre Aufmerksamkeit auf das Zusammenspiel von Geist und Bewegung richten: Wie ganz selbstverständlich und automatisch ein Impuls entsteht, den Prozess des Gehens durch das Anheben eines Fußes einzuleiten. Werden Sie sich des Anhebens des Fußes gewahr, aber nicht, bevor Sie nicht den Impuls zum Anheben beobachtet haben.

Sie können Ihre Aufmerksamkeit auch auf die Arme und Hände richten. Was machen Sie mit den Händen, während Sie gehen? Sie können die

Arme einfach mitschwingen lassen, eine Position am Rücken finden oder sie vor dem Brustbein verschränken. Lassen Sie Ihre Hände eine Position finden, in der sie in Ruhe und Frieden sein können, Teil des gesamten Körpers und der Erfahrung des gehenden Körpers.

Sie können das Feld Ihres Gewahrseins auch ausweiten und neben dem Gehen und Atmen auch den Kontakt mit der Erde wahrnehmen, zugleich auch von Augenblick zu Augenblick die Umwelt mit Ihren Sinnen wahrnehmen: sehen, hören, riechen, die Luft auf Ihrer Haut spüren, die Temperatur.

Neben dem achtsamen Gehen als formale Übung ist es auch möglich, achtsames Gehen als *informelle Praxis* in den Alltag einzubauen. Wenn wir die Aufmerksamkeit auf unsere Schritte richten, bemerken wir oft erst, wie schnell wir gehen, wie wir uns im Autopilotenmodus treiben und hetzen lassen. Das Bemerken des Tempos ermöglicht Veränderung. Häufig verlangsamt sich das Gehen von selbst, wenn wir die Aufmerksamkeit auf den Bodenkontakt richten und die Bewegungsabläufe bewusst wahrnehmen.

Autosuggestionen beim Gehen können lauten:

- Bei jedem Schritt fühle ich den Kontakt mit der Erde.
- Bei jedem Schritt komme ich bei mir selbst an.
- Bei jedem Schritt komme ich zu Hause an, in meinem inneren Zuhause.
- Ja, danke – ja, danke … – im Rhythmus des Gehens (vgl. Wetzel 2014).

Fokus Dankbarkeit

Dankbarkeit ist eine heilsame positive Emotion, die von evolutionärem Vorteil zu sein scheint. Sie fördert das Geben und Nehmen und damit Kooperation und Verbundenheit (Wood, Froh a. Geraghty 2010). Da Gefühle von Dankbarkeit auf eine Vermehrung von Ressourcen hinweisen, liegt es nahe, sie in ressourcenorientierten Verfahren zu nutzen. Dankbarkeit wirkt sich positiv auf Beziehungen aus, ist sie doch Ausdruck des Gefühls, etwas Wertvolles bekommen zu haben. Darüber hinaus fördert sie die Gesundheit.

Zustände von Dankbarkeit verändern auch unsere Wahrnehmung. Unsere Aufmerksamkeit weitet sich wie eine Satellitenschüssel und stimmt sich auf den Empfang der für uns bereitstehenden Fülle an

Positivem ein. Wenn wir dann Wertschätzung dafür empfinden, was wir empfangen, entsteht Freude (Baraz u. Alexander 2011).

Weltliche Dankbarkeit entsteht, wenn jemand erkennt und anerkennt, dass er etwas Gutes empfangen hat, das er nicht unbedingt erwartet oder verdient hat, das dem guten Willen und den positiven Intentionen einer anderen Person entspringt. Im Zentrum vieler religiöser Rituale steht der Ausdruck einer *transzendenten Form* der Dankbarkeit. Sie entsteht, wenn wir uns miteinander verbunden und als Teil eines größeren Ganzen empfinden. Sie wurzelt in der Essenz unserer Existenz und durchdringt alles Sein (Emmons a. Stern 2013).

In einem weiteren Sinn ist Dankbarkeit eine grundsätzliche Lebensorientierung, die man kultivieren kann (Wood, Froh a. Geraghty 2010). In der Therapie gilt es zunächst, die Idee der Dankbarkeit einzuführen. Mit der Geschichte von einem italienischen Grafen kann man anregen, die schönen Momente im Leben wahrzunehmen und zu würdigen:

> Dieser Graf wurde sehr, sehr alt, weil er sein Leben zutiefst genoss. Er verließ niemals sein Haus, ohne eine Handvoll Bohnen einzustecken. Er tat dies, um die schönen Momente des Tages bewusst wahrzunehmen und sie besser zählen und erinnern zu können. Für jede positive Kleinigkeit, die ihm tagsüber begegnete – zum Beispiel eine Blume, ein Lichtstrahl, ein fröhlicher Plausch auf der Straße, das Lächeln einer Frau, ein Glas guten Weines – für alles, was sein Herz und seine Sinne erfreute, ließ er eine Bohne von der rechten in die linke Jackentasche wandern. Abends saß er auf einer Bank vor seinem Haus und nahm die Bohnen aus der linken Tasche. Er zelebrierte diese Minuten. Bei jeder Bohne führte er sich vor Augen, was ihm an diesem Tag Schönes widerfahren war, und freute sich. Sogar wenn er nur eine Bohne zählte, war der Tag gelungen – es hatte sich gelohnt zu leben!

Der Fokus Dankbarkeit lässt sich auch in den Bodyscan integrieren (siehe Abschnitt 6.2.2, S. 110 f.). In einer Anleitung zur Achtsamkeit würde man das Gefühl von Dankbarkeit nicht direkt suggerieren, sondern vielmehr nach ihm Ausschau halten.

Wenn Sie Ihre Augen berühren, können Sie sich daran erinnern, dass Sie mit ihrer Hilfe sehen. Wenn Sie Ihre Ohren berühren, können Sie sich daran erinnern, dass Sie mit ihrer Hilfe hören. Wenn Sie Ihre Hände spüren, können Sie sich daran erinnern, dass Sie mit ihrer Hilfe etwas berühren können ... Und wenn Sie sich an all das erinnern, taucht vielleicht ein Gefühl von Dankbarkeit auf. Und Sie können neugierig sein, wie es sich anfühlt, dankbar zu sein, ... wo im Körper Sie das bemerken und wie genau. Geben Sie sich Zeit: Zeit fürs Spüren, Zeit für Dankbarkeit oder was auch immer auftaucht (vgl. Wetzel 2001).

In der *Mindfulness-Based Cognitive Hypnotherapy* (siehe Abschnitt 2.3.2, S. 54 ff.) wird Dankbarkeit kultiviert, indem man Briefe der Dankbarkeit schreibt, ein Dankbarkeitstagebuch führt, Momente der Dankbarkeit erinnert, »Dankbarkeitsbesuche« macht und auch Dankbarkeit sich selbst gegenüber übt.

Fokusierung auf Prozesse der Aufmerksamkeitssteuerung und das Gewahrsein

Ein zentrales Charakteristikum der Achtsamkeit besteht darin, dass auch die Aufmerksamkeit selbst zum Gegenstand der Beobachtung gemacht wird. Eine Möglichkeit ist die Beobachtung der *Automatismen* der Aufmerksamkeitslenkung. So kann man bei Klienten und bei sich selbst darauf achten, worauf sich die Aufmerksamkeit von Augenblick zu Augenblick richtet und ob sich überdauernde Muster zeigen. So könnten etwa Kindanteile nach jemandem Ausschau halten, der helfen kann, und den Therapeuten prüfen, ob er dazu in der Lage ist. Ein depressiver Anteil ist auf alles eingeengt, was seine Depression bestätigt und verstärkt. Ein hypervigilanter Teil orientiert sich auf Quellen möglicher Bedrohung hin. Einem verängstigten Anteil ist es vor allem wichtig, Fluchtmöglichkeiten im Auge zu haben, wie etwa die Türe des Therapiezimmers.

Übung: Achtsamkeitsspaziergang

Das Ziel der Übung besteht darin, die Automatismen der Aufmerksamkeitslenkung zu beobachten bzw. mit einer klaren Intention bezüglich Aufmerksamkeitsfokussierung zu experimentieren und dabei die Beobachterperspektive zu kultivieren.

Vor dem Spaziergang: Machen Sie sich Ihre Intention klar. Diese könnte sein:

(1.) Die Automatismen der Aufmerksamkeitslenkung zu beobachten, ohne sie zu beeinflussen. Das kann sich auf die Sinnessysteme (VAKOG) beziehen oder auf bestimmte Objekte, die Sie bevorzugt wahrnehmen.

(2.) Rotierende Aufmerksamkeit, d. h., eine Weile auf das Spüren des Körpers fokussieren, dann auf das Hören, dann auf das Sehen.

(3.) Sie können sich den Automatismen überlassen, aber immer etwas länger bei einem Objekt verweilen als normalerweise. Dabei neugierig bleiben, was als Nächstes ins Feld des Gewahrseins rückt.

(4.) Fokus Dankbarkeit: Bei welchen Wahrnehmungen meldet sich Dankbarkeit?

Beim Spaziergang folgen Sie Ihrer Intention. Bemerken Sie möglichst frühzeitig, wenn der Geist auf Wanderschaft gegangen ist und die Intention in Vergessenheit geraten ist.

Nach dem Spaziergang können Sie aufschreiben, worauf sich Ihre Aufmerksamkeit gerichtet hat. Das können mögliche Hinweise auf Gefahren sein, Dinge, die unangenehme Gefühle auslösen, Dinge, die Sie anziehen, Dinge, die Sie an die Vergangenheit erinnern, Dinge, die Wohlgefühle auslösen, Dinge wie Autos, Fahrräder oder Motorräder, Kunstobjekte oder die Natur. Es können auch Tiere sein, freundliche Gesichter, Paare, Kinder, Mütter mit Kindern etc. (vgl. Ogden 2015a).

In der Verknüpfung von Achtsamkeit und Hypnose kann man sich bewusst machen, durch welche Fokussierungen bestimmte Zustände aktiviert werden. Das können Trigger für Problemzustände sein oder die Frage, worauf man seine Aufmerksamkeit richten kann, um ressourcevolle Zustände einzuladen. Der erste Schritt auf dem Weg der Nutzung beider ist die Einsicht in Zusammenhänge. Im zweiten lernt man, mit den Triggern in Kontakt zu sein, ohne automatisch reagieren zu müssen. Der dritte Schritt besteht darin, sich positiven und heilsamen Dingen zuzuwenden.

In der Praxis fällt uns die Konzentration auf Dinge, die uns wichtig sind oder heilsam wären, oft gar nicht leicht. So kann man auch erforschen, wie sich die Bemühungen auswirken, die Aufmerksamkeit bewusst zu lenken. Einmal wird es im Laufe einer Übung immer leichter, bei einem Fokus zu verweilen. Ein anderes Mal kann man die Verzweiflung darüber beobachten, wie schwer es ist, bei einem Fokus zu bleiben.

Als dritte Möglichkeit eines Fokus rund um die Aufmerksamkeit kann man das Gewahrsein in den Fokus nehmen, indem man sich – auch ohne fassbares Objekt – des Gewahrseins selbst bewusst ist. Die von Daniel Siegel (2013) geprägte Metapher vom *Rad des Gewahrseins (wheel of awareness)* enthält sowohl die bisher aufgezählten Objekte der Aufmerksamkeit als auch das Gewahrsein selbst – in der Leere der Nabe.

Um erfahrbar zu machen, was er vermitteln will, führt Siegel seine Klienten in seiner Praxis zu einem Tisch, der dieses »Rad des Gewahrseins« symbolisiert. In seinem Zentrum hat er eine Nabe aus Glas, der sie umgebende Radkranz ist aus Holz (vgl. Abb. 4). Siegel bittet seine Klienten, an diesem Tisch Platz zu nehmen, und lädt sie zu einer Übung ein:

Stellen Sie sich vor, das ist das »Rad des Gewahrseins«. Das Glas in der Mitte repräsentiert das Gewahrsein *(awareness)*, das Wissende, jenes, das weiß *(knowing)*. Der hölzerne Radkranz repräsentiert alles, dessen Sie sich bewusst sein können. Und dann stellen Sie sich die Speichen vor: Sie repräsentieren die Aufmerksamkeit, sie verbinden die Radnabe, das Wahrnehmende und Wissende *(knowing)*, mit dem Radkranz, dem Wahrgenommenen und Gewussten *(known)*.

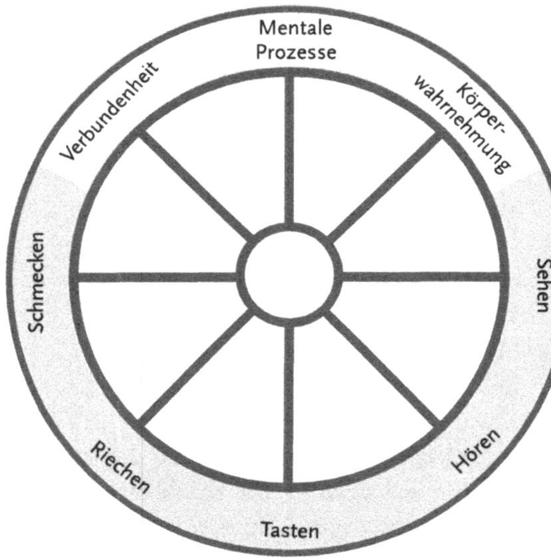

Abb. 4: Rad des Gewahrseins (nach Siegel 2013)

Dieser äußere Radkranz ist in acht Sektoren geteilt. Die ersten repräsentieren die fünf Sinne, mit denen Energie aus der Außenwelt empfangen wird. Über die Speichen der Sinne fließt beim Sehen die Energie des Lichts, beim Hören die Energie der Schwingungen der Luftmoleküle, beim Tasten die kinetische Energie des Druckes, beim Riechen jene der Duftmoleküle und beim Schmecken jene der Geschmacksstoffe.

Wenn Sie sich nun mit Ihrem geistigen Auge jener Speiche zuwenden, die zum sechsten Sektor führt, kommen Sie in den Bereich der Körperwahrnehmung. Mit ihm nehmen Sie das Innere Ihres Körpers wahr. Mit ihm nehmen Sie Ihre Muskeln wahr, die Knochen und den ganzen Körper, beginnend beim Gesicht und Kopf über den Rumpf und die Glieder zu den Geschlechtsorganen. Sie können Ihre inneren Organe wahrnehmen, den Darm, die Lungen, das Herz und dann Ihren Körper als Ganzes ins Gewahrsein bringen, in die Nabe des Bewusstseins.

Dann wenden Sie sich jener Speiche zu, die zum siebten Sektor führt. Er enthält alle mentalen Prozesse wie Gefühle, Gedanken, Erinnerungen, innere Bilder, Absichten, Glaubenssätze, Haltungen, Hoffnungen und Träume. Ich lade Sie ein, sich diesem Sektor in drei Schritten zuzuwenden.

Nehmen Sie sich zunächst Zeit, einfach wahrzunehmen, was auch immer sich am Radkranz befindet, indem Sie es in das Gewahrsein der Nabe bringen. Machen Sie sich einfach bewusst, was es ist, was im Feld des Gewahrseins auftaucht.

Im nächsten Schritt bitte ich Sie, sich über die Natur dessen, was auftaucht, klar zu werden. Dabei geht es nicht darum, worüber Sie genau nachdenken oder welche Bilder auftauchen, sondern darum, dass es ein Gedanke, ein Bild, eine Erinnerung oder ein Gefühl ist.

Machen Sie sich dann bitte auch bewusst, wie etwas im Feld des Gewahrseins auftaucht, wie es verweilt und wie es dann das Gewahrsein wieder verlässt. Dabei erforschen wir das Funktionieren unseres Geistes.

Der letzte Sektor des Radkranzes repräsentiert Verbundenheit. Über diese Speiche können wir Verbindung wahrnehmen – zunächst zu den Menschen in diesem Raum, ... zu Freunden und der Familie, zu Kollegen, Klienten und zu Nachbarn ... Wir können die Verbundenheit spüren mit all den Menschen, die wir persönlich kennen, zu denen, mit denen wir den Wohnort, den gleichen Staat oder Kontinent und unseren Planeten teilen. Wir können das Gefühl der Verbundenheit schließlich zu allen lebenden Wesen hin ausdehnen. Stellen Sie sich vor, all diese aus einem Zustand des Mitgefühls, der Wertschätzung, der Sorge und Fürsorge mit einzuschließen. Als Abschluss der vielen Möglichkeiten, Energieflüsse bewusst zu lenken, stellen Sie sich vor, sich selbst in dieses Feld des Mitgefühls, der Wertschätzung und Fürsorge mit einzuschließen.

Zuletzt können Sie sich auch der Leere der Radnabe im Zentrum des Rades zuwenden, dem Gewahrsein selbst. Statt Ihre Aufmerksamkeit all den Objekten zu schenken, die aus dem Radkranz im Feld des Gewahrseins auftauchen, können Sie üben, ein Gewahrsein für dieses Feld zu erfahren, ein Gewahrsein für das Gewahrsein.

6.2.3 Die Qualitäten der Aufmerksamkeit

In Anleitungen zur Achtsamkeit wird die Aufmerksamkeit häufig mit einem Scheinwerfer verglichen, dessen Licht die Dinge beleuchtet. Dabei kann der Lichtkegel des Scheinwerfers ein größeres oder kleineres Feld beleuchten. Die Lichtquelle kann wie eine alte Glühlampe die ganze Bühne in ein freundliches Licht tauchen oder wie eine Neonröhre für kühle, aber klare Helligkeit sorgen.

Die Größe des Feldes, dem wir unsere Aufmerksamkeit schenken, kann variieren, von der Spitze einer Kerzenflamme oder dem Atemstrom im rechten Nasenloch bis hin zum ganzen Körper und zur Weite des Sternenhimmels. Wir können mithilfe einer *geteilten* Aufmerksamkeit gleichzeitig unseren Körper im Gewahrsein haben *und* hören *und* sehen (s. Übung »Spüren-Hören-Schauen«, S. 120). Als Psychotherapeuten üben wir, gleichzeitig den Klienten und unsere eigene Innenwelt im Gewahrsein zu halten.

Auch bei der Art zu schauen gibt es Unterschiede. Es ist ein fokussierender und eher angestrengter Blick, mit dem wir auf einer weit entfernten Tafel kaum mehr lesbare Worte zu entziffern suchen. Um gleichzeitig wahrzunehmen, was rechts und links neben uns vorgeht, bedarf es eines eher entspannten, weichen Blicks. Mit einem bohrenden Blick ist man ganz draußen beim Objekt, mit einem rezeptiven Blick lässt man sich »anwehen« und nimmt das Gesehene in sich auf. Wenn wir eine Bedrohung wittern, aktivieren wir eine weitere Art des Schauens, mit der wir unsere Umgebung ständig scannen und nach Gefahren absuchen. Beim Hören macht es einen großen Unterschied, ob man bei einer klassischen Musik versucht, aus einem Orchester einzelne Musikinstrumente herauszuhören, um die Qualität der Musiker zu beurteilen, oder ob man die gesamte Klangwolke auf sich wirken lässt. Es ist etwas anderes, wenn man mit verbundenen Augen mit dem Tastsinn einen kleinen Gegenstand erkennen soll oder die Weichheit eines Schaffells genießt.

Die Metapher des Scheinwerfers wird unserer Wahrnehmung insofern nicht gerecht, als wir mit unserer Aufmerksamkeit die Dinge nicht einfach nur beleuchten. Sobald wir Dinge wahrnehmen, geben wir ihnen Bedeutung. Je nach Bedeutungsgebung wenden wir uns ihnen vermehrt zu oder auch von ihnen ab. Wenn wir sie als unbedeutend erachten, warten wir, bis etwas Bedeutsames auftaucht. Gunther Schmidt (2004) bemerkt dazu, dass wir mehr wahr*geben* als wahr*nehmen*.

Achtsamkeitspraxis kultiviert die Bewusstheit über Prozesse des Wahrnehmens, sowohl was die Weite des Aufmerksamkeitsfeldes betrifft als auch die Qualität des Lichts unseres Aufmerksamkeitsscheinwerfers. Sie macht ebenso bewusst, wie wir wahrgeben, wie unsere Konzepte die Bedeutungsgebung und damit unsere Wahrnehmung beeinflussen.

In der Praxis lassen sich bestimmte Qualitäten der Aufmerksamkeit so weit üben, dass sie zu einer vertrauten und immer leichter verfügbaren Geisteshaltung werden. »Reines Beobachten« nennt der buddhistische Mönch Nyanaponika das Herzstück buddhistischer Tradition. Darunter versteht er

> »das klare, unabgelenkte Beobachten dessen, was im Augenblick der jeweils gegenwärtigen äußeren und inneren Erfahrung wirklich vor sich geht. Es ist die unmittelbare Anschauung der eigenen körperlichen und geistigen Daseinsvorgänge, soweit sie in den Spiegel unserer Aufmerksamkeit fallen. Dieses Beobachten gilt als ›rein‹, weil sich der Beobachtende dem Objekt gegenüber rein aufnehmend verhält, ohne mit dem Gefühl, dem Willen oder Denken bewertend Stellung zu nehmen und ohne durch Handeln auf das Objekt einzuwirken. Es sind die ›reinen Tatsachen‹, die hier zu Wort kommen sollen« (Nyanaponika 1970, 8. Aufl., S. 26).

Der Verzicht auf Bedeutungsgebung, Bewertung und ein Nachdenken über das Wahrgenommene bzw. das Bemerken der Bewertungen führt zu einer Qualität der Aufmerksamkeit, die man mit einem weichen, warmen Licht des Scheinwerfers vergleichen kann oder mit dem Blick eines liebevollen Großvaters oder einer liebenden Großmutter. Sie lieben und akzeptieren ihre Enkel genau so, wie sie sind, sie freuen sich an ihnen, ohne sie verändern zu wollen.

Für Daniel Siegel (2012b) ist eine Haltung der Achtsamkeit von vier Qualitäten durchdrungen, die er in dem Akronym COAL zusammenfasst: *Curiosity* (Neugier), *Openness* (Offenheit), *Accepting* (Akzeptanz) und *Love* (Liebe). Auch im Begriff »Anfängergeist« sind insbesondere die Offenheit und die Neugier enthalten. Die Akzeptanz bzw. das Nichtbewerten ergibt sich aus dem unmittelbaren Wahrnehmen, statt über die Dinge nachzudenken. Die Liebe entsteht oft von selbst, wenn wir die Wunder dieser Welt unverfälscht wahrnehmen.

Übung: Spüren – Hören – Schauen (»Morgenübung«)

Ziel: Übung geteilter Aufmerksamkeit

1) Setzen Sie sich aufrecht auf einen Stuhl, die beiden Handflächen auf den Oberschenkeln ruhend.

2) Zunächst spüren:

- Nacheinander den rechten Fuß, den Kontakt mit dem Boden, den rechten Unterschenkel, den rechten Oberschenkel,
- den Kontakt mit der Hand, die rechte Hand, Unterarm, Ellbogen, den rechten Oberarm, rechte Schulter,
- zur linken Seite, linke Schulter, Oberarm, Ellbogen, Unterarm, Hand, den Kontakt mit dem Oberschenkel, den linken Oberschenkel, Unterschenkel, Fuß.
- Dann beide Beine und beide Arme gleichzeitig spüren, dazu dann

3) hören: Geräusche, Töne und die Stille dazwischen und dahinter. Dann gleichzeitig spüren und hören und

4) schauen: mit dem Blick eines neugierigen Kindes (nicht fixieren, d. h., nicht nur auf einen Punkt schauen).

5) Schluß: ... Im Körper sein, die Empfindungen in Armen und Beinen spüren, außerdem gleichzeitig hören, aktiv hören auf die von Moment zu Moment vorhandenen Klänge und Geräusche. Und aktiv auf die Gegenstände schauen, wahrnehmen wie ein Kind, als ob Sie die Dinge zum ersten Mal sehen würden.

Es geht darum, bewusst achtsam für den Moment zu sein, indem Sie fühlen und spüren und tatsächlich hinhören und sich umschauen und dabei gleichzeitig die kleine Willensanstrengung auf sich nehmen, die es braucht, um die Aufmerksamkeit absichtlich geteilt zu halten. Dies ist ganz wichtig. Nie soll die gesamte Aufmerksamkeit nur ins Hören oder nur ins Sehen gehen, sie soll geteilt bleiben. Bleiben Sie in Verbindung mit den Empfindungen im Körper, in Armen und Beinen und schauen und hören Sie aktiv.

Dieses Spüren, Schauen und Hören ist der Weg in die Gegenwart, ins Gegenwärtig-Sein.

Anmerkung: Die Übung stammt aus der Tradition von Gurdjieff (nach Tart 1996) und dient dem »Selbsterinnern«. Der Name »Morgenübung« weist auf die Empfehlung hin, sie gleich nach dem Aufwachen am Morgen zu praktizieren. Sie kann damit die Einstellung und innere Haltung für den ganzen Tag prägen.

Kernaussagen zur Aufmerksamkeitssteuerung

- Hypnose und Achtsamkeit nutzen das Wirkprinzip der Aufmerksamkeitssteuerung, jedoch mit *unterschiedlichen Zielen*: Hypnose tendenziell, um die Aufmerksamkeit einzuengen, Achtsamkeit tendenziell, um sie zu erweitern.
- Die *Einengung* der Aufmerksamkeit im Sinne einer Problem-Trance kann zu Symptomen führen. In der therapeutischen Trance kann die Einengung auf einen neuen, heilsamen Fokus aus eingefahrenen Mustern befreien und neue Möglichkeitsräume eröffnen.
- Die Fokussierung der Aufmerksamkeit auf neutrale oder angenehme Reize führt sowohl in der Hypnose als auch in der Achtsamkeitspraxis häufig zu *Ruhe* und Entspannung, indem aktivierendes Gedankenkreisen unterbrochen und Loslassen gefördert wird.
- Zentrales Charakteristikum der Achtsamkeit ist die *Bewusstheit über den jeweiligen Fokus* der Aufmerksamkeit. Diese ist in der Hypnose in der Regel nicht gegeben. Auf einer weiteren Stufe der Achtsamkeit besteht Bewusstheit darüber, ob sich die Wahl des Fokus eher als heilsam oder unheilsam erweist. In Trancen und insbesondere in Problem-Trancen fehlt diese Bewusstheit.
- In Trance erfolgen die Prozesse der Aufmerksamkeitslenkung *automatisch* und *unwillkürlich*. In der Hypnose werden sie angeleitet, in Zuständen von Achtsamkeit werden sie willkürlich gelenkt.
- In der Achtsamkeitspraxis wird diese Lenkung der Aufmerksamkeit analog einem »*Hanteltraining*« geübt, um die begrenzten Aufmerksamkeitsressourcen auf heilsamere, bewusstere, flexiblere und energieschonendere Weise zu nutzen.
- Dabei wird die Fähigkeit, sich auf *ein* Objekt zu konzentrieren, ebenso kultiviert wie die, in alle Richtungen offen zu bleiben (offenes Gewahrsein).

- In der Achtsamkeitspraxis steht insbesondere an deren Beginn die *Fokussierung auf den Körper* im Vordergrund. Klassische Übungen sind die Atembeobachtung, der Bodyscan und das achtsame Gehen.
- Die Beobachterhaltung und das Verweilen in Zuständen der Achtsamkeit können durch entsprechende *Suggestionen* unterstützt werden.
- Suggestionen können – beispielsweise im Bodyscan eingestreut – bestimmte *Fokussierungen unterstützen*: auf das Zuwenden und das Abwenden der Aufmerksamkeit, auf die Körperwahrnehmung, auf Einsichten, Akzeptanz, Selbstmitgefühl und Dankbarkeit.
- Eine Besonderheit der Achtsamkeit besteht darin, dass sie auch ein *Bewusstsein für das Gewahrsein* selbst kultiviert, den Raum, in dem Objekte auftauchen und wieder vergehen. Metaphorisch ausgedrückt kann man sich dem ewig blauen Himmel zuwenden und mit ihm verschmelzen, statt sich ständig mit den vorbeiziehenden Wolken zu beschäftigen.
- Achtsamkeitspraxis kultiviert eine bestimmte *Qualität* der Aufmerksamkeit: Wohlwollen, Neugier, Offenheit und Akzeptanz bzw. den Anfängergeist.

6.3 Wirkprinzipien Regression, Progression und Fokussierung auf die Gegenwart

Um Veränderungen und Entwicklungen anzuregen, rücken wir bestimmte Zeitabschnitte in den Fokus der Aufmerksamkeit. In der Hypnosepsychotherapie laden wir unsere Klienten in der Trance in eine Zeitmaschine ein, mit der sie zurück in die Vergangenheit reisen *(Regression)*. Die Arbeit mit Kind-Zuständen hilft, sich selbst besser zu verstehen und zu akzeptieren. Die Aktivierung von Persönlichkeitsanteilen, deren Entwicklung durch fehlende Erfahrungen blockiert ist, gilt als Voraussetzung zur Vermittlung eben dieser fehlenden, korrigierenden Erfahrungen im Sinne einer Nachbeelterung (siehe Abschnitt 6.6, S. 153 f.). In einer *Lösungs-Progression* reisen wir mit unseren Klienten in eine Zukunft, in der das Ziel schon erreicht ist, lassen sie diesen Zielzustand erfahren und blicken aus dieser Position auf die Schritte zurück, die von der Gegenwart aus dorthin führen. *Strukturelle Progression* würde bedeuten, im Klienten

Zustände zu induzieren, in denen er über Fähigkeiten und Möglichkeiten verfügt, die reiferen Entwicklungsstufen entsprechen. Die Induktion von Achtsamkeit kann eine Einladung zur strukturellen Progression sein.

Die Achtsamkeit lässt uns den illusionären Charakter der Vorstellungen von Zeit erkennen. Schon Augustinus wies in seinen »Bekenntnissen« darauf hin, dass es die drei Zeiten Vergangenheit, Gegenwart und Zukunft eigentlich gar nicht gebe. Vielmehr gibt es nur Gegenwart: die Gegenwart von Vergangenem – die Erinnerung –, die Gegenwart von Gegenwärtigem – den Augenschein – und die Gegenwart von Zukünftigem – die Erwartung.

Achtsamkeit hilft uns zu bemerken, wenn wir uns mehr in unserem inneren Kino befinden und von Filmen aus unserer Vergangenheit oder Zukunft absorbiert und hypnotisiert sind, als dass wir mit der Gegenwart in Kontakt und Resonanz sind. Diese Filme als Filme zu erkennen und nicht mit der Realität zu verwechseln, ist ein wesentliches Ziel der Achtsamkeitspraxis, denn oft verhindern sie den lebendigen Kontakt und Austausch mit der gegenwärtigen Realität. In der Therapie kann es sinnvoll sein, uns mit diesen Filmen und ihren Auswirkungen auf unser Leben zu beschäftigen. An ihrer Veränderung zu arbeiten und unheilsame Filme in heilsame zu verwandeln, ist der Beitrag der Hypnotherapie.

Achtsamkeitsbasierte Therapien wenden sich der Gegenwart zu. Denn

> »wirkliches Leben erfahren wir nur im Hier und Jetzt. Die Vergangenheit ist schon vorüber und die Zukunft ist noch nicht da. Nur im gegenwärtigen Augenblick können wir das Leben wirklich berühren« (Thich Nhat Hanh 1998, S. 17).

Wenn wir uns in jenen drei bis fünf Sekunden des gegenwärtigen Moments der sich jeweils entfaltenden Erfahrung zuwenden, entsteht Präsenz. Wir gehen einer Körperempfindung nach, wir bemerken ein Gefühl. In der Beobachterhaltung darum wissend erkennen wir, wie ein Geistesobjekt vom nächsten abgelöst wird. Wir haben die Wahl, weiterhin dieses Kommen und Gehen zu beobachten oder bei einem Objekt zu verweilen.

Ein Schritt in Richtung Gegenwärtigkeit besteht darin, zu erkennen, wenn wir uns in Gedanken über die Zukunft oder die Vergangenheit verlieren. Wie man das konkret vermitteln und üben kann, zeigt das Fallbeispiel einer jungen Frau, die nach der Scheidung depressiv dekompensierte. Nachdem eine psychotische Symptomatik psychopharmakologisch behandelt werden konnte, aber die Gruppenpsychotherapie keine weitere Besserung brachte, wurde ihr als Therapie ihrer Konzentrationsstörung und ihres depressiven Gedankenkreisens folgende »Konzentrationsübung« vorgeschlagen: Sie sollte sich vor eine Uhr setzen und so gut es ihr möglich war, die Bewegungen des Sekundenzeigers beobachten. Sie sollte auch bemerken, wenn die Konzentration auf den Zeiger verloren ging, und beobachten und benennen, was diese Unterbrechung verursachte. Sie fand schnell heraus, dass Gedanken das Konzentrieren erschwerten. Sie kreisten um die Vergangenheit, ihr Unglück und ihren geschiedenen Ehemann. Sie wurde instruiert, diese Gedanken als »Erinnern« zu benennen. So übte sie, die Beobachterperspektive einzunehmen, und die Symptome besserten sich nach einigen Tagen. Das Gedankenkreisen verringerte sich, sie konnte sich wieder besser konzentrieren und sich der Welt und anderen Menschen zuwenden (Deatherage 1975).

Kernaussagen zu Regression, Progression und Fokussierung auf die Gegenwart

- Hypnose nutzt angeleitete und spontane *regressive* Prozesse, um Verständnis für die Entwicklung von Klienten, für ihre »Kind-Anteile« und Symptome zu gewinnen und um im Anschluss an die Problemaktualisierung korrigierende Erfahrungen zu vermitteln.
- Hypnose nutzt *Progression* als Lösungsprogression, um den Weg zu Lösungen zu bahnen. In struktureller Progression werden Reifungsprozesse angeregt.
- In der Hypnose spricht man im *Pacing* das gegenwärtige Erleben an, um die Klienten abzuholen, den Rapport zu fördern und die Voraussetzungen für Schritte des Leadings zu schaffen.
- Die Achtsamkeit wendet sich primär der *Gegenwart* zu, der Erfahrung, wie sie sich in den drei bis fünf Sekunden des jeweils gegenwärtigen Moments immer wieder neu entfaltet. Gegenwärtigkeit ist eine ihrer Komponenten und führt zu Präsenz.
- In Zuständen von Achtsamkeit besteht ein *Bewusstsein* darüber, wenn man sich der Vergangenheit, der Gegenwart oder der Zukunft zuwendet – und ob sich das auf heilsame oder unheilsame Weise auswirkt.

- Eine übermäßige *Beschäftigung mit Vergangenheit und Zukunft* kann zu Problemen führen, die sich oft auflösen, wenn es gelingt, sich dem gegenwärtigen Moment zuzuwenden.
- Die Zuwendung zur gegenwärtigen Erfahrung kann schmerzhaft sein. Sie trägt aber auch zur *Lebensqualität* bei und kann Freude und Dankbarkeit auslösen.

6.4 Wirkprinzip Perspektivenwechsel: Assoziation, Dissoziation und Disidentifikation

Ein grundlegendes Wirkprinzip der Hypnotherapie besteht darin, zu einem Wechsel der Perspektive einzuladen. Um von einschränkenden Zuständen Abstand zu gewinnen, kann man eine *dissoziierte* Wahrnehmungsposition einnehmen und sich selbst in Erinnerungen und Vorstellungen von außen betrachten. Wünschenswerte Zustände kann man stärken und verinnerlichen, indem man sie wiederholt aus der Innenperspektive, *assoziiert* und körperlich erlebt.

Im Zentrum der Achtsamkeit steht das Einnehmen der Perspektive eines teilnehmenden Beobachtens. Dies führt ganz von selbst dazu, dass man nicht mehr mit dem Zustand identifiziert ist, den man jetzt beobachten kann und in dem man zuvor gefangen war. Achtsamkeitspraxis dient dazu, diese Perspektive einzuüben. In der Therapie kann man den »inneren Beobachter« einführen und ihn immer wieder ansprechen. Dies geschieht implizit, indem man ihn einlädt, zu berichten, welche Körperempfindungen, Gefühle, Gedanken oder inneren Bilder er im Moment wahrnimmt. Um gleichsam online berichten zu können, muss der Körper assoziiert erlebt und müssen *gleichzeitig* die auftauchenden Empfindungen und Gefühle beobachtet werden. Die Achtsamkeitspraxis zielt darauf ab, sich auch im Alltag immer mehr mit dem Beobachter zu identifizieren. Damit wird all den wechselnden Gedanken, Gefühlen und Persönlichkeitsanteilen, mit denen wir uns normalerweise identifizieren, die Macht entzogen.

Der folgende Abschnitt bemüht sich um Klärung dessen, was hinter den Begriffen Dissoziation, Disidentifikation und Defusion, verborgener Beobachter, innerer Beobachter und Zeuge steht. Es wird versucht, die Unterschiede zu klären, um sie für die kombinierte Anwendung von Hypnose und Achtsamkeit nutzbar zu machen.

6.4.1 Die Bedeutungen des Begriffs »Dissoziation«

Dissoziiertes Erleben in Trance und die Disidentifikation der Achtsamkeit dürfen nicht mit dissoziativen Phänomenen verwechselt werden, die im Rahmen psychiatrischer Krankheitsbilder oder als Traumafolgen auftreten. Zur Verwirrung trägt zusätzlich noch bei, dass der Begriff *Dissoziation* in der Psychotherapie unterschiedlich verwendet wird.

In der Hypnose bezeichnet Dissoziation ein zentrales, auch im Alltag auftretendes und somit »normales« Trancephänomen, das dadurch charakterisiert ist, dass bestimmte Teile der Wahrnehmung aus dem Bewusstsein ausgeschlossen sind.

Krankheitswertige dissoziative Phänomene haben Pierre Janet zur Entwicklung von Theorien des Unbewussten inspiriert (Ellenberger 2005). Dies waren Fälle von »hysterischer« Blindheit, Taubheit oder Schmerzunempfindlichkeit oder von Lähmungen etc. Auch bei aktuelleren Theorieentwicklungen spielen sie eine große Rolle, wie in Hilgards Neodissoziationstheorie (Hilgard 1977).

In seiner häufigsten Verwendung wird der Begriff der Dissoziation als unbewusster und unwillkürlicher *Schutzmechanismus* gegenüber traumatischen Erfahrungen verstanden. So kommt es bei einfachen posttraumatischen Belastungsstörungen zu einer vorübergehenden Amnesie für einzelne Aspekte der traumatischen Erfahrung *(primäre Dissoziation)*. Bei komplexen Traumafolgestörungen bleiben umfangreiche emotionale Systeme anhaltend aus dem alltäglichen Selbsterleben abgetrennt *(sekundäre Dissoziation)*. Beim Vollbild einer dissoziativen Identitätsstörung *(tertiäre Dissoziation)* spaltet sich die Persönlichkeit in »alltagstaugliche« *(apparently normal person)* und traumatisierte Anteile *(emotional person)*. Die Dissoziation dient der Anpassung, die sie zugleich behindert (Hart, Nijenhuis u. Steele 2008).

6.4.2 Assoziiertes und dissoziiertes Erleben in Trance

In Trancen kann man beim Abrufen von Erinnerungen oder bei bildhaften Vorstellungen *zwei Wahrnehmungspositionen* einnehmen (Bandler 1987). Assoziiertes Erleben bedeutet, in die Vergangenheit zurückzugehen oder sich etwas vorzustellen und diese Erfahrung aus der Erste-Person-Perspektive zu durchleben. Dissoziiertes Erleben bedeutet, sich selbst in dem Bild aus der Außenperspektive zu betrachten.

Die *assoziierte* Wahrnehmungsposition wird in der Trance genutzt, um erwünschtes Erleben, insbesondere auch in seiner körperlichen Dimension, unmittelbar erfahrbar zu machen, um es abspeichern und im Alltag wieder abrufen zu können. Das Erleben in der Trance und im Alltag kann durch posthypnotische Suggestionen verknüpft werden oder indem man einen Anker setzt, mit dessen Hilfe der gewünschte Zustand zu jedem Zeitpunkt eingeladen werden kann. Assoziiertes Erleben kann auch durch die »Verkörperung« des inneren Zustands in Form einer Skulptur angeregt werden. In der »Problem-Lösungs-Gymnastik« (Schmidt 2010) wird der Wechsel zwischen dem assoziierten Erleben des Problems und der Lösung eingeübt.

Das Einnehmen der *dissoziierten* Wahrnehmungsposition wird speziell in traumatherapeutischen Verfahren eingesetzt, etwa bei der Bildschirmtechnik. Der Perspektivenwechsel in die Außensicht wird durch die Vorstellung angeregt, bestimmte Szenen auf einem Monitor, im Kino oder im Theater, aus der Vogelperspektive oder aus der Sicht eines Frosches zu betrachten. Dabei erlebt man sich im Zuschauerraum eines Kinos sitzend und verfolgt auf dem visuellen und evtl. auch dem akustischen Kanal das Handeln der Akteure im Film. Im Sinne einer *doppelten Dissoziation* kann man sich vorstellen, wie man in der letzten Reihe eines Kinos sitzt und dabei sich selbst bzw. jenem Anteil, der in der ersten Reihe sitzt, beim Betrachten des Filmes zuschaut.

6.4.3 Dissoziation als Trancephänomen

Die Anregung, sich in der Vorstellung aus der Außenperspektive wahrzunehmen, kann zu einer Dissoziation führen, indem bestimmte Wahrnehmungsinhalte ganz aus dem Bewusstsein ausgeschlossen werden. Von der Wortherkunft leitet sich der Begriff »Dissoziation« von »dis-« (lat. für auseinander) und »soziare« (lat. für verbinden, vergesellen) ab. Etwas, was normalerweise zusammengehört, ist voneinander getrennt. Im ursprünglichen Sinne bedeutet Dissoziation eine Spaltung inmitten jener Ideen und Vorstellungen, aus denen sich eine Persönlichkeit zusammensetzt. Integrierende Funktionen sind außer Kraft gesetzt, bestimmte Inhalte aus dem Bewusstsein ausgeschlossen. Das kann Erinnerungen betreffen, Bereiche der Wahrnehmung von sich selbst, der Außenwelt oder Teile des Identitätserlebens. So lassen sich einige Trancephänomene als Dissoziation verstehen: Amnesie als Dissoziation von Gedächtnisinhalten, Anästhesie als Dissoziation im Bereich der Schmerzwahrnehmung, negative optische oder akustische

Halluzinationen als Dissoziation im Bereich der Wahrnehmung der Außenwelt. Im Verständnis von Trance als normalem Bewusstseinszustand können diese Phänomene auch im Alltag auftreten. In der Therapie liegt es in der Kreativität des Therapeuten, die Dissoziation als Trancephänomen im Sinne der Ziele des Klienten zu utilisieren.

Das Utilisieren der Dissoziation schmerzhaften Körpererlebens gehört zu den klassischen Anwendungsgebieten der Hypnose in der Medizin. Die Vorgänge bei der hypnotischen Veränderung des Schmerzerlebens dienen modellhaft auch dem grundsätzlichen Verständnis dessen, was in der Hypnose passiert.

6.4.4 Der »verborgene Beobachter« in der Hypnose

So entwickelte Ernest Hilgard (1972) als Erklärung dafür, dass es möglich ist, Teile des Erlebens aus dem Bewusstsein auszuschließen, die *Neodissoziationstheorie*. Danach sei die menschliche Psyche aus voneinander unabhängigen, hierarchisch strukturierten Subsystemen zusammengesetzt. Ein »exekutives Ich« koordiniere das Gesamtsystem auf eine Weise, dass es als kontinuierliche Identität erlebt wird. Unter Hypnose lockere sich diese Hierarchie, wodurch einzelne Subsysteme mehr in den Vordergrund und andere in den Hintergrund treten können.

Bei der Betrachtung dieser Subsysteme drängt sich die Frage auf, wo der innere Beobachter der Achtsamkeit zu verorten sei. Auch Hilgard wollte wissen, ob es in der Hypnose einen Beobachter gibt, der jene Dinge wahrnimmt, die aufgrund einer hypnotisch induzierten Dissoziation nicht ins Bewusstsein gelangen. Dazu entwarf er ein Experiment, bei dem er einem Probanden, dessen Hand in Eis-Wasser lag, suggerierte, die Hand sei warm. Wenn er während der Hypnose fragte, ob es einen Teil gebe, der die Kälte des Wassers wahrnehmen könne, wurde diese Frage bejaht. Obwohl die Person nicht auf die Kälte reagierte, konnte dieser Teil die Temperatur realistisch angeben.

In einem anderen Versuch suggerierte Hilgard einem Probanden, dass er taub sei. Die Suggestion war so wirksam, dass er die an ihn gerichteten Fragen nicht beantwortete und auch auf laute Geräusche keine Reaktion zeigte. Hilgard formulierte seine Frage dann anders: »Vielleicht ist da ein Teil in Ihnen, der meine Stimme hört und diese Information verarbeiten kann. Wenn er da ist, heben Sie den Zeigefinger der rechten Hand.« Der Zeigefinger hob sich. Im Nachgespräch meinte der Proband, es habe sich so angefühlt, als ob nicht er, sondern irgendjemand in seinem Kopf auf eine Frage geantwortet hätte, die er selbst nicht gehört habe. Jener habe dann auch den Finger gehoben. Diesen »Irgendjemand« nannte Ernest Hilgard den »verborgenen Beobachter« *(Hidden Observer)*.

Kritiker des Konzepts weisen darauf hin, dass sich das Phänomen des verborgenen Beobachters nicht bei allen Versuchspersonen zeigt. Wenn er abrufbar ist, könne man ihn als ein trancebedingtes Kunstprodukt einer diesbezüglichen Suggestion erklären. Er sei kein potenziell allgegenwärtiges Prinzip menschlicher Selbstorganisation (Kallio a. Revonsuo 2005). Jedenfalls gilt es, den verborgenen Beobachter der Hypnose vom inneren Beobachter der Achtsamkeit zu unterscheiden.

6.4.5 Der »innere Beobachter« der Achtsamkeit

Das zentrale Element der Achtsamkeit im hier vertretenen Verständnis ist das »Erwachen eines inneren Beobachters«. Obwohl der Begriff des inneren Beobachters *(Inner Observer)* insofern problematisch ist, als er Prozesse verdinglicht, dient er als wertvolles Hilfskonstrukt, das sich gut vermitteln lässt. Er wird erfahrbar, wenn man in Anleitungen zur Achtsamkeit dazu einlädt, einen inneren Beobachter in sich zu aktivieren, und sich damit in einen Zustand des Beobachtens versetzt. Das Erwachen des inneren Beobachters meint somit das Einnehmen eines bestimmten Geisteszustandes. Genau betrachtet erwacht der Beobachter mit dem Beobachten, denn sobald man etwas beobachtet, entstehen gleichzeitig der Beobachter und das Beobachtete. Disidentifikation beschreibt das Ergebnis dieses Differenzierungsprozesses: Man ist nicht mehr mit dem Beobachteten identifiziert, denn solange man beobachtet, ist man mit der beobachtenden Instanz identifiziert und nicht mit dem Objekt der Beobachtung.

Nicht selten wird der innere Beobachter mit einem inneren »Kritiker« verwechselt. Freud (1933) ordnet die Selbstbeobachtung dem Über-Ich zu und betont damit den kritischen bis beschuldigenden Blick. Die »therapeutische Ich-Spaltung« in der Psychoanalyse unterscheidet sich von der Achtsamkeit auch im Hinblick auf die Absicht: Sie zielt darauf ab, *Inhalte* bewusst zu machen, und dient nicht der Disidentifikation.

Auf der *neurobiologischen Ebene* kann man sich vorstellen, dass beim Beobachten Neuronenverbände im Stirnhirn zu den beim gegenwärtigen Erleben aktivierten Nervenzellnetzwerken dazugeschaltet werden. Das wiederholte Einnehmen der Beobachterposition erhöht die Konnektivität zwischen frontalen und limbischen Strukturen und den bei bestimmten Erfahrungen und Persönlichkeitszuständen aktivierten Nervenzellverbänden. Die erhöhte Konnektivität vergrößert die Wahrscheinlichkeit einer zukünftigen Aktivierung des neuen Gesamtmusters, sie wird selbstverständlicher und müheloser.

In spirituellen Traditionen gibt es den Begriff des *Zeugen,* der dieses Beobachten personalisiert. In Tagebuchnotizen betont Ken Wilber, dass man über diesen Zeugen eigentlich nicht sprechen könne, da er auf einer höheren Ebene angesiedelt sei als unser sprachgebundenes Denken. Man könne ihn auch nicht sehen, sondern nur selbst erfahren, man könne nur in sich ruhen und Zeuge all dessen *sein,* was zum Vorschein kommt.

> »Es wäre falsch, den Seher als besonderes Licht, als große Wonne, als plötzliche Vision sehen zu wollen: Dies alles sind Objekte; sie sind nicht der Zeuge, der man selbst ist« (Wilber 2001, S. 344).

6.4.6 Disidentifikation

Der Begriff der Disidentifikation und das Wissen um ihre transformative Kraft wurde vom italienischen Psychiater Roberto Assagioli (1992) in die Psychotherapie eingeführt. In der Psychosynthese integrierte er westliches Wissen und östliche Weisheitslehren, um Menschen aus ihrer Identifikation mit Teilpersönlichkeiten zu einer umfassenderen Ganzheit bis hin in transpersonale Bereiche zu begleiten. Ein wesentlicher Teil dieses Entwicklungsweges ist die Disidentifikation, denn Assagioli meint, dass wir von all dem beherrscht werden, mit dem wir uns identifizieren. Auf der anderen Seite können wir all das beherrschen, leiten und benutzen, von dem wir uns disidentifizieren.

In »Lo studio di sé« (Selbsterforschung) definierte er im Jahre 1932 Disidentifikation als

> »... praktisch vollzogene Unterscheidung zwischen Ich und Nicht-Ich, ... die sich in der kontinuierlichen Verobjektivierung der aufeinander folgenden und transitorischen Inhalte des Bewusstseins verwirklicht ... [sie] hat die Identifikation mit dem höheren Ich oder dem Selbst zum Ziel« (Assagioli 1992, S. 349).

Auch das Focusing bezieht sich ausdrücklich auf das Konzept der Disidentifikation als spezifische *Haltung* gegenüber der Erfahrung. Im Prozess der »Ver-Eslichung« wird ein gefühltes Erleben in ein »Es« umgeformt, dem man Gesellschaft leisten kann. Das Gewinnen von Distanz ist die eine Seite der Disidentifikation, sich diesem »Etwas«

aus einem guten Abstand freundlich zuzuwenden, um es in weiteren Schritten zu integrieren, ist die andere (Weiser Cornell 2013).

Als eine Form der sog. dritten Welle der Verhaltenstherapie hat auch die Akzeptanz-und-Commitment-Therapie (Harris 2011) das Wirkprinzip der Disidentifikation in ihr Konzept integriert. Sie differenziert zwischen zwei Möglichkeiten, sich selbst zu erleben und zu definieren: Identifikation führe zum *Selbst als Inhalt (self as content)*, mit dem man sich identifiziert. Disidentifiziert beobachtend erlebe man das *Selbst als Kontext (self as context)*, als den umfassenden Rahmen, innerhalb dessen Erfahrungen auftauchen und wieder verschwinden. Im Zustand der Achtsamkeit kann man sich in diesem Sinne disidentifiziert als das Gewahrseinsfeld erleben, in dem alles kommt und wieder geht.

Gedanken als mentale Phänomene zu erkennen, anstatt sie wortwörtlich zu nehmen und ihnen dadurch keine Macht mehr über unser Handeln zu geben, bezeichnet die Akzeptanz-und-Commitment-Therapie (ACT) als *kognitive Defusion*. Die ACT stellt den Aspekt der Sprache und damit das, was wir ständig zu uns selbst sagen, ins Zentrum ihrer Arbeit. Fusion führe dazu, dass sich aus einem bestimmten Gedankengang fast mechanisch, automatisch und unhinterfragt eine bestimmte Handlung ergibt. Defusion bedeute, aus dieser Fusion, aus dem Verschmolzensein mit dem eigenen Denken herauszutreten. Defusion bedeute, sich die sprachlich formulierten inneren Regeln bewusst zu machen und sich zugleich die Freiheit zu geben, unabhängig von ihnen zu handeln.

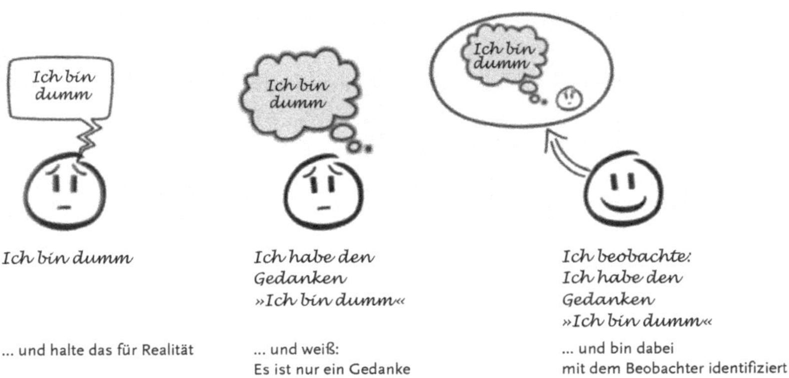

Abb. 5: Defusion: Ich denke; ich habe einen Gedanken; ich beobachte, einen Gedanken zu haben (nach Harris 2015)

6.4.7 Disidentifikation von Persönlichkeitsanteilen

Die Vorstellung der Multiplizität der menschlichen Psyche und die daraus abgeleiteten Teilemodelle erleben viele Klienten als plausibel und hilfreich. Für die Arbeit mit Persönlichkeitsanteilen nutzen Hypnotherapeuten ihr gesamtes Repertoire und Elemente aus verschiedenen Teilemodellen wie der Ego-State-Therapie (Watkins u. Watkins 2003), dem hypnosystemischen Ansatz oder dem Modell der inneren Familie (Internal Family Systems, IFS; Schwartz 1997). Persönlichkeitsanteile oder Ich-Zustände sind mehr als vorübergehende gefühlsbetonte Zustände oder gewohnheitsmäßige Denkmuster. Man kann sich jeden Anteil wie eine eigenständige Person vorstellen, mit spezifischen Mustern des Denkens und Fühlens, mit einer eigenen Sicht auf die Welt, mit einem speziellen Stil, sich auszudrücken, mit eigenen Fähigkeiten, Bedürfnissen und Sehnsüchten. Teile entwickeln sich als Anpassungsleistungen, um bestimmte Bedürfnisse zu erfüllen, durch Rollenübernahmen, die zur selbstverständlichen Gewohnheit werden, durch Verinnerlichung von Anteilen von Bezugspersonen oder im Rahmen von traumatischen Erfahrungen. Auf der neurobiologischen Ebene kann man sich Teile als spezifische Aktivierungsmuster bestimmter Neuronenverbände erklären.

Zentrales Ziel der Teilearbeit ist die *Integration* aller Persönlichkeitsanteile zu einem vielseitig und flexibel funktionierenden Ganzen. Dabei geht es zunächst darum, die einzelnen Teile zu differenzieren und sie willkommen zu heißen, wenn sie sich spontan zeigen. Man kann sie aber auch ausdrücklich einladen. Wenn man mit ihnen Kontakt aufgenommen hat, kann man sie fragen, wer sie sind, wie sie heißen, wann sie entstanden sind und für welches Bedürfnis des Systems sie eintreten. Es gilt zu erkennen, wodurch die einzelnen Teile aktiviert werden und wie sie in Wechselwirkung zueinander stehen. In dieser Phase geht es darum, sie zu verstehen, zu akzeptieren, ihnen einen Namen und einen angemessenen Platz zu geben. Mit der Zeit entsteht ein Bild, bei dem die Persönlichkeitsanteile wie in einem Haus mit vielen Zimmern zusammenleben. Es wird immer leichter, einzelne Teile ins Wohnzimmer einzuladen oder auch zu bitten, in ihrem Zimmer zu bleiben.

In den verschiedenen Teilemodellen wird die Frage, wie es zur Entscheidung kommt, wer ins Wohnzimmer eingeladen wird, unterschiedlich beantwortet. Manchmal wird das Erscheinen eines Teils durch äußere Trigger oder innere Bedürfnisse ausgelöst. Man kann sich auch vorstellen, dass die Teile das basisdemokratisch untereinander aushandeln (Peichl 2013). Vielleicht regiert das Recht des Stärkeren. Aber wodurch gewinnt ein Teil an Stärke? Ist es nur die Gewohnheit, dass er sich ohnehin meistens im Wohnzimmer aufhält? Wenn man im Ego-State-Modell davon spricht, dass der jeweils vorherrschende Zustand mit Ich-Energie besetzt wird und die anderen mit Objekt-Energie, so gibt das keine Auskunft darüber, wer den Energiefluss leitet. Gibt es eine steuernde Instanz? Hat die innere Familie ein Familienoberhaupt, das innere Orchester einen Dirigenten oder das innere Team einen Teamleiter?

Im Modell des Systems der inneren Familie (IFS) gilt das *Selbst* als übergeordnete Instanz, als ein innerer Zustand, von dem aus sich ein Mensch auf alle seine Anteile beziehen kann. Die Frage, ob dieses »Selbst« nur beobachtet oder aktiv, konkret und fürsorglich handelt, löst Schwartz (1997) elegant mit einem Hinweis auf den Welle-Teilchen-Dualismus zur Erklärung von Licht. Je nachdem, in welcher Versuchsanordnung man es untersucht, erscheint es als Welle oder Teilchen. So sei auch das »Selbst« in einem weiten, wellenähnlichen Zustand, wenn ein Mensch, völlig von seinen Teilen losgelöst, meditiert. Wenn diese Person versucht, den eigenen Teilen zu helfen, oder sich mit anderen Menschen auseinandersetzt, wird sie zu einem Individuum mit Grenzen – zu einem Teilchen. Es sei das gleiche Selbst, jedoch in unterschiedlichen Zuständen.

Auch im hypnosystemischen Ansatz wird eine steuernde Instanz etabliert. Im Sinne der Ökologie des Gesamtsystems achtet sie darauf, dass keiner zu kurz kommt und das System auf flexible Weise und der Situation angemessen handeln kann. Dazu bringt sich der Klient mithilfe seines Therapeuten in einen auch körperlich optimal balancierten Zustand, in dem es *gleichzeitig* möglich ist, alle Persönlichkeitsanteile, das Ganze und den Kontext zu betrachten. Aus dieser umfassenden Perspektive wird klar, welche Teile der »Dirigent« in den Vordergrund bitten kann, um zu handeln.

Menschen kommen vielfach dann in Therapie, wenn sie in einem oder mehreren unheilsamen Ich-Zuständen gefangen sind, indem sie sich mit ihnen identifizieren und deren Sicht auf sich selbst und die Außenwelt als Realität verkennen. Sie vergessen, dass sie mehr sind als diese Teile.

Hypnotherapeutisch können diese Zustände als Trancen verstanden und damit bearbeitbar werden. Es geht dann darum, andere Persönlichkeitsanteile zu aktivieren und Problem-Trancen durch Ressourcen-Trancen zu ersetzen. Dazu leitet man die Klienten an, aus einer dissoziierten Wahrnehmungsposition mit einzelnen Persönlichkeitsanteilen Kontakt aufzunehmen, ihnen eine Gestalt und eine Stimme zu geben und sie zu hören. Man kann ein Treffen aller Teile anregen, damit sich diese untereinander kennenlernen und austauschen, und sich dazu einen passenden Ort, einen Gastgeber, Konferenzleiter oder Moderator imaginieren.

6.4.8 Achtsamkeit in der Arbeit mit Persönlichkeitsanteilen

Der entscheidende Beitrag der Achtsamkeit zur Teilearbeit besteht in der Instanz des übergeordneten inneren Beobachters. Die damit verbundene Disidentifikation führt zu einer *Lösung zweiter Ordnung.* Statt die Ich-Energie von einem Zustand abzuziehen und sie einem anderen zuzuführen, übt man das Einnehmen eines Zustandes, wie er im Modell der inneren Familie (IFS) als »Selbst« beschrieben wird. Seine Qualitäten entsprechen jenen, die man in der Achtsamkeitspraxis entwickelt: Ruhe, Neugier, Klarheit, Kreativität, Mut, Vertrauen, Zuversicht, Mitgefühl und Verbundenheit.

Teilemodelle mit einer übergeordneten Instanz enthalten die Suggestion: Du bist mehr als die einzelnen Teile und mehr als deren Summe. Im Zustand des Beobachtens werden die Trennwände und Geschossdecken des Hauses, in dem die einzelnen Teile wohnen, und auch die Außenwände transparent, wodurch alle Teile und auch der Kontext immer präsent sind. Denn der in der Achtsamkeit kultivierte Zustand ist einer der Offenheit, der Weite und der Verbundenheit mit dem Ganzen. In der Praxis der Achtsamkeit wird diese Suggestion zur persönlichen Erfahrung.

In einer achtsamkeitszentrierten Arbeit mit dem Teilemodell achtet der Therapeut während der gesamten Therapiestunde darauf, welche Persönlichkeitsanteile aktiviert sind. Man kann diese Aktivierungen ansprechen *(»Da scheint sich ein Skeptiker zu melden?«)* und mit dem Klienten gemeinsam Namen für die Teile finden. Man kann sie externalisieren, indem man Symbole für die Teile sucht oder sie in Form einer *Teilelandkarte* auf einer Flipchart visualisiert.

Speziell der Wechsel zwischen den Aktivierungen unterschiedlicher Persönlichkeitsanteile kann beobachtet und angesprochen werden. Dies fördert die Einsicht in deren Wechselspiel und vermittelt beispielhaft das Einnehmen einer Beobachterposition gegenüber den einzelnen Anteilen. Modellhaft wirkt auch die wertschätzende Haltung des Therapeuten gegenüber den einzelnen Anteilen im Sinne der Allparteilichkeit. Jedem von ihnen wird eine grundsätzlich konstruktive Rolle in der Ökologie des Gesamtsystems zugeschrieben. Wenn Persönlichkeitsanteile Entwicklungen verhindern, gilt es, sich ihrem Anliegen zuzuwenden. Es empfiehlt sich, Teile in ihrer Beschützerfunktion ernst zu nehmen, diese zu würdigen und zu versuchen herauszufinden, wen oder was sie beschützen.

Insgesamt zielt das Vorgehen mehr darauf ab, das »Selbst in Führung« (Dietz u. Dietz 2007) zu bringen, als den einzelnen Teilen übermäßig viel Zeit zu widmen. Nach einiger Übung kann das »Selbst« des Klienten die Therapeutenfunktion übernehmen, den einzelnen Teilen einen angemessenen Platz geben und für sie sorgen. Der Therapeut kann dies unterstützen, indem er zwischendurch immer wieder fragt: *»Was würden Sie selbst oder eine fürsorgliche Instanz in Ihnen zu diesem Teil sagen?«* Man kann Klienten dazu anregen, auch außerhalb der Sitzung weiter mit den Teilen zu arbeiten, beispielsweise im »achtsamen inneren Dialog« (Weiss, Harrer u. Dietz 2010).

Im Hintergrund stellt sich immer auch die Frage, welche Erfahrungen gefehlt haben, sodass die Entwicklung einzelner Teile blockiert war. Gegebenenfalls kann man mit einzelnen Teilen im Sinne von korrigierenden Erfahrungen weiterarbeiten (siehe Abschnitt 6.6, S. 149 ff.). Ziel ist die Integration aller Teile, insbesondere auch von abgespaltenen, ins Exil geschickten Anteilen, die meist durch traumatische Erfahrungen entstanden sind.

An eine Geschichte kann man im Zusammenhang mit der Teilearbeit immer wieder erinnern – die Geschichte von den zwei Wölfen:

> Ein alter Indianer sitzt mit seinem Enkel am Lagerfeuer. Nach langem Schweigen berichtet der weise Mann aus seinem Leben: »Weißt du, im Herzen von jedem Menschen kämpfen zwei Wölfe. Einer ist selbstsüchtig, nachtragend und wütend, der andere ist liebevoll, sanft und mitfühlend.« »Und welcher der beiden gewinnt?«, fragt der Enkel besorgt. »Der, den du mehr fütterst!«, antwortet der Großvater.

So enthält Achtsamkeit implizit die Frage, welche Persönlichkeitsanteile wir füttern, indem wir ihnen unsere Aufmerksamkeit schenken, und wen wir damit in uns kultivieren. Das gilt für die Klienten ebenso wie für die Therapeuten. Die Suggestion lautet: Wir können entscheiden, wen wir mit »Ich-Energie« besetzen, welche Nervenzellnetzwerke wir wiederholt aktivieren und damit bahnen.

Ab einer gewissen Stufe der Bewusstseinsentwicklung kann der innere Beobachter als Hilfskonstrukt wieder losgelassen werden. Man benutzt ihn ähnlich wie ein Floß, das man braucht, um einen Fluss zu überqueren. Es ist aber anschließend nicht sinnvoll, das Floß auf dem Landweg mitzuschleppen. Die buddhistische Lehrerin Silvia Wetzel (2014) beschreibt diese Entwicklung folgendermaßen: Wenn wir immer wieder in der »Hängematte der Achtsamkeit« ruhen, erkennen wir irgendwann, dass das, was wahrgenommen wird, und das, was wahrnimmt, ein unteilbares Ganzes sind. Wir entdecken die Nicht-Dualität: dass wir nicht getrennt, sondern vielmehr mit allem verbunden sind, was ist und lebt.

Kernaussagen zum Perspektivenwechsel

- Die beiden Wahrnehmungspositionen des assoziierten und dissoziierten Erlebens in der Hypnose werden durch die des *teilhabenden Beobachtens* der Achtsamkeit ergänzt.
- Als Möglichkeit des Abstandnehmens in der dissoziierten Position kommt die Distanzierung durch *Disidentifikation* hinzu.
- Disidentifikation ist von Dissoziation zu unterscheiden. Sie erlaubt, mit dem unmittelbaren Erleben in Kontakt zu bleiben. Auch die *körperlichen Anteile des Erlebens* werden *nicht* abgespalten. Im Gegenteil: Sie können vertieft erlebt, untersucht und integriert werden.
- *Disidentifikation* stellt sich von selbst ein, wenn man die Beobachterposition einnimmt.
- (Re-)Aktualisierung von belastenden Erfahrungen ist so lange heilsam, als die *Beobachterhaltung* aufrechtbleiben kann und keine dissoziativen Phänomene als Schutzmechanismen aktiviert werden.
- Die Beobachterposition ist mit *Wahlfreiheit* verknüpft: Man kann im Beobachten bleiben und ein Phänomen studieren oder sich etwas anderem zuwenden. Man kann reagieren und handeln oder auch nicht.
- Der Therapeut kann den inneren Beobachter und die Disidentifikation für sich selbst nutzen und implizit *modellhaft* wirken, indem er Präsenz, Flexibilität, Offenheit und Weite, Ruhe, Gelassenheit und Geduld verkörpert.
- Der Therapeut kann das Prinzip des inneren Beobachters *erklären* und den Klienten in der Therapiestunde die entsprechenden Er-

fahrungen vermitteln. Man kann anregen, die Beobachterhaltung auch außerhalb der Sitzungen *einzuüben*.

- Der Therapeut kann während der *gesamten Therapiestunde* immer wieder auf die Anwesenheit des inneren Beobachters des Klienten achten und ihn dadurch kultivieren oder auf die Identifikation mit bestimmten Persönlichkeitsanteilen hinweisen.
- Achtsamkeitspraxis zielt darauf ab, den inneren Beobachter bei Bedarf auch *außerhalb der Therapiestunde* flexibel und verlässlich zur Verfügung zu haben.
- Das Einüben der Beobachterhaltung schlägt sich auch auf der *neurobiologischen Ebene* nieder. Als ihr neuronales Korrelat scheinen die durch Achtsamkeitspraxis erhöhte Aktivität im Frontalhirn und die erhöhte Konnektivität zwischen einzelnen Gehirnarealen plausibel.
- Das Konzept des inneren Beobachters bzw. das Einüben einer Beobachterhaltung kann auch die *Teilearbeit* bereichern. Im IFS-Modell zeigt das »Selbst« Überschneidungen mit dem inneren Beobachter und Zuständen der Achtsamkeit.
- Das Repertoire der Hypnotherapie kann es Klienten erleichtern, Zustände des Beobachters einzunehmen, wie etwa in den beiden folgenden Übungen.

Trance zum inneren Beobachter

Ziel: Diese Trance soll die Klienten mit einer Beobachterhaltung vertraut machen, der innere Beobachter soll erlebbar werden. Die Beobachterhaltung kann in der Folge als Basis und Ausgangszustand dienen, um auf neue Weise unliebsamen Erfahrungen oder ungeliebten und unverstandenen Persönlichkeitsanteilen zu begegnen.

Wenn Sie sich eingerichtet haben, auf diesem Sessel und irgendwann die Augen geschlossen, ... eine Haltung gefunden haben ..., die es Ihnen erlaubt, auf sich selbst zu achten, ... können Sie damit beginnen, das wahrzunehmen, was ohnehin da ist ... die Geräusche im Raum ... die Füße am Boden ... den Kontakt des Körpers mit dem Sessel ... die Worte ... Gedanken ... Und zu all dem können Sie sagen: Das ist so! ... Da bewegt sich jemand – das ist so ... da redet jemand – das ist so ... da taucht ein Gedanke auf – das ist so ... Alles wahrnehmen, ohne etwas zu wollen und ohne etwas zu sollen ... geschehen lassen, was von allein geschieht ... und alles, was nicht von allein geschieht, ist auch gut ... und kann helfen, mehr und mehr anzukommen bei sich selbst ... hier und jetzt ...

Und dann können Sie auf Ihren Atem achten ..., spüren, wie er kommt und wieder geht ... in diesem Auf und Ab ... auf und ab ... Sie können alles wahrnehmen und im Geiste ganz klar bleiben ... während Ihr Körper die Ruhe genießt, nichts zu tun ... Und dann können Sie zu Ihrem Atem zurückkehren ... und wenn Sie auf die kleine Pause achten am Ende des Ausatmens ... diese Stille ist ganz für Sie selbst ... und dann können Sie damit beginnen, zwei Dinge gleichzeitig wahrzunehmen ... die Berührung der Füße mit dem Fußboden und der Hände mit dem Stoff oder der Haut ... die Lehne im Rücken und Ihr Gewicht im Stuhl ... Ihre Gedanken und den Atem ... Und wenn Sie so weit gekommen sind, dann können Sie drei Dinge gleichzeitig wahrnehmen ... Ihre Gedanken, die Pause nach dem Ausatmen und die Füße am Boden ... oder die Empfindungen in Ihrem Rücken, die Hände und das Gewicht des Körpers im Sessel ... oder die Worte, den Atem und die Füße am Boden ... Und dann können Sie den inneren Blick noch weiter machen und damit beginnen, ein Gefühl für Ihren gesamten Körper zu entwickeln ... die Füße, die Beine, das Becken, Rücken, Schultern, Arme und Hände, Bauch, Brust, Hals und der Kopf ... alles verbunden miteinander ... ein Ganzes ... und mit jedem Atemzug weiter in diesen Zustand der Gleich-Gültig-Keit ... einen Zustand, in dem man offen ist ... verbunden und doch losgelöst ... bereit, den Blick auf die Dinge zu verändern ... sie auf eine neue Weise zu sehen ...

Und ich möchte Sie einladen, Ihren inneren Beobachter zu treffen ... dieses Wesen, das vorurteilsfrei, unvoreingenommen, klar und nüchtern und dabei gleichzeitig annehmend und liebevoll ist ... ein Wesen, das alles gesehen hat, dem nichts mehr fremd ist, ... und ich weiß nicht, wen Sie da vorfinden ... jetzt oder gleich ... und wie es aussieht ... ob es ein menschliches Wesen ist, das alles gesehen hat, ... und ich weiß nicht, wie Ihr Weg dahin aussiehst ... ob Sie bewusst suchen oder es Ihrem Unbewussten überlassen, Sie dorthin zu bringen ... oder ein anderes Wesen ist ... Nehmen Sie sich Zeit, Ihren inneren Beobachter zu finden ... und dann lassen Sie ihn erst mal auf sich wirken ... nehmen Sie ihn einfach nur wahr ... das Aussehen ... die Haltung ... die Gestik ... und was es sonst noch zu entdecken gibt ...

Bevor Sie dann vielleicht mit ein wenig Neugier in dieses Wesen hineinschlüpfen ... und für sich herausfinden, wie es ist ..., die Dinge und sich selbst mit diesem besonderen Blick zu betrachten, ... und ich bin mir nicht sicher, was dabei für Sie das Wesentliche ist, ... für manche Menschen ist es Freiheit, ... weil man nichts tun muss, nichts ändern muss, nichts festhalten muss ..., nur wahrnehmen ... Für andere ist es Stille oder tiefe Ruhe ..., die sich einstellt, weil alles sein darf, so wie es ist ... Für wieder andere ist es eher eine Weite ... weil alles Platz hat ..., und für manche ist es eine Klarheit ... durch diesen ungetrübten Blick auf die Dinge, wie sie sind ... was auch immer es für Sie sein mag ..., nehmen Sie sich noch einen Moment Zeit, herauszufinden, was diesen »Zustand« ..., diesen inneren Beobachter ausmacht ... und wie es sich in Ihrem Körper anfühlt, auf diese Weise zu sein ...

Um dann – wenn Sie mögen – mit den Augen des inneren Beobachters auf sich selbst zu blicken ... jetzt in diesem Moment auf diesem Sessel ... mit dieser neugierigen, offenen, annehmenden Haltung ... Und dann, um diese kleine Übung allmählich zu beenden, ... können Sie ganz allmählich wieder in Kontakt mit der Außenwelt kommen ... und vielleicht ist Ihr innerer Beobachter ja weiterhin mit dabei ... und wenn Sie atmen, wissen Sie, dass Sie atmen ... wenn Sie etwas spüren, wissen Sie, dass Sie spüren, und wenn Sie hören, wissen Sie, dass Sie hören ..., und Sie bemerken, wann Sie beginnen, sich zu bewegen ... oder sich Ihre Augen öffnen ... jetzt ... und auch darüber hinaus ...

[Mein Dank für diese Trance gebührt Frau Dr. Elsbeth Freudenfeld und Frau Daniela Schmid; vgl. Schmid u. Harrer 2008]

Disidentifikationsübung

Ich habe einen Körper, aber ich bin nicht mein Körper. Ich kann meinen Körper sehen und fühlen, und was gesehen und gefühlt werden kann, ist nicht der wahre Sehende. Mein Körper kann müde oder angespannt, krank oder gesund, schwer oder leicht, angstvoll oder ruhig sein. Aber das hat nichts mit meinem inneren Ich, dem Zeugen, zu tun. Ich habe einen Körper, aber ich bin nicht mein Körper.

Ich habe Wünsche, aber ich bin nicht meine Wünsche. Ich kann meine Wünsche erkennen, und was erkannt werden kann, ist nicht der wahre Erkennende. Wünsche kommen und gehen, sie ziehen durch mein Bewusstsein, aber sie berühren mein inneres Ich nicht, den Zeugen. Ich habe Wünsche, aber ich bin nicht die Wünsche.

Ähnliche Formulierungen wiederholen sich noch in Bezug auf Emotionen und Gedanken, die man hat, aber nicht ist. Den Schluss bildet der Satz:

Ich bin das, was übrig bleibt, ein Zentrum reinen Gewahrseins, der unbewegte Zeuge all dieser Gedanken, Emotionen, Gefühle und Empfindungen (nach Wilber 1996b).

6.5 Wirkprinzipien Akzeptanz, Gleichmut und Selbstmitgefühl

Psychotherapie soll im Kampf gegen Probleme unterstützen und von Symptomen befreien – mit diesem Wunsch suchen viele Menschen einen Therapeuten auf. Gerade Hypnose wird oft als letzter Rettungsanker gewählt, um loszuwerden, worunter man leidet. Wenn es gelingt, die Erwartungen zu nutzen, können sich diese Hoffnungen manchmal erfüllen.

Das »Gelassenheitsgebet« weist darauf hin, dass es auch Dinge gibt, die *nicht* zu verändern sind, und dass uns neben der Veränderung noch ein zweites Programm zur Verfügung steht: Gelassenheit.

> Lieber Gott, gib mir den Mut und die Kraft, zu verändern, was ich verändern kann. Gib mir die Gelassenheit, zu ertragen, was ich nicht verändern kann. Und gib mir die Weisheit, das eine vom anderen zu unterscheiden.

Die Botschaft ist eindeutig: Wir können unser Leiden auch verringern, indem wir die Haltung demgegenüber verändern, worunter wir leiden. Ein höchst kreativer Lehrmeister, Probleme und Symptome mittels *Utilisation* (Trenkle 2015) und *Reframing* (Gerl 2015) in einem neuen Licht erscheinen zu lassen, war Milton H. Erickson.

Auch Jon Kabat-Zinn (2011) vermittelte in seinem Gruppenprogramm, dass Hilfe nicht nur von außen kommt und dass Achtsamkeitsschulung ein traditionsreicher Weg sei, sich von Leiden zu befreien, indem man die Haltung gegenüber unliebsamen Erfahrungen verändert. Als er 1979 in Massachusetts das erste Mal einen Achtsamkeitskurs anbot, sprach er vor allem Menschen an, bei denen aus Sicht der Schulmedizin alle Möglichkeiten zur Linderung der Symptome ausgeschöpft waren.

Das Wirkprinzip der Akzeptanz hat in den letzten Jahren Eingang in die Psychotherapie gefunden, obwohl deren Leistungen entsprechend dem veränderungsorientierten medizinischen Modell zumeist an der Verringerung der Symptomatik gemessen werden. Die Akzeptanz fand ihren Platz zunächst in Bereichen, in denen es darum geht, Unveränderliches zu bewältigen, wie etwa in der Onkologie oder bei chronischen Krankheiten. Dort, wo der Kampf *gegen* ein Problem dominiert, hilft nicht selten die Einsicht in das »Paradoxon der Veränderung«: Wenn wir aufhören, gegen etwas zu kämpfen, geschieht Veränderung oft von selbst.

Diese Erkenntnis erinnert daran, was Buddha über die Ursachen von Leiden sagt: Sie entstehen, wenn wir Dinge, die sind, nicht wollen und ablehnen, und wenn wir Dinge, die nicht sind, haben wollen. Die Medizin gegen Hass und Gier ist Gleichmut; und Gleichmut lässt sich durch Achtsamkeitspraxis schulen.

6.5.1 Utilisationsprinzip, Reframing und Akzeptanz

Milton Erickson ist ein großes Vorbild darin, Menschen in ihrer Einzigartigkeit wahrzunehmen und sie so zu akzeptieren, zu respektieren und zu würdigen, wie sie sind. Veränderungen erreichte er oft dadurch, dass er Symptomen neue Funktionen und Bedeutungen gab, die es erleichterten, sie zu akzeptieren, besser mit ihnen zu leben oder sie sogar zieldienlich zu nutzen.

Bekannt ist das Beispiel einer jungen Frau, die nicht mehr leben wollte, weil ihr alles sinnlos vorkam. Sie träumte davon, zu heiraten, war sich aber sicher, nie einen Mann zu finden, da sie aufgrund einer großen Zahnlücke zwischen den Schneidezähnen völlig unattraktiv sei. Erickson gab ihr als Hausaufgabe, jeden Abend Wasser in den Mund zu nehmen und so lange zu üben, bis sie durch ihre Zahnlücke zwei Meter weit spritzen und gut zielen konnte. Erickson hatte herausgefunden, dass es doch einen ebenfalls schüchternen jungen Mann gab, für den sich die Frau interessierte. Er fand sich auffallend häufig gerade dann am Trinkbrunnen ein, wenn sie auch dort war. Erickson verfolgte damit eine Absicht: Nachdem die Frau genug geübt hatte, motivierte er sie, diesen Mann aus zwei Metern Entfernung anzuspritzen und dann wegzulaufen. Dieser rannte überrascht hinter ihr her, nahm kurz Körperkontakt auf und lief seinerseits wieder weg. Am nächsten Tag stand er mit einer Wasserpistole am Brunnen, spritzte sie nass und lud sie zum Essen ein. Nach kurzer Zeit war von den Suizidgedanken keine Rede mehr. Die beiden heirateten und bekamen mehrere Kinder.

Ericksons Grundhaltung der Akzeptanz führte ihn zum *Utilisationsprinzip*, nach dem *jede* spontan und natürlich auftretende Verhaltensweise und Reaktion des Klienten zieldienlich genutzt werden kann. Jedes Verhalten kann zur Induktion und Vertiefung von Trancen, zur Erreichung von therapeutischen Teilzielen oder des eigentlichen Therapieziels genutzt werden. Manchmal kann das Verhalten oder die Eigenschaft sogar in jenem Kontext genutzt werden, in dem es bislang als problematisch empfunden wurde, so wie im obigen Beispiel die Zahnlücke die Kontaktaufnahme mit dem zukünftigen Ehemann ermöglichte.

Zur Akzeptanz von Verhaltensweisen trägt auch das Reframing bei. Im *Kontextreframing* sucht man nach einem Rahmen, in dem ein zunächst als unpassend erscheinendes Verhalten sinnvoll und zieldienlich wäre. Häufig lassen sich Schutzmechanismen von Erwachsenen besser verstehen und akzeptieren, wenn man sie in einem Reframing als Lernerfahrungen des Kindes deutet, das sich unter anderen Bedingungen schützen musste und einen Persönlichkeitsanteil entwickelte, der sich nun wieder meldet. Im *Bedeutungsreframing* bekommen die Dinge eine neue Bedeutung, so wie die Drachen in Rilkes 1904 geschriebenem Brief an einen jungen Dichter:

> »Wie sollten wir jener alten Mythen vergessen können, die am Anfange aller Völker stehen, der Mythen von den Drachen, die sich im äußersten Augenblick in Prinzessinnen verwandeln; vielleicht sind alle Drachen unseres Lebens Prinzessinnen, die nur darauf warten, uns einmal schön und mutig zu sehen. Vielleicht ist alles Schreckliche im tiefsten Grunde das Hilflose, das von uns Hilfe will« (Rilke 2016).

6.5.2 Akzeptanz

Akzeptiert und genau so geliebt zu werden, wie man ist, ist wohl eine Ur-Sehnsucht aller Menschen. Bei vielen unserer Klienten blieb sie unerfüllt. Der »Glanz im Auge der Mutter« und das daraus abgeleitete Gefühl, wertvoll und willkommen zu sein, bildet die Grundlage für Selbstakzeptanz, Selbstliebe und Selbstfürsorge. Sich selbst besser akzeptieren zu können, ist ein wesentliches Ziel vieler Psychotherapien. In der Entwicklung von Akzeptanz lassen sich auf einem Kontinuum *fünf Schritte* beschreiben (Germer 2009): (1.) Den Ausgangspunkt bildet die Aversion: Das Unangenehme wird – so gut es geht – vermieden. Der Widerstand ist groß, sich damit auseinanderzusetzen, trotzdem oder gerade deshalb nimmt es viel Raum ein. (2.) Auf der Stufe der Neugier gelingt es, sich dem bisher Vermiedenen mit Interesse zuzuwenden. (3.) Man gewinnt an Toleranz, wird sich zunehmend sicherer, es aushalten zu können. (4.) Auf der Stufe des Erlaubens lässt man zu, dass es kommt und geht. (5.) Schließlich entwickelt sich Freundschaft. Es gelingt, selbst im Unangenehmen die verborgenen Werte zu sehen, es zu umarmen und zu integrieren (vgl. Abb. 6).

Die buddhistische Lehrerin und Psychotherapeutin Tara Brach (2013) führte den Begriff der *radikalen Akzeptanz* ein. Sie versteht darunter, klar zu erkennen, was in unserem Inneren vorgeht, und

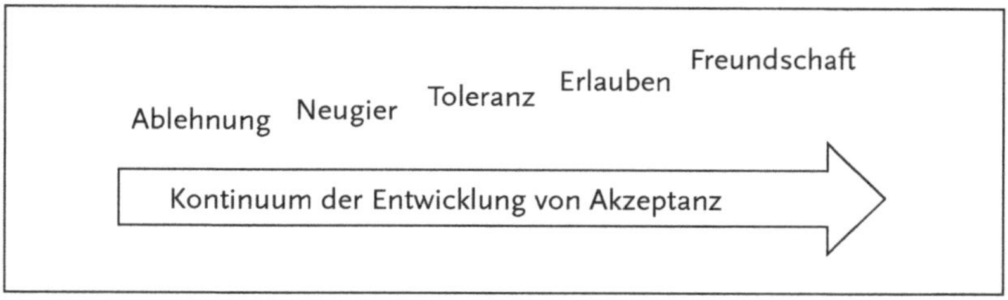

Abb. 6: Kontinuum der Entwicklung von Akzeptanz (nach Germer 2009)

das Wahrgenommene mit einem aufgeschlossenen, freundlichen und liebevollen Herzen anzuschauen. Sie spricht von einer Trance des geringen Selbstwertgefühls, die wir aufrechterhalten, indem wir Ängste und Getrenntheit nähren. Wir nähren sie, wenn wir uns vor Teilen oder Aspekten unserer Erfahrung verschließen, wenn unser Herz irgendeinen Teil von dem, wer wir wirklich sind und was wir fühlen, ausschließt. Die radikale Akzeptanz demontiere die Grundlagen dieser Trance.

Aus der Arbeit mit Menschen mit Borderline-Symptomatik entwickelte Marsha Linehan die »Dialektisch-Behaviorale Therapie« (vgl. Bohus u. Wolf 2009). Darin beschreibt sie das radikale Annehmen als den einzigen Weg aus der Hölle, als Weg, um unerträgliches Leiden in tragbare Schmerzen zu verwandeln. Radikales Annehmen bedeutet für sie, den Kampf gegen die Realität loszulassen und sich nicht mehr zu weigern, die Realität so zu sehen, wie sie ist. Dieses Annehmen der Realität werde allerdings oft missverstanden. Es bedeute, weder etwas zu billigen oder gar gutzuheißen noch passiv zu resignieren. Radikales Annehmen sei etwas höchst Aktives, zu dem man sich entscheiden muss.

6.5.3 Gleichmut

Bei der Entwicklung von Akzeptanz bewegt man sich auf dem oben beschriebenen Kontinuum von Ablehnung und Vermeidung bis hin zur freundschaftlichen Umarmung. Die Haltung, die in der Achtsamkeitspraxis kultiviert wird, lässt sich besser als Gleichmut beschreiben (Desbordes et al. 2015). Unter Gleichmut versteht man eine Haltung, die bestimmten Erfahrungen weder positiv noch negativ gegenübersteht, eine Haltung *jenseits* aller Bewertungen. Man wendet sich der Erfahrung durchaus aktiv zu, man hat keine Vorlieben, sucht nichts und vermeidet nichts, steht ihren angenehmen und unangenehmen Aspekten eben gleichmütig gegenüber. Man ist offen und interessiert, etwas so wahrzunehmen, wie es ist, ohne es verändern zu wollen. Man will einfach sehen, hören, spüren und erfassen, wie etwas wirklich ist.

Man kann Gleichmut als die radikale Erlaubnis definieren, alles wahrzunehmen, zu empfinden und zu fühlen, was ist. Nach außen hin gibt Gleichmut die Freiheit, Gefühlen Ausdruck zu verleihen oder auch nicht, je nachdem, was in einer Situation angemessen ist (Young 2004).

6.5.4 Wege zur Entwicklung von Gleichmut

Gleichmut entwickelt sich parallel zur Disidentifikation, die aus der Beobachterposition erwächst. In Therapien sind dazu noch Prozesse der Nachreifung von Bedeutung, in denen das Therapeutenmodell verinnerlicht wird. Das betrifft sowohl die in der therapeutischen Beziehung erlebte Wertschätzung und Akzeptanz als auch die nicht bewertende, allparteiliche, offene und interessierte Haltung des Therapeuten.

Shinzen Young (2004) beschreibt zwei konkrete Wege, Gleichmut zu entwickeln: Auf dem einen Weg werden Zustände des Gleichmuts absichtsvoll eingeladen, auf dem anderen trachtet man danach, sie wahrzunehmen, wenn sie spontan auftreten. Wenn man sie mit Wachheit bemerkt, ergibt sich die Gelegenheit, die Natur des Gleichmuts zu erforschen. Bei der regelmäßigen Anwendung dieser Praxis wird er häufiger auftreten und länger anhalten.

Auf der Ebene des Körpers lässt sich Gleichmut absichtsvoll kultivieren, indem man den ganzen Körper in einen möglichst entspannten Zustand bringt und darin verweilt. Dies beginnt damit, dass man immer früher wahrnimmt, wenn sich etwas zu verspannen beginnt, und man – so gut es geht – wieder loslässt. Wenn es nicht möglich ist, sich körperlich zu entspannen, wechselt man das Programm zum akzeptierenden Beobachten der Anspannung.

Auf der Ebene des Geistes kann man versuchen, negative Bewertungen über die gegenwärtigen Erfahrungen loszulassen, indem man eine Haltung der liebevollen Akzeptanz kultiviert und Fakten behutsam als Fakten anerkennt. Wenn das nicht gelingt, kann man auch hier wieder die Bewertungen selbst zum Gegenstand der Beobachtung machen.

In einer Studie (Taylor et al. 2013) finden sich bei erfahrenen Meditierenden andere neuronale Muster, die Hinweise auf Gleichmut geben, als bei Anfängern. Anfänger zeigen eher Zustände von *erhöhter* kognitiver Kontrolle und Regulation im Sinne einer aktiven Neubewertung. Bei Erfahrenen kann man die verringerte Aktivität des Default-Mode-Netzwerks als Zeichen der Nicht-Reaktivität deuten (siehe Abschnitt 3.2.1, S. 68 ff.). Das stimmt mit der Hypothese überein, dass sich der Gleichmut langsamer entwickelt und dieser Prozess länger braucht als die Schulung der Fähigkeiten zur Aufmerksamkeitslenkung (Desbordes et al. 2015).

6.5.5 Mitgefühl

Im buddhistischen Sinn bezieht sich Mitgefühl auf eine akzeptierende Haltung gegenüber leidenden Wesen. Mitgefühl beinhaltet den Wunsch, dem leidenden Wesen möge es besser gehen, womit Mitgefühl weniger als Emotion, sondern eher als *Motivation* verstanden wird (Sze u. Kemeny 2013). Der Mitfühlende bleibt in einem ruhigen, warmen und wohlwollenden Zustand, ohne dass in ihm ähnliche Gefühle auftauchen wie bei jener Person, für die er Mitgefühl empfindet. Dass sich Mitgefühl von Mitleid und Empathie unterscheidet, zeigen auch die Aktivierungsmuster im Gehirn (Klimecki, Ricard u. Singer 2013).

Im frühen Buddhismus gilt Mitgefühl als einer der vier »himmlischen Verweilzustände«: Mitgefühl, liebende Güte, Mitfreude und Gleichmut. Das Ziel der Geistesschulung besteht dort in einer Balance zwischen diesen vier Zuständen. So gelte es, *Gleichmut* zu üben, wenn etwa durch die Praxis der *liebenden Güte* die Anhänglichkeit wächst. Wenn eine übermäßige Betonung des Gleichmuts zu Gleichgültigkeit führen könnte, wechselt man zur Kultivierung von *Mitgefühl*. Wenn man sich die Leiden der Welt übermäßig bewusst macht, bestehe bei Anfängern die Gefahr, auszubrennen oder depressiv zu werden. In diesem Fall möge man dazu übergehen, die *Mitfreude* an positiven Aspekten des Erlebens und am Glück anderer zu kultivieren (Goleman 2003).

6.5.6 Selbstmitgefühl

Wenn die wohlwollende Aufmerksamkeit eines Menschen auf ein leidendes Wesen trifft, entsteht natürlicherweise Mitgefühl. Wenn sie auf eigenes Leiden trifft, entsteht Selbstmitgefühl. Nach einem buddhistisch inspirierten Konzept lassen sich beim Selbstmitgefühl *(Self-Compassion)* drei Dimensionen unterscheiden (Neff 2012):

1) Die erste ist *Freundlichkeit* und eine verstehende Haltung dem eigenen Leiden sowie jenen Anteilen gegenüber, die einem selbst als ungenügend erscheinen. Diese Haltung bildet den Gegenpol zur Selbstkritik und Selbstverurteilung.
2) Die zweite Dimension ist *menschliche Verbundenheit*. Im Sinne der buddhistischen Psychologie werden leidvolle Erfahrungen als ein unvermeidbarer Teil des menschlichen Lebens verstanden, als das Resultat eines komplexen Zusammenspiels vieler innerer und äußerer Ursachen. Im Gegensatz dazu fühlen sich viele Menschen für ihr eigenes Unglück verantwortlich, sie entwickeln Schuldgefühle, schämen sich und erleben sich als von anderen, vordergründig glücklichen Menschen getrennt und isoliert.
3) Der dritte Aspekt beschreibt ein *achtsames Gewahrsein* auch von schmerzhaften Empfindungen, Gefühlen und leidenden Persönlichkeitsanteilen, allerdings ohne sich in übermäßiger Weise mit ihnen zu identifizieren.

Die Zunahme von Selbstmitgefühl ist möglicherweise ein Schlüssel zur Wirkung der Achtsamkeit. So erwiesen sich in einer achtsamkeitsbasierten Behandlung depressiver Menschen die Erhöhung von Achtsamkeit und von Selbstmitgefühl als Faktoren, die zur Verringerung der depressiven Symptomatik beitrugen (Kuyken et al. 2010).

Wie kann man nun Selbstmitgefühl entwickeln und kultivieren? Wenn Mitgefühl aus dem unmittelbaren Kontakt mit einem leidenden Wesen erwächst, besteht der erste Schritt zum Selbstmitgefühl darin, mit dem eigenen Leiden und dem damit verbundenen Schmerz in Berührung zu kommen. Dieser Schritt der Selbstwahrnehmung wird aber normalerweise so weit wie möglich vermieden. Da die Achtsamkeit die wache Wahrnehmung des Körpers und der Gefühle verfeinert und intensiviert, fördert sie gleichsam als Nebenwirkung auch das Mitgefühl für sich selbst. Sie führt zu einem Verständnis dafür, wie Leiden entsteht, und damit zu einem freundlicheren Blick auf sich selbst. Als weitere Schritte folgen auf natürliche Weise nicht nur eine höhere Bewusstheit für die eigenen Bedürfnisse, sondern auch Selbstliebe und Selbstfürsorge.

Kernaussagen zu Akzeptanz, Gleichmut und Selbstmitgefühl

- Das Wirkprinzip der Akzeptanz findet sich in der Hypnotherapie implizit in der vom *Utilisationsprinzip* geprägten therapeutischen Haltung. Auch Reframing fördert die Akzeptanz.
- Darüber hinaus kann beim Klienten die Einsicht gefördert werden, wann der Kampf gegen Symptome kontraproduktiv ist. Dann kann man das *neue Ziel* ansteuern: Gleichmut zu kultivieren. Meist ist es allerdings sinnvoll, parallel an Veränderung und Gleichmut zu arbeiten.
- Um den Gleichmut zu fördern, bietet sich die *Achtsamkeitspraxis* an, in der das Einnehmen einer Beobachterposition, Disidentifikation, kognitive Defusion und Akzeptanz kultiviert werden.
- Gleichmut kann auf der körperlichen Ebene im Sinne von *Entspannung* und auf der kognitiven Ebene über den Verzicht auf Bewertungen bzw. über das Beobachten des Bewertens gefördert werden.
- Das Konzept des *Selbstmitgefühls* bietet neue Möglichkeiten im Umgang mit eigenen leidenden und scheinbar ungenügenden Anteilen. Es lässt sich auch in der Teilearbeit umsetzen.
- Um Akzeptanz, Gleichmut und Selbstmitgefühl zu fördern, kann man die diesbezüglichen Konzepte vermitteln und mit den Zielen des Klienten verknüpfen.
- In Anleitungen zu Achtsamkeitsübungen und in Trancen kann man entsprechende *Suggestionen* einbauen, um Erfahrungen in diese Richtung zu intensivieren.
- Der Gleichmut des Therapeuten hat *Modellwirkung*.
- Nicht zuletzt können die *Therapeuten* für sich selbst profitieren, wenn sie Gleichmut, Selbstakzeptanz und Selbstmitgefühl pflegen, speziell im Umgang mit den eigenen Grenzen.

Übung zu Dankbarkeit, liebender Güte, Selbstmitgefühl und Mitgefühl

Nehmen Sie die zum Üben vertraute Körperhaltung ein. Geben Sie sich ein paar Minuten Zeit, zunächst den Atem zu beobachten und dann die Aufmerksamkeit zu erweitern, um schließlich – soweit das möglich ist – den ganzen Körper im Fokus zu halten.

Suchen Sie ganz bewusst eine freundliche und liebevolle innere Haltung zu sich selbst, vielleicht so, wie eine liebende Mutter ihr Kind anschauen würde.

In dieser Haltung wenden Sie sich der Atmung zu und machen Sie sich bewusst, dass Ihre Lungen jetzt und jeden Tag Ihren Körper mit Sauerstoff versorgen. Bemerken Sie, wie Ihren Lungen gegenüber Wertschätzung und Dankbarkeit auftauchen. Wenden Sie sich in dieser wohlwollenden Weise auch anderen Teilen Ihres Körpers zu, um sie mit Wertschätzung und Dankbarkeit im Bewusstsein zu halten.

In einem weiteren Schritt sind Sie eingeladen, die folgenden vier Sätze mit Ihrer sanften inneren Stimme immer wieder zu sich selbst zu sagen, langsam, um ihnen nachzuspüren:

Möge ich sicher sein ... Möge ich in Frieden leben ... Möge ich freundlich zu mir selbst sein ... Möge ich mich selbst so akzeptieren, wie ich bin. (Sie können diese Sätze auch so weit verändern, dass sie genau für Sie passen.)

Zwischendurch können Sie auch immer wieder zum Spüren des Körpers zurückkehren, um ihn mit Freundlichkeit und Wohlwollen wahrzunehmen.

Wenden Sie sich dann einem Körperteil zu, der des Mitgefühls bedarf, etwa weil er nicht so perfekt ist, wie Sie es gerne hätten, weil er mit unangenehmen Erfahrungen verknüpft ist oder schmerzt oder Sie ihn aus anderen Gründen normalerweise ablehnen. Bleiben Sie dabei im inneren Wohlwollen und verbinden Sie es mit diesem Bereich Ihres Körpers, indem Sie sich auch ihm mit Freundlichkeit zuwenden und ihn wahrnehmen. Dabei können Sie die für Sie passenden Sätze innerlich wiederholen:

Möge ich sicher sein ... Möge ich in Frieden leben ... Möge ich freundlich zu mir selbst sein ... Möge ich mich selbst so akzeptieren, wie ich bin.

Sie können dabei auch mit der Aufmerksamkeit zwischen einzelnen Teilen Ihres Körpers hin- und herpendeln. Sie können das so lange tun, bis es Ihnen möglich ist, auch die ansonsten problematischen Bereiche Ihres Körpers liebevoll im Gewahrsein zu halten.

Abschließend haben Sie die Möglichkeit, Ihr Wohlwollen und Ihre liebende Güte mit allen leidenden Lebewesen zu teilen und die Verbundenheit mit ihnen zu spüren, indem Sie folgende Sätze innerlich immer wieder zu sich selbst sagen:

Mögen alle Lebewesen in Sicherheit leben ... Mögen alle Lebewesen in Frieden leben ... Mögen alle Lebewesen mit Leichtigkeit leben ... Mögen alle Lebewesen glücklich sein.

Am Ende der Übung können Sie noch einmal zu Ihrem Atem zurückkehren, um dann einen sanften und angenehmen Übergang zum Alltagsbewusstsein zu finden (vgl. Germer, Neff u. Hölzel 2012).

Variante der Übung: Selbstmitgefühl gegenüber einem als schwierig erlebten Persönlichkeitsanteil

Wenn Sie mit der Teilearbeit vertraut sind, können Sie die gleiche Übung auch mit einzelnen Ihrer Persönlichkeitsanteile machen. Statt Ihrer Lunge wenden Sie sich dann zum Beispiel Ihrem »inneren Kritiker«, einem Ihrer »inneren Kinder« oder jedem anderen Teil zu, der Ihrer wohlwollenden Aufmerksamkeit bedarf. Auch ihnen kann durch Ihr Mitgefühl geholfen werden. Entsprechende Sätze würden dann etwa so lauten:

Mögest du sicher sein .... Mögest du in Frieden leben .... Möge dir Freundlichkeit begegnen .... Mögest du so akzeptiert sein, wie du bist.

6.6 Wirkprinzipien Problemaktualisierung und korrigierende Erfahrungen

Ein rein lösungsorientiertes Vorgehen greift vor allem bei jenen Klienten zu kurz, denen wesentliche, für ihre Entwicklung notwendige Erfahrungen fehlen, und dort, wo traumatische Erfahrungen noch nachwirken. Aus all dem, was Menschen insbesondere in ihrer Kindheit erleben, kristallisieren sich Modelle der Welt heraus. Sie kommen in Therapie, wenn diese Modelle sie krank machen, einschränken und daran hindern, sich am Leben zu freuen. Die Kunst der Therapie besteht nun darin, neue Erfahrungen anzubieten, die den bisherigen Modellen widersprechen, und dabei zu unterstützen, Traumatisches zu integrieren. In der Therapie lernen die Klienten, mit neuen Augen auf sich selbst zu schauen, den eigenen Körper, ihre Gefühle und ihre Bedürfnisse neu wahrzunehmen, sich zu regulieren, gut für sich zu sorgen und nährende Beziehungen zu leben.

Im folgenden Kapitel geht es im Wesentlichen um das Angebot von heilsamen neuen Lernerfahrungen: wie sie wirken, wie man herausfinden kann, welche Erfahrungen den Klienten fehlen, wie man sie vermitteln kann und welche Möglichkeiten Hypnose und Achtsamkeit dazu bieten.

6.6.1 Prinzip Gedächtnisrekonsolidierung

Jene Gedächtnisspuren, die prägende Erfahrungen hinterlassen, können wieder verwehen oder zumindest modifiziert werden. Um neuronale Aktivierungsmuster zu verändern, müssen aus neurobiologischer Sicht die problemassoziierten Nervenzellnetzwerke aktiviert werden. Allerdings ist ein reines Abrufen von belastenden oder traumatischen Erinnerungen durch Erzählungen und Reinszenierungen *nicht* heilsam. Es kann sogar dazu führen, dass diese Muster immer leichter automatisch angeknipst werden. Problemaktualisierung ist nur dann heilsam, wenn sie während der Aktivierung mit neuen, korrigierenden Erfahrungen verknüpft wird. Man geht davon aus, dass Gedächtnisspuren bei ihrem Abruf dann *labilisiert* und einer Neubearbeitung zugänglich werden, wenn sie *gleichzeitig* mit Erfahrungen verknüpft werden, die mit den ursprünglichen nicht kompatibel sind. Rekonsolidierung bedeutet, dass sie nach einer Labilisierung auf eine neue Weise, mit zusätzlichen Elementen verknüpft wieder neu abgespeichert werden (Ecker, Ticic u. Hulley 2015). In diesem Sinne wirken jene therapeutischen Vorgehensweisen, die man als korrigierende emotionale Erfahrungen bezeichnet (Alexander a. French 1946).

6.6.2 Wege, um herauszufinden, welche Erfahrungen fehlen

Im Kern gleichen die Menschen einander in dem, was sie brauchen, um sich zu entwickeln und zu erblühen. So lassen sich beispielsweise *vier emotionale Grundbedürfnisse* beschreiben (Mende 2006): Bindung, Autonomie, Orientierung und Kompetenz. Im Grundbedürfnis nach *Bindung* wäre die Sehnsucht nach Schutz, Wärme, Wertschätzung und Zugehörigkeit enthalten. *Autonomie* würde bedeuten, mit seinen Bedürfnissen von anderen Menschen respektiert zu werden, über sich selbst bestimmen und frei entscheiden zu können. *Kompetenz* wäre das Bedürfnis, kontrollieren und die Umwelt beeinflussen zu können und über die dazu notwendigen Ressourcen zu verfügen. Das Bedürfnis nach *Orientierung* würde jenes nach Sinn und einem wertebezogenen Leben beinhalten, verknüpft mit der Erwartung, die eigenen Ziele auch erreichen zu können. Leben gelingt, wenn man keines dieser Grundbedürfnisse vernachlässigt. Therapie kann notwendig werden, wenn diese Balance für längere Zeit aus dem Lot gerät.

Wenn bestimmte Beziehungserfahrungen fehlen, kann man sich an *sechs Beziehungsmotiven* (Sachse et al. 2009) orientieren: (1.) *Anerkennung/Akzeptanz* als das Motiv, von anderen Personen positiv wahrgenommen und definiert zu werden. All das dient dazu, sich selbst positiv sehen zu können. (2.) *Wichtigkeit* ist das Motiv, für andere Menschen von Bedeutung zu sein und in ihrem Leben eine Rolle zu spielen. (3.) *Verlässlichkeit* ist das Streben nach Beziehungen, die stabil, die Zeit überdauernd und belastbar sind. (4.) *Solidarität* ist die Sehnsucht danach, dass eine Person für einen da ist, dass man Hilfe, Unterstützung und Schutz bekommt, wenn man es braucht. (5.) *Autonomie* ist das Bedürfnis, eigene Entscheidungen zu treffen und selbst über sein Leben zu bestimmen. Diese Autonomie soll von anderen akzeptiert und nicht eingeschränkt werden. (6.) *Grenzen/Territorialität* bezeichnen das Motiv, ein eigenes, abgegrenztes Territorium zu definieren und dass dessen Grenzen respektiert werden. Diese Grundbedürfnisse und Motive können Orientierung geben, das Unerfüllte aus den Erzählungen und Inszenierungen der Klienten herauszuhören.

Im Rahmen einer *strukturellen Diagnostik* kann man die Reifegrade der zur Verfügung stehenden Ich-Funktionen beschreiben. Gibt es einen Entwicklungsbedarf im Bereich einer differenzierten Selbst- und Objektwahrnehmung, der Regulation von Emotionen und Selbstwert, der Kommunikation oder im Bereich von Grenzen?

Zum Verständnis der Beziehungserfahrungen unserer Klienten gilt es, alles nutzbar zu machen, was sich in der therapeutischen Beziehung inszeniert. Gerade sehr frühe Erfahrungen können nicht in Worte gefasst, sondern zunächst nur als *Enactments* durch Reinszenierung in der therapeutischen Dyade kommuniziert werden. Die Aufgabe des Therapeuten ist es, für alles in der Beziehung Auftauchende *Container* zu sein und gemeinsam mit dem Klienten um ein Verstehen dessen zu ringen, was abläuft, und schließlich dafür Worte zu finden.

Verständnis für die biografische Entwicklung ergibt sich oft auch aus auftauchenden Erinnerungen im Rahmen von regressiven Trancen. Eine spezifische Möglichkeit, Zugang zu prägenden Szenen zu bekommen, ist die *Affektbrücke* (Watkins 1971). Dabei greift man ein Gefühl auf, das aus einer aktuellen Situation heraus nicht verstehbar ist, und intensiviert es, bis der Klient von ihm absorbiert ist. Dann regt man ihn an, sich entlang dieses Gefühls auf die Suche nach jener Situation zu begeben, in der es seinen Anfang nahm. In einem achtsamkeitszentrierten Vorgehen würde man sich an den inneren Beobachter wenden und durch Fragen nach verschiedenen Dimensionen des Gefühls dazu anregen, es genauer und intensiver wahrzunehmen.

Wenn es um die Erforschung der Ursprünge eines Glaubenssatzes geht, könnte man gemeinsam mit dem Klienten herausfinden, welcher Persönlichkeitsanteil diesen Glaubenssatz vertritt, und speziell auch die für diesen Anteil spezifische *körperliche* Aktivierung vertiefen und erforschen. Für ein achtsamkeitszentriertes Vorgehen wäre auf jeden Fall typisch – so wie eben auch in der Affektbrücke –, *bottom up* vorzugehen, d. h., den Körper als Ausgangspunkt zu nehmen: ein Gefühl, eine bestimmte Form der Anspannung, das Hineinspüren in eine langsame, wiederholt auftretende Bewegung beispielsweise einer Hand oder des Kopfes, die bei der Behandlung eines Themas regelmäßig auftaucht. Der entscheidende Unterschied zur Hypnose liegt in der möglichst kontinuierlichen Anwesenheit des inneren Beobachters.

6.6.3 Wege, um neue, korrigierende Erfahrungen anzubieten

In jeder Form der Psychotherapie bietet sich die Möglichkeit, korrigierende Erfahrungen im Rahmen der therapeutischen Beziehung zu vermitteln. In der Hypnotherapie geschieht das oft allein schon dadurch, dass sich der Therapeut um einen guten Rapport bemüht und sich aus dem Utilisationsprinzip eine wertschätzende und einfühlsame therapeutische Grundhaltung ergibt. In der Beziehungsgestaltung können – je nach Klient und dessen oben beschriebenen Bedürfnissen – bestimmte Erfahrungen betont werden, indem man ihnen besondere Aufmerksamkeit schenkt und sie suggestiv verstärkt, wie etwa Autonomie oder Kompetenz. »Sie können selbst entscheiden …«, »Sie wissen um Ihre Kompetenzen …« etc.

In der Trance ergibt sich eine korrigierende Beziehungserfahrung oft allein schon durch die heilsame Form von Nähe. Sie ähnelt einer frühen Mutter-Kind-Beziehung, bei der die Mutter dem Kind ein Wiegenlied vorsingt, eine Geschichte erzählt oder es einfach im Arm hält. Diese symbiotische Nähe ermöglicht es, in der Gegenwart eines anderen ganz bei sich zu sein und im Rahmen einer emotional bedeutenden Beziehung loszulassen und in diesem Loslassen wachsen zu können. Mit dem Ziel, ihre Defizite in der frühen Symbiose wettzumachen, stellt der Aufbau dieser »hypnotischen Beziehung« insbesondere bei Klienten mit frühen Störungen den eigentlichen Inhalt der hypnosepsychotherapeutischen Arbeit dar (Zindel 2009).

In der Trance gibt es darüber hinaus viele Möglichkeiten, aktivierten Kind-Anteilen Erfahrungen im Sinne einer Nachbeelterung anzubieten. Dabei kann man prägende Szenen neu erleben lassen,

1) indem man den *Erwachsenen von heute* anregt, dem Kind beizustehen;
2) indem man das Kind in der Trance jene *»idealen« Elternfiguren* erleben lässt, die ihm hätten geben können, was es gebraucht hätte. Als Voraussetzung dafür kann man dem Vater und der Mutter des Klienten jeweils jene »idealen« Eltern zur Seite stellen, die *sie* gebraucht hätten. Dann hätten sie für ihr Kind, den Klienten, auf eine Weise da sein können, wie es angemessen gewesen wäre. Diese neue Weise kann man dann ausgestalten und erfahrbar machen;
3) indem man anbietet, den Therapeuten in symbolisierter Form im Sinne der *aktiven Introjektion* (Zindel 1996) mit ins Bild zu nehmen, und dieser die ihm zugeteilte Rolle emotional annimmt *(Frage: Wer oder was könnte ich in Ihrem Bild sein?);*
4) indem man sich in der Ego-State-Therapie als Therapeut dem Kind-Teil im unmittelbaren *Dialog* als Gegenüber zur Verfügung stellt;
5) indem man dem Kind Helferwesen wie Krafttiere oder einen Schutzengel zur Seite stellt;
6) indem man die von Ron Kurtz kreierte Figur des *magischen Fremden* einführt.

Dabei wird die Szene in der Regel zunächst aus der dissoziierten Wahrnehmungsposition in ihren Einzelheiten zum Leben erweckt. Schlussendlich geht es darum, das Kind assoziiert und multimodal erleben zu lassen, wie es ist, wenn es das bekommt, was es braucht.

In der Hakomi-Methode ist der innere Beobachter des Klienten der Gesprächspartner des Therapeuten. Nach Absprache der beiden kann der Therapeut in Gestalt eines *magischen Fremden* direkt mit dem Kind sprechen. Der innere Beobachter des Klienten berichtet dann über die Reaktion des Kindes. Als magischer Fremder nimmt der Therapeut mit dem Kind Beziehung auf, wie es ein weiser, liebevoller Erwachsener tun würde, vielleicht wie ein Onkel, eine Tante oder ein Freund, dessen Anwesenheit dem Kind hätte helfen können, die Situation zu verstehen und zu bewältigen. Der Therapeut handelt dabei nicht so sehr aus seiner Therapeutenrolle heraus, sondern nimmt eine Rolle an, in der er die fehlende Erfahrung vermittelt. Auch wenn die Erwachsenenanteile des Klienten den Therapeuten erkennen, das Kind kennt ihn nicht. Für das Kind ist der Therapeut ein Fremder, der über ganz spezielle Fähigkeiten verfügt. Er kommt aus der Zukunft und erscheint gerade in dem Moment, in dem sich das Kind in jener Situation wiederfindet, in der es keine Lösung wusste und niemand half. Jetzt aber ist dieser magische Fremde da, er versteht, ist geduldig und liebevoll, er kann neue Möglichkeiten und Perspektiven erschließen. Er kennt das Leben, beantwortet Fragen und kann für das Kind da sein, es wahrnehmen, verstehen und unterstützen (Morgan 2015).

Wenn die Problemaktualisierung in Zuständen von Achtsamkeit erfolgt, verändert sich die Erfahrung schon allein dadurch, dass der innere Beobachter anwesend ist. Das langfristige Ziel der Achtsamkeitspraxis besteht darin, sich selbst der beste Freund zu werden. Daniel Siegel (2007) meint, dass man in Zuständen der Achtsamkeit sich selbst als »sicheren Hafen« erleben kann und sich dadurch das Bindungsverhalten verändert. Das ist jedoch oft ein langer Weg mit vielen kleinen Schritten.

Beim Erleben und bei der Integration von korrigierenden emotionalen Erfahrungen stellen sich häufig Hindernisse in den Weg. Im Sinne der Ökologie des Gesamtsystems und einer allparteilichen Haltung gegenüber allen Teilen des Systems ist es von entscheidender Bedeutung, insbesondere auch die Bedürfnisse von Beschützer-Anteilen zu berücksichtigen. Manche sind ständig in Alarmbereitschaft.

6.6.4 Toleranzfenster der Erregung

Damit neue Lernerfahrungen wirksam vermittelt, erlebt und gespeichert werden können, muss sich das Erregungsniveau des Klienten innerhalb eines Toleranzfensters der Erregung befinden, des sog. *Window of Tolerance*. Das ist jenes Fenster, in dem er dafür offen ist, Neues zu lernen und zu integrieren, und in dem er seine Aufmerksamkeit flexibel steuern kann. Ein Erregungsniveau unterhalb des Toleranzfensters – Hypoarousal – würde die Wahrnehmung trüben, vernebeln und die Speicherung einschränken. Hyperarousal würde das Bewusstseinsfeld auf die vom Klienten erwarteten, bedrohlichen Reize einschränken. Was diesen Erwartungen *nicht* entspricht, wird ausgeblendet.

Um das Erregungsniveau seines Klienten innerhalb dieses Fensters zu halten, stellt sich dem Therapeuten die Aufgabe, Anzeichen von zunehmender Erregung frühzeitig zu bemerken. Wenn der Klient in hohem Maße mit einem intensiven Erleben identifiziert ist, unterbricht der Therapeut dessen Erzählung auf sanfte Weise. Wenn der Klient nicht im Beobachten bleiben kann, lenkt er dessen Aufmerksamkeit von der Erzählung weg, z. B. auf den aktuellen körperlichen Zustand. Die Wahrnehmung des Körpers, wie das Gewahrsein von Bewegungen, soll beruhigen und den Beobachter wieder einführen. Solche Sequenzen lassen sich dafür nutzen, gemeinsam mit dem Klienten herauszufinden, wodurch genau das Ansteigen der Erregung ausgelöst wurde und wie es gelingt, sich wieder zu regulieren. Bei Hypoarousal kann man dem Klienten Möglichkeiten anbieten, sich zu aktivieren, etwa ihn einladen, zu spüren, welche Auswirkungen es hat, unterschiedliche Körperhaltungen einzunehmen, sich aufzurichten und in Bewegung zu kommen. Die Arbeit an den beiden Grenzen des Toleranzfensters führt dazu, dass sich diese mit der Zeit erweitern.

Mit zunehmender Erfahrung erkennt der Klient auch außerhalb der Therapie immer früher die Warnzeichen, dass er sich der Grenze nähert. Solange er innerhalb des Fensters bleibt, kann er seine Emotionen durch Aufmerksamkeitslenkung und Disidentifikation regulieren.

6.6.5 Exposition

Exposition gilt insbesondere in der Verhaltenstherapie als Standardverfahren. Die neue Erfahrung besteht darin, dass sich schlussendlich auch bei der Konfrontation mit einem bisher vermiedenen Reiz die befürchteten unangenehmen Reaktionen nicht mehr einstellen. Hypnotherapie bietet die Möglichkeit der Reizkonfrontation in Trance.

Die Prinzipien der Exposition und der Desensibilisierung sind in der Achtsamkeitspraxis implizit enthalten: Man übt, sich ansonsten Vermiedenem zuzuwenden. Allerdings sind das in der Regel *innere* Reize – im Gegensatz zu äußeren Reizen wie der Spinne in der Verhaltenstherapie einer Phobie. Die Beobachterhaltung während der Exposition trägt dazu bei, die auftretenden Emotionen zu regulieren. Sie ermöglicht auch festzustellen, ob das Erregungsniveau innerhalb des Toleranzfensters bleibt. Auf diese Weise ist gesichert, dass der Klient während der Exposition nicht dissoziiert, sondern bei der Erfahrung verweilt und ganz bewusst multimodal erleben kann, dass die befürchteten Konsequenzen *nicht* auftreten.

6.6.6 Entspannung

Für manche Klienten besteht eine unspezifische und oft neue Erfahrung darin, sich körperlich entspannen zu können, und das auch noch in Gegenwart eines anderen Menschen. Die Hypnotherapie nutzt zur Entspannung das Angebot einer Sicherheit gebenden Beziehung und kombiniert sie mit Suggestionen, wie sie beispielsweise als Autosuggestionen im autogenen Training innerlich ausgesprochen werden. Wenn die Ausgangsspannung des Klienten hoch ist, bietet sich an, im Sinne der progressiven Muskelentspannung zunächst willentlich die Spannung zu erhöhen und so lange zu halten, bis der Wunsch nach Entspannung von selbst immer dringender wird. Wenn man dann erlaubt, loszulassen, und ein Stück Entspannung eintritt, kann man die Achtsamkeit ins Spiel bringen. Man lädt den Klienten ein, nach Zeichen der Entspannung Ausschau zu halten, sie in den Fokus der Aufmerksamkeit zu nehmen, dabei zu verweilen und zu beobachten, wie sich die Entspannung von dort aus ausbreitet. Oft es ist sinnvoll, mehrere Anspannungs- und Entspannungszyklen zu durchlaufen. Zwischendurch kann man den ganzen Körper nach Orten der Anspannung durchsuchen und diese willentlich eine Spur verstärken. Die sich anschließende Entspannung kann man genießen und durch entsprechende Suggestionen unterstützen.

6.6.7 Zustandsabhängiges Lernen

Das Grundprinzip des zustandsabhängigen Lernens beschreibt eine häufige Erfahrung: Einsichten, die man in einem bestimmten Zustand erlangt, und Fähigkeiten, die man in einem bestimmten Zustand erlernt, sind in einem anderen Zustand, der sich wesentlich von diesem unterscheidet, oft nicht zugänglich und abrufbar. So ist es einem Klienten beispielsweise in der Therapiestunde sonnenklar, wie er sich das nächste Mal im Konflikt mit seinem Chef verhalten wird. Wenn ihn dieser dann am nächsten Tag »zur Schnecke macht«, hat der Persönlichkeitsanteil der »Schnecke« keine Ahnung mehr davon, wie er Grenzen setzen und sich schützen könnte. Hypnotherapeutisch würde man vielleicht daran arbeiten, innere Schutzmechanismen und innere Helfer zu aktivieren und mittels Probehandeln in Trance Verhaltensalternativen einzuüben. Solange die Lösungstrancen zugänglich bleiben, wird das funktionieren. Im Zustand der »Schnecke« kann das alles vergessen sein. Vielleicht hilft das Setzen und Abrufen eines Ankers, in den Ressourcenzustand umzuschalten.

Die Achtsamkeitspraxis hat zum Ziel, auch in schwierigen Situationen den inneren Beobachter zur Verfügung zu haben. Wenn das gelingt, können die in den hypnotherapeutischen Interventionen erlernten Strategien wirkungsvoll eingesetzt werden. Sobald man die Problem-Trance bemerkt, aus der heraus – zustandsabhängig – jene Fähigkeiten nicht zugänglich sind, die es in der Situation bräuchte, begibt man sich für einige Atemzüge in den Zustand der Achtsamkeit. Dieser kann als Unterbrecher, als *Separator-State* genutzt werden, um den Übergang von einer Problem-Trance in eine Ressourcen-Trance zu erleichtern. Wenn in der Therapie bestimmte Einsichten und Fähigkeiten im Zustand der Achtsamkeit erworben wurden, so sind sie nach dem Prinzip des zustandsabhängigen Lernens im Zustand der Achtsamkeit auch wieder abrufbar. Das Gelingen des Transfers des Gelernten von der Therapie in den Alltag wird dadurch wahrscheinlicher.

Kernaussagen zu Problemaktualisierung und korrigierenden Erfahrungen

- Die Hypnotherapie nutzt implizit das Wirkprinzip der *korrigierenden emotionalen Erfahrung,* indem sie diese unspezifisch im Rahmen der therapeutischen Beziehung über einen guten Rapport anbietet.
- Die sich aus dem *Utilisationsprinzip* ergebende therapeutische Haltung ist wohlwollend wahrnehmend und wertschätzend. Dem Klienten wird vermittelt: Es ist nichts falsch an dir, du hast viele Ressourcen und sogar in deinen Symptomen kann man etwas Positives sehen.
- Das Wirkprinzip der Problemaktualisierung kommt im hypnoanalytischen Vorgehen zum Tragen, indem *Wiederholungen von Mustern* im Rahmen der therapeutischen Beziehung beobachtet und genutzt werden.
- Auch in *regressiven Trancen* kommt es zu Erinnerungen von Szenen, wobei top down auch die zu den Erinnerungen gehörenden körperlichen Gefühle spürbar werden können. In Form der Affektbrücke gelangt man vom Körper ausgehend – bottom up – zur Aktualisierung von Szenen, in denen das Problem seinen Ursprung hat.
- Wenn man sich in Zuständen der Achtsamkeit dem *Körper* zuwendet, öffnen sich Zugänge zu implizitem Wissen. Zu den im

Hier und Jetzt vorhandenen körperlichen Aktivierungen können bottom-up aktivierte Bilder auftauchen und damit neue Bedeutungen erschlossen werden.

- Wenn es in diesen (re)konstruierten Szenen darum geht, *neue Erfahrungen* zu vermitteln, stellt die Hypnotherapie viele Möglichkeiten zur Verfügung, wie die Einführung des Erwachsenen-Ich in die Szene oder die »aktive Introjektion«. Dabei wird die Erfahrung durch ein multimodales Erleben des Klienten mit allen Sinnen vertieft.
- In der Hakomi-Methode wurde die Figur des *magischen Fremden* entwickelt. In Absprache mit dem inneren Beobachter des Klienten kann er dem Kind das geben, was es braucht.
- Die Integration von Achtsamkeit in die Therapie stellt allein schon dadurch eine korrigierende Erfahrung dar, dass der innere Beobachter im Rahmen der Problemaktualisierung anwesend ist. Mit der Zeit kann man *sich selbst zum besten Freund* werden.
- Zusätzlich wird mithilfe der Achtsamkeit insbesondere das Erleben der *körperlichen Dimension* der neuen Erfahrung intensiviert.
- Im Rahmen von *Expositionsverfahren* unterstützt Achtsamkeit die Emotionsregulation und verhindert Dissoziation.
- Im Sinne des *zustandsabhängigen Lernens* können im Zustand der Achtsamkeit gemachte Erfahrungen in Achtsamkeit auch wieder abgerufen werden.

6.7 Wirkprinzip Ressourcenorientierung

Für Hypnotherapeuten ist es selbstverständlich, bei ihren Klienten nach Ressourcen Ausschau zu halten. Die Perspektive des Utilisationsprinzips zielt aber nicht nur darauf ab, die gesunden Anteile zu sehen, sie unterstellt darüber hinaus den sog. kranken Anteilen und den Symptomen gute Absichten und erkennt die in ihnen steckenden Fähigkeiten und Möglichkeiten.

Mit einem *beidäugigen Sehen* (Fürstenau 2002) blicken wir auf unsere Klienten, indem wir Gelungenes, Gesundes und Ressourcen ebenso wahrnehmen und würdigen wie Konflikte, Reifungsbedarf oder Traumafolgen. Die Kunst der Psychotherapie besteht darin, eine *Balance* zu finden zwischen der Fokussierung auf Ressourcen, Ziele und Lösungen und auf Symptome, Probleme und Hindernisse. Was dabei als angemessen und ausgewogen erlebt wird, hängt vom einzelnen Klienten, seiner aktuellen Situation und der Therapiephase ebenso ab wie von der Phase innerhalb der Therapiestunde.

Insbesondere in der Anfangsphase einer Therapie, aber auch am Beginn jeder Sitzung scheint es das Therapieergebnis zu verbessern, wenn es gelingt, positive Veränderungen seit der letzten Therapiestunde zu würdigen und Ressourcen zu aktivieren. Diese Aktivierung gelingt dann besonders gut, wenn sich der Therapeut im Sinne eines interpersonalen *Ressourcen-Primings* unmittelbar vor der Therapiesitzung auf die Ressourcen seines Klienten einstimmt. Überlegungen dazu, über welche Ressourcen der Klient verfügt und durch welche Interventionen diese aktiviert werden könnten, führten dazu, dass anschließend vermehrt Ressourcen aktiviert wurden (Flückiger a. Grosse Holtforth 2008). Vielleicht trägt dieses Ressourcen-Priming auch dazu bei, sich als Therapeut nicht so leicht von den Problem-Trancen des Klienten anstecken zu lassen bzw. sich leichter immer wieder an die ursprüngliche Absicht zu erinnern, die Ressourcen nicht aus den Augen zu verlieren.

Eine andere Studie zum Wirkfaktor der Ressourcenaktivierung verglich erfolgreiche mit nicht erfolgreichen Therapiesitzungen (Gassmann a. Grawe 2006). In den erfolgreichen Stunden intervenierten die Therapeuten während der gesamten Sitzung stärker ressourcenorientiert und auch die Klienten waren mehr mit ihren Ressourcen in Kontakt als in den weniger erfolgreichen. In den erfolgreichen Sitzungen wurden insgesamt mehr Ressourcen als Probleme aktiviert, in den nicht erfolgreichen war es umgekehrt.

Auf der anderen Seite hat eine Überbetonung der Ressourcenperspektive dazu geführt, dass manche Therapeuten nur noch für lösungsorientierte Gespräche *(solution talks)* zur Verfügung stehen. Gespräche über Probleme *(problem talks)* seien unnütz und würden die Probleme nur prolongieren. Dabei besteht die Gefahr, dass sich viele Klienten, insbesondere am Beginn der Therapie, unvollständig wahrgenommen, nicht verstanden und nicht wirklich abgeholt fühlen. Wenn es hauptsächlich um Ziele geht, die sie als unerreichbar erleben, kann es passieren, dass sie sich in ihrem Versagen bestätigt, in ihrer Demoralisierung verstärkt und damit noch isolierter fühlen. So scheint die Kunst in der Balance zu liegen, gleichzeitig mit den Zielen auch die Ressourcen zu aktivieren und dabei das momentane Leiden anzuerkennen.

Die Arbeit mit den Problem-Seiten der Klienten schließt die Arbeit mit den Ressourcen-Seiten nicht aus und umgekehrt, die Unterscheidung zwischen stützendem und konfrontierendem Vorgehen ist keineswegs als ein Entweder-oder zu verstehen. Es ist vielmehr so, dass die Problem- und die Ressourcenperspektive einander in einer Pendelbewegung ergänzen und vertiefen. In Videoanalysen von Therapiestunden wurden Sequenzen beobachtet, bei denen gerade nach einer Fokussierung auf positive Ziele und Fertigkeiten ein *Shift* zu einer vertieften Sicht auf die Probleme möglich war. Andererseits zeigte sich, dass Klienten nach einer Phase der Problembearbeitung ihre Probleme wieder normalisieren bzw. positiv neu bewerten konnten (Flückiger u. Studer 2009).

Das Einnehmen der *Metaperspektive* im achtsamkeitszentrierten Vorgehen macht dem Therapeuten und dem Klienten bewusst, worauf sich die Aufmerksamkeit im jeweiligen Moment spontan richtet, und lässt erkennen, wie sich das auswirkt. Auf diese Weise können Automatismen der Verzerrung unseres Wahrnehmens, Denkens und Urteilens ins Negative *(negativity bias)* unmittelbar beobachtet werden. Das ist jene dem Überleben dienende und wohl evolutionär erklärbare menschliche Neigung, sich mehr den Gefahren und potenziellen Problemen zuzuwenden als dem, was gelingt, was gut und positiv ist. Diese Erkenntnis ermöglicht Veränderung.

So können Beobachtungsaufgaben zu einer *Umfokussierung* der Aufmerksamkeit führen, etwa, wenn sie dazu anleiten, zu bemerken, wenn Symptome weniger oder gar nicht vorhanden sind oder gar etwas Positives auftaucht. Sie können darüber hinaus als Aktivierung des inneren Beobachters im Alltag verstanden werden und somit als Einladung zur Achtsamkeit. Aber auch hier gilt es, eine Balance zu finden: die Wahrnehmung des Positiven zu verstärken, zugleich aber auch Informationen darüber zu gewinnen, welche Hindernisse sich dieser Absicht entgegenstellen. Dabei ist wieder das Einnehmen einer Metaposition von zentraler Bedeutung: Ich nehme nicht nur Positives wahr, sondern ich nehme wahr, dass ich Positives wahrnehme, oder ich erlange Einsichten, indem ich erkenne, was mich daran hindert, das Erfreuliche und Heilsame zu sehen.

Wenn man das Leben als ein ständiges Pendeln auf einem Kontinuum zwischen den Polen von Gesundheit und Krankheit versteht, kann man all das als Ressource bezeichnen, was uns in Richtung Gesundheit führt. Die positive Psychologie bezieht sich auf ein anderes Kontinuum: das zwischen Verwelken und *Aufblühen (Flourishing)*. Die Theorie des Erweiterns der Aufmerksamkeit und des Aufbauens von Ressourcen *(Broaden-and-Build-Theory)* (Fredrickson 2004) erklärt Prozesse, die zum Aufblühen beitragen, indem sie eine spiralförmige Aufwärtsbewegung beschreibt, die durch positive Emotionen angetrieben wird. In Zuständen mit positiven Gefühlslagen erweitern sich die Aufmerksamkeit und die Wahrnehmung *(broaden)*. Diese Öffnung ermöglicht es, Aspekte der Realität und neue Handlungsspielräume wahrzunehmen, die sonst nicht zugänglich sind. Fredrickson vertritt die These, dass Emotionen wie Angst und Wut in Bedrohungssituationen dem *individuellen* Überleben dienen, indem sie die Aufmerksamkeit auf die Gefahrenquelle einengen und damit optimal auf Kampf oder Flucht vorbereiten. Positive Emotionen dienen im Gegensatz dazu dem längerfristigen *kollektiven* Überleben, indem durch die erweiterte Wahrnehmung soziale Ressourcen erschlossen und aufgebaut werden können *(build)*.

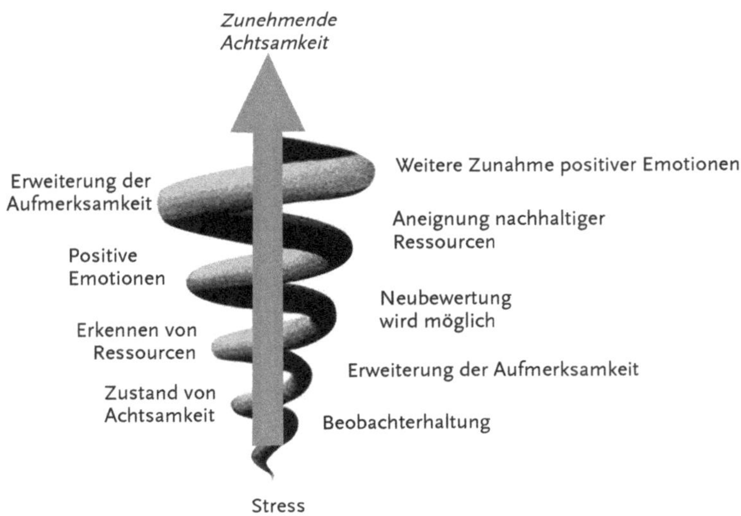

Abb. 7: Aufwärtsspirale der positiven Emotionen, wie sie in der Broaden-and-Build-Theorie beschrieben wird

In einer Interventionsstudie konnte Fredrickson ihre Theorie bestätigen und nachweisen, dass Personen, die regelmäßig Liebende-

Güte-Meditation praktizierten, vermehrt positive Emotionen erlebten und Ressourcen aufbauten, wie ein Gefühl von Lebenssinn und sozialer Unterstützung. Anhand der Vermehrung von Ressourcen ließ sich die erhöhte Lebenszufriedenheit und die Reduktion depressiver Symptome vorhersagen (Fredrickson et al. 2008). Achtsamkeit kann dabei helfen, die Antennen auf eine heilsame Weise auszurichten, wodurch Ressourcen vermehrt wahrgenommen und genutzt werden können. Dies wiederum führt zu noch größerer Offenheit und Weite der Aufmerksamkeit, es entwickelt sich eine nach oben immer breiter werdende Aufwärtsspirale (s. Abb. 7).

Wenn man das Heilsame im Alltag wahrnimmt und sich zugleich dessen bewusst ist, kann man *»das Gute in sich aufnehmen«* (Hanson 2016). Dies gelingt, indem man etwas länger beim Erleben verweilt, als es den üblichen Automatismen der Aufmerksamkeitslenkung entspricht. Das können 5, 10 oder 20 Sekunden sein. Dabei kann man die Erfahrung in ihrer körperlichen Dimension einsinken lassen und aufsaugen, wie Schwämme das Wasser oder Steine die Wärme der Sonne. Die Erfahrung braucht Zeit, um sich auch auf der neurobiologischen Ebene niederzuschlagen. Als Merkhilfe dient das Akronym »HEAL«: (1.) Have – Eine spontane positive Erfahrung bemerken oder einladen. (2.) Enrich – Die Erfahrung anreichern, indem man sie andauern lässt, ihre Intensität verstärkt, sie auf verschiedene Arten wahrnimmt und Neuartiges oder persönlich Relevantes erlebt. (3.) Absorb – Sich ganz von einer Erfahrung absorbieren lassen, sich in sie versenken, um sie nachspürend in sich einsinken zu lassen und zu speichern. (4.) Link – Positive mit negativen Erfahrungen verknüpfen.

Während die Achtsamkeitspraxis jene Ressourcen betont, die in der Gegenwart liegen, eröffnen Trancezustände Zugänge zu Ressourcen aus der Vergangenheit oder in der Zukunft. In Trance können Ressourcenzustände prozessual aktiviert, in die Gegenwart geholt und höchst lebendig und intensiv körperlich erfahrbar werden. Im Sinne der Embodiment-Forschung (Tschacher u. Storch 2012) scheint es sinnvoll, Klienten dazu anzuleiten, einen Ressourcenzustand als Skulptur zu verkörpern. Über ein assistiertes Verweilen und Erweitern lässt er sich erforschen und vertiefen und mit einem Anker verknüpfen. Anschließend kann man den Klienten bitten, auch den Problemzustand als Skulptur darzustellen. Im abschließenden Pendeln zwischen den beiden Skulpturen entsteht eine *Problem-Ressourcen-Gymnastik* (Schmidt 2010). Auf der neurobiologischen Ebene erhöht sich die

Konnektivität und der angestrebte Wechsel aus dem Problemzustand in den Ressourcenzustand wird auch im Alltag immer leichter. Wenn die hilfreiche Körperkoordination des »Steuerungs-Ich« (Schmidt 2010) in einem Zustand der Achtsamkeit aufgerufen, verkörpert und eingeübt wird, ist die Wahrscheinlichkeit hoch, dass die »Tanzschritte« in Zuständen der Achtsamkeit auch im Alltag abrufbar sind.

Auch in der von Milton Erickson geprägten Metapher von *Trance als Zugfahrt* (Rossi 2015, S. 63) wird die Aufgabe klar: Man muss lernen und üben, von einem Problemzustand in einen Ressourcenzustand zu wechseln. Dazu muss man zunächst erkennen, in welcher Stadt man sich befindet, dann den Bahnhof finden und sich schließlich in einen Zug setzen, um zum Ziel zu fahren. Achtsamkeitspraxis erleichtert es, zu erkennen, in welchem Zustand, d. h. in welcher Stadt man sich befindet. Sie übt auch das Zugfahren. Der Heimatbahnhof, in dem alle Züge enden und der auch immer wieder zum Ausgangspunkt für neue Reisen wird, ist der Zustand von Achtsamkeit. Wenn es gelingt, sich die Achtsamkeit im Alltag zu bewahren, könnte eine heilsame Absicht der Praxis darin bestehen, die Ressourcen, etwa die eigenen Werte oder die Verbundenheit mit anderen Menschen nicht zu vergessen, und wenn man sie doch vergisst, sich immer früher wieder an sie zu erinnern. Zustände der Achtsamkeit können als Heimatbahnhof aufgesucht werden, um sich von dort aus wieder in die Städte jener Zustände zu begeben, die für eine bestimmte Situation angemessen sind. Die Hypnotherapie wiederum kann auf gezielte Weise Reisen in neue Städte ermöglichen, um auch mit ihnen vertraut zu werden.

Kernaussagen zur Ressourcenorientierung

- Indem sich der achtsame Therapeut über den jeweiligen Fokus seiner Aufmerksamkeit bewusst ist, kann er im Sinne des *beidäugigen Sehens* für eine angemessene Balance zwischen der Aktivierung von Ressourcen und Problemen sorgen.
- Im Alltag fördert Achtsamkeitspraxis den Blick auf das *Positive*. Sie lässt auch die Hindernisse erkennen, die diese Blickrichtung verhindern. Mit diesen Einsichten kann man hypnotherapeutisch weiterarbeiten.
- In diesem Sinne lassen sich bestimmte Beobachtungsaufgaben als *Umfokussierung* der Aufmerksamkeit und als Einladung zur Achtsamkeit im Alltag verstehen.

- Achtsamkeitspraxis ermöglicht, in der Therapiestunde und vor allem im Alltag das »Gute in sich aufzunehmen« und zu speichern. Dieses »Gute« kann in der Hypnotherapie gebahnt werden.
- Ein in der Vorbereitung auf die Therapiesitzung durch *Ressourcen-Priming* gebahnter Zustand des Therapeuten verbessert das Ergebnis der Therapie.
- Während der Stunde erleichtert das Umfokussieren des Therapeuten auf Ressourcen den Ausstieg aus einer durch den Klienten induzierten Problemtrance.
- Trance und Achtsamkeit wirken gemeinsam in Richtung einer *Erweiterung der Wahrnehmung,* die auch Ressourcen betrifft. Das Wahrnehmen von Ressourcen löst positive Emotionen aus, die ihrerseits wiederum die Aufmerksamkeit erweitern. Im Sinne der *Broaden-and-Build-Theory* schaukelt sich dieser Prozess in Richtung Positivität auf.
- Zustände von Trance und Achtsamkeit lassen sich zieldienlich nutzen, wodurch sie selbst zu wertvollen Ressourcen werden.
- Hypnose und Achtsamkeit wirken *integrierend.* Beide tragen dazu bei, mit dem »Unbewussten« in Kontakt zu kommen und beispielsweise Persönlichkeitsanteile, die für Symptome zuständig sind, als Ressourcen zu utilisieren.

6.8 Die therapeutische Beziehung als Wirkfaktor

Im therapeutischen Prozess sind gleichzeitig immer zwei Ebenen zu beachten: (1.) die der Schaffung und Erhaltung eines optimalen therapeutischen Kontextes und (2.) jene der Arbeit an den Therapiezielen des Klienten und der Unterstützung seiner Entwicklung. Der bedeutsamste Kontextfaktor ist die therapeutische Beziehung. Dem Therapeuten stellt sich somit die Aufgabe, für den Klienten auf eine möglichst heilsame Weise da zu sein und ihm gleichzeitig zieldienliche Angebote zu machen. Die beiden Ebenen sind insofern verwoben, als auch neue Beziehungserfahrungen reifungsfördernd wirken.

Im folgenden Abschnitt wenden wir uns den Besonderheiten der therapeutischen Beziehung in der Hypnosepsychotherapie zu. Der Abschnitt beschäftigt sich mit der Frage, welche Zustände bzw. Persönlichkeitsanteile Therapeuten zur Verfügung haben sollten *(Waking-up).* Die ständige Weiterentwicklung des »inneren Therapeutenteams« ist eine wohl lebenslange Aufgabe *(Growing-up)*. Die Achtsamkeitspraxis des Therapeuten kann zu beidem beitragen, sie bereichert nicht nur sein Tun, sondern insbesondere die Art des Zusammen-Seins *(way of being with)* mit seinen Klienten.

6.8.1 Die therapeutische Beziehung in der Hypnosepsychotherapie

Die Komplexität der therapeutischen Beziehung in der Hypnosepsychotherapie bildet sich in *vier Beziehungsdimensionen* ab (Diamond 1987): (1.) in der *Realbeziehung,* (2.) auf der Ebene der *Arbeitsbeziehung* und (3.) auf der Ebene der *Übertragungsbeziehung.* Während sich diese drei Dimensionen in allen Formen von Psychotherapie finden, ist eine weitere ein Charakteristikum der »hypnotischen Beziehung«. Denn im Trancezustand schwindet die Übertragung und es konstelliert sich eine sehr frühe Beziehungsform, eine (4.) *symbiotische Beziehung,* in welcher der Therapeut als inneres Objekt erlebt wird. Philip Zindel (2009) beschreibt die Beziehung während der hypnotischen Trance als *psychischen Brutkasten.* Die abstinente, positive und vertrauensvolle symbiotische Beziehung erlaubt und fördert Entwicklung. Die Klienten erleben eine reale, intensive Nähe und können sie selbst sein und dabei gleichzeitig ihre Autonomie bewahren. Sie erfahren eindrücklich, wie im Schutz dieser Beziehung aus einer inneren Quelle neue Erfahrungen auftauchen.

Magische Erwartungen an die Hypnose und den Therapeuten können utilisiert werden, indem man das Vertrauen des Klienten in die Kompetenz seines *eigenen* Unbewussten stärkt. Oft führt aber weniger die Sehnsucht nach einem Zauberer in Therapie, sondern die nach einem guten mütterlichen Objekt. Das Erleben der therapeutischen Beziehung als »sicheren Hafen« sowohl in Trance als auch in der Realbeziehung kann sich über Prozesse der Nachreifung positiv auf das Bindungsverhalten auswirken (Ladenbauer 2001).

6.8.2 Rapport, Pacing und Leading

In der Hypnose bezeichnet man das, was eine gelingende Beziehung ausmacht, als *Rapport (*frz. = Verbindung*)*. In Zeiten des Glaubens an den Magnetismus wurde die *körperliche* Komponente dieser Verbindung betont und durch direkte Berührungen oder über den Körper streichende Bewegungen hergestellt. Dieser körperliche Kontakt sollte auch die geistige Verbindung so weit stärken, dass der Hypnotisierte die Ideen und Gedanken des Hypnotiseurs nachbildet und sie auf eine Weise erlebt, als wären es die eigenen (Kretschmar 1821).

In der Sprache der heutigen Hypnotherapie ist Pacing das Mittel der Wahl, um den Klienten abzuholen und einen guten Rapport herzustellen. Unter *Pacing* versteht man ein Vorgehen, bei dem der Therapeut Elemente seines Verhaltens jenem des Klienten angleicht. Im nonverbalen Bereich kann er die Körperhaltung, die Stimme oder seinen Atemrhythmus anpassen. In seinen verbalen Äußerungen kann er eine ähnliche Sprache benutzen, Schlüsselworte aufgreifen oder sich an das vom Klienten bevorzugte Repräsentationssystem (visuell, akustisch oder kinästhetisch) anpassen. Auf anderen Ebenen holt man den Klienten bei seinen Glaubenssätzen und Werten ab. Ein *Leading* des Therapeuten besteht darin, dass er einzelne Verhaltenselemente verändert. Wenn der Klient diesem Führen folgt, indem er sein Verhalten an das des Therapeuten angleicht, wird das meist als Resultat eines guten Rapports gedeutet.

Dieses Verständnis von Pacing und Leading mutet etwas mechanistisch an. Es betont die Machbarkeit des Rapports, indem es die Vorannahme enthält, ein Pacing müsse nur gut genug sein, dann würde der Klient nahezu jedem Leading folgen. Es würde aber den Wert des Pacing unterschätzen, wenn man es in seiner Wirkung auf seine Funktion als Voraussetzung für Leading reduziert. Das spiegelnde Angleichen in körperlich-emotionalen Dimensionen ermöglicht Einfühlung im engsten Sinn und *Resonanz*. Das Abholen in seiner Welt und in seinem Wertesystem signalisiert dem Klienten darüber hinaus auch auf der kognitiven Ebene Wertschätzung und Empathie. In diesem Sinne ist Pacing ein Weg,

> »sich einem anderen Menschen innerlich und äußerlich ähnlich zu machen, mit dem Ziel, den anderen zu verstehen und seinerseits von ihm verstanden zu werden« (Weerth 2005).

Aus Sicht der humanistischen Verfahren wäre damit ein Pacing auch für sich allein schon heilsam.

Da aber Klient und Therapeut niemals in *allen* Parametern übereinstimmen können, laufen Pacing und Leading immer gleichzeitig ab, wobei abwechselnd das eine oder das andere in den Vordergrund tritt. Die beiden unterscheiden sich durch den primären Aufmerksamkeitsfokus des Therapeuten: Beim Pacing geht es um ein vielschichtiges Verstehen und Spiegeln. Beim Leading fokussiert der Therapeut primär auf etwas für den Klienten Ungewohntes und Neues. Er achtet auf die Wirkungen der Leading-Schritte und holt den Klienten durch sein Pacing wieder bei der Veränderung ab. Insofern sind Pacing und Leading untrennbar miteinander verwoben: Leading basiert immer auf Pacing, und Pacing enthält immer auch ein Leading. Leading ist frühestens dann angebracht, wenn der Therapeut meint, den Klienten in einem Bereich genug verstanden zu haben, wenn sich der Klient dabei vom Therapeuten verstanden fühlt und eine sinnvolle Idee auftaucht, wohin ein Leading führen könnte (vgl. Weerth 2005).

6.8.3 Das innere Team der Empathie

In der therapeutischen Beziehung gilt Empathie als ein zentraler Wirkfaktor. Wenn man sich ein inneres Team vorstellt, das für die Empathiefähigkeit eines Therapeuten zuständig ist, spielen bei den *emotionalen Komponenten* der Empathie mehrere Persönlichkeitsanteile zusammen. Ein phylogenetisch sehr alter Anteil verfügt über die Fähigkeit zur automatischen motorischen Nachahmung *(Mimikry)*. Er ahmt unwillkürlich den Gesichtsausdruck, die Haltung oder Bewegungen von anderen Personen nach, er ist es, der sich von deren Gähnen und Lachen anstecken lässt. Ein anderer Anteil lässt sich auf einer subtileren Ebene vom emotionalen Zustand des Klienten anstecken *(Emotional Contagion)*, indem sich seine Gefühle und seine Physiologie jener des Klienten angleichen, etwa auf der Ebene des vegetativen Nervensystems oder der Gehirnströme.

Das Angleichen des Therapeutenverhaltens beim Pacing, etwa das Annehmen der Körperhaltung eines Klienten, macht ein Verstehen gleichsam von innen heraus möglich. Ein Cartoon verdeutlicht diese Möglichkeit (s. Abb. 8).

Im Bereich der *kognitiven Komponenten* der Empathie wäre ein Persönlichkeitsanteil dafür zuständig, die Perspektive des Klienten einzunehmen, um sich vorzustellen, wie es ihm wohl geht. Er versucht, die Situation mit dessen Augen zu sehen und »in seinen Mokassins zu gehen«. Er nutzt dazu alles Vorwissen, das er darüber erworben hat, welche Erfahrungen den Klienten geprägt haben, wie er die Welt wahrnimmt und welche Bedürfnisse und Werte ihn leiten.

Ein anderer Persönlichkeitsanteil geht davon aus, dass Menschen einander ähnlich sind. Für ihn scheint es sinnvoll, sich selbst in die Situation des anderen hineinzuversetzen und darüber nachzudenken und zu fantasieren, wie es ihm selbst in der Situation der anderen Person gehen würde. Dieser Teil ist gefährdet, sich mit Anteilen des Klienten zu identifizieren.

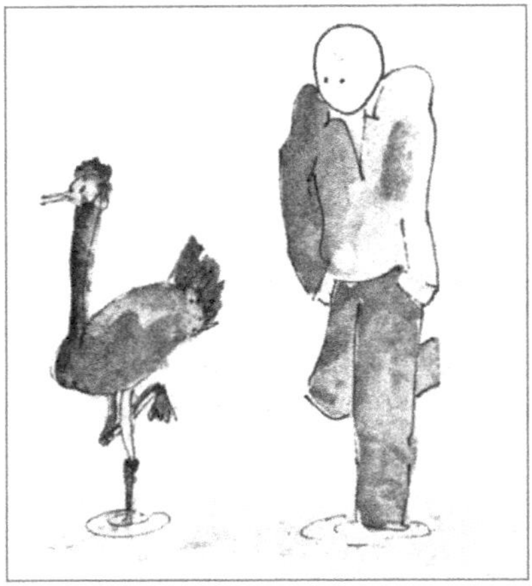

Abb. 8: »Wie ist es, ein Storch zu SEIN?« – Pacing durch körperliches Nachspüren der Welt des anderen als Weg zu einem guten Rapport (Abb. aus: Kutschera 1995, S. 341)

6.8.4 Die Trancen des Therapeuten

Für das Verständnis der Zustände des Therapeuten sind die engen Zusammenhänge zwischen Empathiefähigkeit und der Fähigkeit, in Trance zu gehen, von Bedeutung (Wickramasekera 2015). Sich in jemanden hineinzuversetzen, kann eine Trance induzieren, man denke nur an das Lesen eines Romans oder einen Kinobesuch. So kann allein schon der Versuch, sich in einen Klienten einzufühlen, eine Trance auslösen. Eine wesentliche Aufgabe der Therapeuten besteht nun darin, diese *Empathietrancen* und andere Bewusstseinszustände, die der Kontakt mit einem Klienten in ihnen induziert, zu bemerken, sie als Gegenübertragungsphänomene zu erkennen und angemessen zu nutzen.

In der Hypnosepsychotherapie machen Therapeuten von der Möglichkeit Gebrauch, absichtsvoll in Trance zu gehen. Ein Vorgehen, bei dem sie das für den Klienten klar erkennbar und explizit tun, kann man als *Modelltrance* (Zindel 2008) bezeichnen. Dabei lässt sich der Therapeut – während er der Erzählung des Klienten lauscht – in eine leichte Trance sinken, bis ein inneres Bild auftaucht. Der Therapeut unterbricht dann sanft mit den Worten: »*Wenn ich Ihnen so zuhöre und das auf mich wirken lasse, sehe ich, spüre ich … etc.*« Er schließt dabei die Augen oder macht auf eine andere Weise deutlich, dass er in Trance geht. Er schildert dann in einer sinnesnahen, durch Wiederholungen und im Tonfall möglichst hypnotischen Sprache, was in ihm auftaucht, etwa, was er sieht oder innerlich hört. Nachdem er wieder aus der Trance ausgestiegen ist, betont er, dass das nur seine eigenen Bilder seien, und fragt nach, ob sie dem Klienten etwas sagen würden. Der Therapeut demonstriert damit modellhaft, dass es ungefährlich und sogar fruchtbar sein kann, in Trance zu gehen. Man kann die Trancen des Therapeuten als *Paralleltrancen* oder *Gegenübertragungstrancen* verstehen, wenn er in Resonanz mit dem Klienten geht, seiner eigenen Kreativität Raum lässt und dabei gleichzeitig die Kreativität des Klienten anregt.

6.8.5 Präsenz als Ausgangspunkt therapeutischer Prozesse

Die Basis aller beziehungsorientierten Therapien ist die Präsenz des Therapeuten. Sie ist die Voraussetzung dafür, sich auf den Klienten einzustimmen, sich in ihn einzufühlen und in Resonanz zu gehen. Um Präsenz fassbarer zu machen, wurde sie in *vier Komponenten* zerlegt (vgl. Geller a. Greenberg 2002): (1.) Verfügbarkeit und Erreichbarkeit, (2.) Offenheit für alle Aspekte des Erlebens des Klienten, (3.) Offenheit dem eigenen Erleben gegenüber, wenn man mit und bei dem Klienten ist, und (4.) Resonanzbereitschaft und die Fähigkeit, mitzuschwingen und auf das Erleben des Klienten zu antworten.

In Experteninterviews schilderten Therapeuten ihr subjektives *Erleben von Präsenz* als eine Vertiefung der wachen Erfahrung des gegenwärtigen Moments, als innere Weite, als Zeitlosigkeit, Energie und Fluss bei gleichzeitiger Erdung und Zentrierung sowie als Vertrauen und Leichtigkeit. Präsente Therapeuten sind dabei *mit* dem Klienten und zugleich *für* ihn da, mit der Absicht zu heilen, mit Ehrfurcht, Respekt und Liebe (Geller a. Greenberg 2002).

Nach dem Verständnis des Psychoanalytikers Ralf Zwiebel (2013) ist am Beginn jeder Therapiestunde, aber auch zwischendurch immer wieder eine möglichst offene Präsenz des Therapeuten wünschenswert. Er ist in einem rezeptiven Zustand und lässt sich auf den Klienten ein, hört ihm zu und lässt ihn auf sich wirken. Gleichzeitig mit diesem Lauschen auf den Klienten öffnet sich der Therapeut auch nach innen und achtet darauf, was in seiner eigenen Innenwelt auftaucht. Er versucht, die Gegenübertragung ebenso klar wahrzunehmen wie den Klienten. Wenn es gelingt, offen zu bleiben, kann ihm etwas einfallen, was zur Einsicht beiträgt. Häufig erfolgt an diesem Punkt eine

Umschaltung vom rezeptiven Modus des Wahrnehmens in einen Nachdenkmodus. Dabei beginnt der Therapeut, sich an frühere Aussagen zu erinnern und sie mit den aktuellen zu verknüpfen, Hypothesen zu bilden, zu überlegen, was er als Nächstes tun soll etc. Auch in diesem Modus gelangt er zu Einsichten, die er für Interventionen nutzen kann. Anschließend geht es wieder darum, loszulassen und sich erneut der Gegenwart zuzuwenden. Und damit schließt sich der Kreis. Nach dem Wiedererlangen einer offenen Präsenz kann er die Reaktion des Klienten auf die Intervention beobachten.

6.8.6 Wege zur Präsenz

Wenn die Präsenz des Therapeuten den Ausgangspunkt therapeutischer Prozesse bildet, stellt sich die Frage, wie man sie in der therapeutischen Praxis leben kann. Geller und Greenberg (2002) entwickelten aus Experteninterviews ein *dreistufiges Arbeitsmodell:* Dabei geht es zunächst darum, den *Boden für die Präsenz zu bereiten.* Dazu erinnern sich die Therapeuten unmittelbar vor der Sitzung an ihre Absicht, präsent zu sein und möglichst auch zu bleiben. Sie schaffen einen inneren Freiraum, indem sie sich in einem Zustand offenen Gewahrseins zunächst bewusst machen, was den inneren Raum im Moment einnimmt, um es anschließend beiseitezustellen. Sie machen sich klar, welche Vorannahmen, Theorien und Therapiepläne sie hegen. Dann nehmen sie absichtsvoll eine Haltung von Offenheit, Akzeptanz, Interesse und Nichtbewerten ein. All das kann in Form einer kleinen Achtsamkeitsübung ein paar Minuten vor Sitzungsbeginn erfolgen. Die positiven Auswirkungen einer solchen Einstimmung konnten nachgewiesen werden: In einer Studie erlebten Klienten die Sitzungen mit eingestimmten Therapeuten als effektiver (Dunn et al. 2013). Den weiter gefassten Boden für Präsenz kultivieren die Therapeuten jenseits der Therapiestunde, und zwar durch eine umfassendere Selbstverpflichtung zur Präsenz, zu persönlichem Wachstum, zu entsprechender Übungspraxis und auch zur Selbstfürsorge.

Der *Prozess der Präsenz* wird eingeleitet, indem der Therapeut in einen rezeptiven Modus umschaltet. Er richtet seine Aufmerksamkeit zunächst nach innen, vertraut auf den Prozess, verhält sich authentisch und kehrt immer wieder zum gegenwärtigen Moment zurück. Der Therapeut ist dabei gleichzeitig nach außen und innen hin offen und zugänglich, begegnet dem Klienten auf transparente und kongruente Weise und antwortet intuitiv. Er ist mit seiner Aufmerksamkeit von Moment zu Moment gleichzeitig bei sich selbst *und* dem anderen. Damit können auf der dritten Stufe die oben beschriebenen *Qualitäten der Präsenz* erlebbar werden.

6.8.7 Einstimmung und Resonanz

Auch für Daniel Siegel (2012b) ist Präsenz das offene, rezeptive Gewahrsein für das Geschehen im gegenwärtigen Moment im Innen und Außen. Als nächsten Schritt im therapeutischen Prozess beschreibt er die *Einstimmung (attunement)* als aktive Fokussierung der Aufmerksamkeit auf den inneren Zustand des Klienten. Im dritten Schritt – der *Resonanz* – koppeln sich die beiden Einheiten zu einem neuen, größeren und funktionalen Ganzen. Der Klient fühlt sich gesehen, gehört und gefühlt *(feeling felt)*.

Ein gemeinsames Erleben von Resonanz kann zu einer heilsamen, korrigierenden Erfahrung werden. Als Kinderpsychiater und Entwicklungsneurobiologe sieht Siegel in solchen Resonanzerfahrungen in der frühen Mutter-Kind-Beziehung eine wesentliche Voraussetzung für die Gehirnentwicklung des Kindes. *Wired to connect* – wir sind verdrahtet, um Verbindung aufzunehmen. Beziehungserfahrungen wiederum verändern unsere »Verdrahtung« – ein Vorgang, der auch in Psychotherapien stattfindet und zur Nachreifung beiträgt.

Den Prozess, der zur empathischen Resonanz führt, kann man sich mithilfe von fünf körperlich-räumlichen Metaphern vorstellen (Elliott et al. 2007, S. 116–120):

1) *Loslassen und Präsenz:* Die erste Metapher ist die einer Hand, die loslässt und sich für das öffnet und Raum schafft, was da ist. Man lässt zunächst vorgeformte Ideen, Erwartungen und ein früher erlangtes Verständnis los. Um diesen Prozess zu unterstützen und ihm innerlich Raum zu geben, hilft es, den eigenen Körper wahrzunehmen.
2) *Eintreten und einstimmen:* Der zweite Schritt besteht darin, sich in Richtung des anderen zu bewegen und seine Welt zu betreten. Dazu wird oft unwillkürlich oder im Sinne des Pacing bewusst intendiert eine bestimmte Haltung oder Gestik nachgeahmt.
3) *Mitschwingen und Resonanz:* Dieser Abschnitt des Prozesses wird durch eine Stimmgabel versinnbildlicht. Man geht in Resonanz, man schwingt auf der gleichen Wellenlänge und klingt

in einem harmonischen Verhältnis zusammen. Im Gegensatz zum aktiven Betreten der Welt des anderen ist Resonanz etwas Rezeptives und Körperliches.

4) *Suchen und auswählen:* Das vierte Bild ist das des aktiven Findens, Differenzierens und Aussortierens aus all dem, was sich zeigt. Man kann sich angesichts der Komplexität der Welt des anderen Menschen auch verloren, verwirrt oder überwältigt vorkommen. Um ein Gefühl für die Richtung zu behalten, bleiben manche Therapeuten dabei mit ihrem Körper in Kontakt. In diesem Abschnitt ist es ihre Aufgabe, zu erfassen, was für den Klienten am bedeutsamsten ist, was ihn am meisten berührt oder bedrückt.
5) *Begreifen, begleiten, halten und zum Ausdruck bringen:* Der letzte Schritt ist der des Zupackens und Haltens dessen, was für den Klienten wichtig ist. Dann gilt es auch, dranzubleiben und gemeinsam Worte dafür zu finden.

Worauf sich die Aufmerksamkeit des Therapeuten richtet und worauf er sich einstimmt, hängt von seiner Methode ab, von seinen persönlichen Vorlieben und Mustern und davon, inwieweit er, die Welt mit den Augen des Klienten betrachtend, dessen Aufmerksamkeitsprozessen folgt. Auch in der Hypnosepsychotherapie stellt sich beim Pacing die Aufgabe, aus der Vielzahl der Möglichkeiten auszuwählen. Auf der Ebene der *Persönlichkeitsanteile* kann man sich fragen, welcher Persönlichkeitsanteil des Klienten sich zeigt oder welche man einlädt, um sich auf sie einzustimmen und mit ihnen in Resonanz gehen. Erich Fromm (1971) beschreibt als Ziel des analytischen Prozesses, weniger zu verdrängen.

> »[Der Klient] erlebt den Säugling, das Kind, den Heranwachsenden, den Verbrecher, den Wahnsinnigen, den Heiligen, den Künstler, den Mann und die Frau in sich; er kommt mit der Menschheit, mit dem universalen Menschen enger in Berührung« (S. 176).

Ist der Therapeut bereit und in der Lage, all diesen Anteilen offen und wertschätzend zu begegnen und sich auf sie einzustimmen? Ist er vertraut mit verwandten eigenen inneren Anteilen oder lösen sie Angst aus? Carl Rogers (1972) schließt in seine Definition der Empathie mit ein, dass es darum gehe, mit furchtlosen Augen auch auf jene Dinge zu sehen und sie anzusprechen, vor denen sich die Klienten fürchten. Wie steht es um die Furchtlosigkeit der Therapeuten bzw. um deren Ängste? Ist eine *Allparteilichkeit* gegenüber allen Anteilen ihrer Klienten möglich? Diese hängt eng mit der Beziehung zu den eigenen inneren Anteilen ab.

6.8.8 Die Achtsamkeit des Therapeuten

Welche Rolle spielt nun die Achtsamkeit bei all diesen Facetten der therapeutischen Beziehung in der Hypnosepsychotherapie? Zunächst fördert eine Achtsamkeitspraxis Zustände von *Präsenz*. Sie kultiviert eine *Offenheit* für alle Aspekte des Erlebens sowohl des Klienten als auch der eigenen Erfahrungen während der Therapie. Achtsamkeitspraxis kultiviert die *Gegenwärtigkeit* und damit die Erreichbarkeit durch den Klienten. Mithilfe des *Anfängergeistes* kann man leichter offen, interessiert und neugierig bleiben und das Vorwissen und die Vorannahmen beiseitestellen. In die gleiche Richtung weist Wilfred Bion (1970), wenn er behauptet, ein Psychoanalytiker behandle den falschen Patienten, wenn er meint, er habe ihn schon einmal gesehen.

Entscheidend ist die Beobachterposition, aus der heraus man sich über den jeweils momentanen Fokus der Aufmerksamkeit im Klaren bleibt. Dadurch kann man immer früher bemerken, wenn man zwischendurch *nicht* präsent ist, und erkennen, wodurch. Diese Hindernisse können im Therapeuten liegen, aber auch mit äußeren Faktoren zu tun haben. Sie können zum therapeutischen Prozess beitragen, wenn sie sich im Sinne einer Gegenübertragung aus dem Erleben mit dem Klienten entwickeln und für Einsichten genutzt werden.

Das Bewusstsein über den eigenen Bewusstseinszustand ist die Voraussetzung dafür, die eigenen Trancen frühzeitig zu erkennen und sich nicht unnötig lange von ihnen absorbieren und einengen zu lassen. Man denke nur an die im Zusammensein mit depressiven Klienten oft auftauchende Hilflosigkeit oder an die ohnmächtige Wut, die Klienten mit sog. frühen Störungen manchmal auslösen. Hypnosepsychotherapeuten wissen um die Allgegenwart von Trancen und utilisieren sie. Sie sind mit heilsamen Trancezuständen vertraut und haben gelernt, sich selbst in zieldienliche Trancen zu versetzen. Sie wissen um einzelne Trancephänomene (s. Übung: »Trancephänomene erkennen und benennen«, S. 177). Sie verfügen über Möglichkeiten, sich von Problemtrancen zu befreien und in angemessenere und heilsamere Bewusstseinszustände umzuschalten. Aus der hier vertretenen Sicht stellt sich dem Therapeuten die Aufgabe, gerade so tief in Resonanz zu gehen und sich so weit verwickeln zu lassen, dass sich auch in ihm die entsprechenden Trancen entwickeln können. Entscheidend ist dabei aber die Fähigkeit, diese Trancen zu bemerken und wieder aus ihnen aussteigen zu können.

Um auszusteigen, hat es sich bewährt, zu unterscheiden, ob man die Aufmerksamkeit der Geschichte oder dem Geschichtenerzähler widmet (Harrer u. Weiss 2016). Wenn wir uns als Therapeuten auf die Geschichte einstimmen und uns imaginativ in die vom Klienten erzählte Vergangenheit oder Zukunft tragen lassen, gehen wir leicht in Trance. Wenn wir die eigene Aufmerksamkeit und die des Klienten auf das gegenwärtige Erleben des Erzählers während dieser Erzählung richten, schalten wir in den Wahrnehmungsmodus um – ein Prozess, den man als *De-Hypnose durch Achtsamkeit* beschreiben könnte. Wenn wir Gefahr laufen, uns mit einzelnen Anteilen des Klienten zu identifizieren, hilft auch uns die Disidentifikation durch das Einnehmen der Beobachterperspektive.

Auf der Ebene der Persönlichkeitsanteile kann sich ein achtsamer Therapeut alle Mitglieder seines *inneren Therapeutenteams* als Bewohner eines Hauses vorstellen, das – zumindest für den inneren Beobachter – transparente Wände hat, sodass er alle Anteile gleichzeitig wahrnimmt. Damit hat er die Möglichkeit, zu entscheiden, wen er in sein Arbeitszimmer einlädt. In diesem inneren Team könnte sich auch ein guter mütterlicher Anteil befinden, der über die Qualitäten von *Feinfühligkeit* verfügt, deren Erleben das Bindungsmuster von Klienten verändern kann: Er wendet sich dem Klienten prompt und auf vorhersagbare und angemessene Weise zu, hat eine Ahnung davon, was dieser braucht, und kann ihm das auch ein Stück weit geben.

Im *inneren Team der Empathie* ist ein Teil gefragt, der Präsenz verkörpert, einer mit feinen Antennen zur Einstimmung, ein fantasievoller, der sich gut in die Welt des Klienten einfühlen kann, und einer, der bereit und dazu in der Lage ist, in Resonanz zu gehen. Voraussetzung für die Aktivitäten dieser Teile sind eine Grundakzeptanz sowie Wertschätzung und Gleichmut gegenüber allen potenziell auftretenden Erfahrungen. Dazu kann die Kultivierung von Zuständen liebender Güte und Mitgefühl beitragen. Vielleicht wäre ein »innerer Mathieu Ricard« hilfreich oder eine andere Gestalt, die Mitgefühl und Selbstmitgefühl verkörpert und den Wunsch: *»Mögen alle Wesen und ich selbst glücklich sein.«*

Anteile, die Selbstmitgefühl und Selbstfürsorge repräsentieren, sind auch notwendig, um auf angemessene Weise mit *Empathie-Disstress* umzugehen. Beim Miterleben des Leidens von Klienten können Teile aktiviert werden, die unter Stress kommen. Im Umgang mit ihnen gewinnt die in der Achtsamkeitspraxis geübte Selbstregulation an Bedeutung. In der Begegnung mit eigenen verletzten oder traumatisierten Anteilen bedarf es einer besonderen Selbstfürsorge, die, wie oben beschrieben, den weiteren Boden für Präsenz bereitet.

Wenn der innere Beobachter auch in schwierigen Situationen zur Verfügung bleibt, können nicht zuletzt *Störungen des Rapports* früher erkannt werden. Frühzeitig erkannte Brüche in der therapeutischen Beziehung können durch entsprechendes Pacing und erneute Einstimmung »repariert« werden. Dazu tragen auch eine nicht bewertende Wahrnehmung dessen bei, was passiert ist, und das gelassene Verweilen in einer freundlichen, offenen und flexiblen Haltung. Die disidentifizierte Beobachterhaltung schützt Therapeuten vor der Versuchung, die Äußerungen der für sie manchmal unerfreulichen Gefühle durch einen defensiven Ausdruck der eigenen negativen Gefühle zu beantworten. Achtsame Therapeuten müssen nicht um jeden Preis recht behalten, ihre Klienten beschuldigen und starr an ihren Hypothesen oder an ihrem Behandlungsplan festhalten.

Kernaussagen zur therapeutischen Beziehung

- Achtsamkeit fördert die *Wahrnehmung* des Gegenwärtigen, Offenheit und Neugier und den Anfängergeist und damit die *Präsenz*.
- Achtsamkeitspraxis schult die *duale Aufmerksamkeit* des Therapeuten für den Klienten und für die eigenen inneren Vorgänge. Diese gilt als Voraussetzung für Präsenz und Erdung, für gutes Pacing, die Wahrnehmung von Gegenübertragungsphänomenen und für Einstimmung.
- Ein wacher innerer Beobachter erkennt die *Hindernisse*, die der Präsenz, der Empathie und der Resonanz entgegenstehen. Er erkennt eigene Trancezustände und *Brüche* in der Beziehung.
- Der in der Achtsamkeitspraxis geschulte Gleichmut ist Voraussetzung für *Resonanzbereitschaft*.
- Diese Resonanzbereitschaft bezieht sich sowohl auf eigene innere Anteile als auch auf jene des Klienten. Diese können einander

wechselseitig aktivieren. Sie ermöglicht *Allparteilichkeit* gegenüber allen Anteilen.

- Achtsamkeit fördert die *Bewusstheit* über die Aktivierung der unterschiedlichen Persönlichkeitsanteile, die in der Therapie angemessen und heilsam oder auch unangemessen und störend sein können. Diese Bewusstheit eröffnet Wahlmöglichkeiten.
- Achtsamkeit fördert die *Empathie,* indem sie bestimmte Persönlichkeitsanteile kultiviert, die zur Empathiefähigkeit beitragen, beispielsweise Spezialisten für Perspektivenwechsel und Perspektivenübernahme.
- Achtsamkeit erhöht die *Feinfühligkeit* des Therapeuten. Diese kann sich auf das Bindungsverhalten der Klienten auswirken.
- Eine verfeinerte und differenzierte *Selbstwahrnehmung,* insbesondere des Körpers und der Gefühle, verbessert die Nutzung der durch Einstimmung in den Klienten gewonnenen Informationen und erhöht damit die Empathiefähigkeit.
- Der liebevolle Blick auf sich selbst in schwierigen Situationen oder auf ungenügende eigene Anteile lässt *Selbstmitgefühl* entstehen.
- Die mit der Beobachterhaltung verbundene *Disidentifikation* ermöglicht eine Distanzierung von den eigenen Bewertungen, Hypothesen, Sichtweisen, Theorien und Vorlieben und erhält dadurch die Offenheit für das, was ist.
- Aufmerksamkeitslenkung, Disidentifikation und Selbstmitgefühl tragen zur *Emotionsregulation* bei. Sie halten das Erregungsniveau innerhalb des Toleranzfensters, in dem Achtsamkeit möglich ist. Sie verhindern Empathie-Disstress bzw. helfen, mit ihm angemessen umzugehen.
- *Störungen des Rapports* werden von achtsamen Therapeuten frühzeitig erkannt. Sie können Brüche in der therapeutischen Beziehung gut »reparieren«.
- Die Anleitung des Klienten zur Selbsterforschung in Achtsamkeit macht ihn zu einem *Partner auf Augenhöhe.* Sie fördert sein Expertentum für seine inneren Vorgänge und für seine Ziele. Der Therapeut steht ihm als Experte für die Prozesse des Forschens und Lernens zur Seite.

Übung: Trancephänomene erkennen und benennen

Die Übung zielt zunächst darauf ab, Trancezustände und Trancephänomene bei sich selbst zu bemerken und zu etikettieren, später aber auch die Trancen der Klienten zu erkennen.

Beobachten Sie, was im Feld Ihres Gewahrseins auftaucht, seien es Bilder, Gedanken oder innere Dialoge. Beobachten Sie das spontane Kommen und Gehen der Phänomene und ordnen Sie jedem das Etikett eines Trancephänomens zu:

- Wenn Ihr Bewusstsein in die Vergangenheit zurückgeht, können Sie das als *Altersregression* etikettieren,
- wenn Ihr Bewusstsein in die Zukunft schweift, als Pseudoorientierung in der Zeit oder als *Progression*,
- wenn Sie bemerken, dass Sie sich ausgeklinkt haben, als *Dissoziation*,
- wenn Sie träumerisch werden, als hypnotisches Träumen oder *Imagination*
- oder als *posthypnotische Suggestion*, wenn Sie etwa eine von jemand anderem übernommene innere Stimme hören, die beispielsweise zu Ihnen sagt: »Das Leben ist hart«,
- oder als *Anästhesie*, wenn Sie einen Körperteil nicht mehr spüren.
- In einem nächsten Schritt können Sie versuchen, Trancephänomene bewusst zu verstärken oder zu erzeugen:
- Sagen Sie etwa das, was die innere Stimme zunächst automatisch formuliert hat, bewusst zu sich selbst, wie z. B.: »Das Leben ist hart«, um dann alles loszulassen.
- Wenn im Sinne der Altersregression ein Bild aus der Vergangenheit auftaucht, schaffen Sie sich mehrere innere Kopien dieses Bildes. Sehen Sie sie an und lassen Sie sie dann los (nach Wolinsky 1993).

7 Voraussetzungen, Grenzen und Gefahren

Voraussetzung für das Gelingen einer Psychotherapie ist eine tragfähige *therapeutische Allianz*. Ihre Komponenten kann man sich wie einen dreibeinigen Schemel vorstellen. Ein Bein steht für die Übereinstimmung von Therapeut und Klient bezüglich der Therapieziele, das zweite für den Konsens bezüglich der Inhalte, Mittel und Wege, die eingesetzt werden, um diese Ziele zu erreichen. Das dritte Bein symbolisiert eine tragfähige und vertrauensvolle Beziehung. Die Sitzfläche des Schemels verbildlicht die Veränderungstheorie des Klienten. Er sitzt dann gut, wenn das Vorgehen mit seiner Theorie darüber zusammenpasst, wie Veränderung möglich ist (Miller, Duncan a. Hubble 2004).

Die Basis jeder therapeutischen Beziehung ist ein gewisses Vertrauen. Das beste Angebot stößt auf Grenzen, wenn der Klient dem Therapeuten misstraut oder sich von ihm bedroht fühlt. Daraus ergeben sich erste Kontraindikationen für den Einsatz von Achtsamkeit – beispielsweise bei einer paranoiden Symptomatik oder floriden Psychosen.

Bei den *Therapiezielen* ist zu fragen, worum es dem Klienten geht: um Einsicht, um Veränderung, um Symptomreduktion oder um einen neuen Umgang mit sich selbst? Ist er dafür zu gewinnen, freundlicher auf sich zu schauen und an der Akzeptanz des Unveränderbaren zu arbeiten? Um *Passung* zu erreichen, ist es oft notwendig, an der Zielformulierung zu feilen und sich um einen realistischen und für beide Beteiligten stimmigen Auftrag zu bemühen.

Wenn Hypnose und Achtsamkeit die *Mittel* sind, die zur Erreichung der Therapieziele beitragen sollen, müssen diese plausibel sein und zum Therapeuten, zum Klienten, zu dessen Störung und zu dessen Zielen passen. Die *Veränderungstheorien* des Klienten verknüpfen die Mittel, die in der Therapie eingesetzt werden, mit den Zielen, sie sollten erhoben, berücksichtigt und utilisiert werden. Das Modell des Klienten darf sich zunächst durchaus von jenem des Therapeuten unterscheiden. Zum Gelingen einer Therapie sollten aber schließlich beide zu einer *gemeinsamen* Sicht darüber gelangen, worin die Probleme bestehen und wie sie angegangen werden sollen. Dazu braucht es oft einen Dialog und entsprechende Informationen.

Die Passung sollte sich auch auf die Werte, die Weltanschauung und das Menschenbild erstrecken. Der Hinweis auf die buddhistischen Wurzeln der Achtsamkeit kann bei bestimmten religiösen Überzeugungen ein Hindernis darstellen, das man beachten muss. Aber auch gegenüber der Hypnose gibt es manchmal weltanschauliche Vorbehalte.

Bei der Frage der Passung ist die im achtsamkeitsbasierten Vorgehen notwendige Eigenaktivität des Klienten im Sinne von regelmäßiger Praxis zu bedenken. Je nach den Erwartungen und Vorlieben kann das abschrecken und Motivationsarbeit notwendig machen. Anderen Klienten kommt es entgegen, wenn sie *selbst* etwas für sich tun und sich vom Therapeuten unabhängig machen können.

Bei der Passung spielt auch der größere Kontext eine Rolle. So kann man diskutieren, ob beim Transfer von Konzepten aus alten spirituellen Traditionen in die moderne Welt nicht ihr Kern verloren geht. Es ist auch zu hinterfragen, inwieweit es unter dem Kostendruck eines veränderungsorientierten kassenfinanzierten Gesundheitssystems möglich ist, jene innere Haltung einzunehmen, die für ein achtsamkeitszentriertes Vorgehen notwendig ist. Der Konflikt wird deutlich, wenn man sich zunächst den Zustand eines Therapeuten vergegenwärtigt, der im Sinne der offenen Präsenz alles willkommen heißt, und dem dann den Zustand eines Therapeuten gegenüberstellt, der nach dem medizinischen Modell mit einem manualisierten Vorgehen in möglichst wenigen Therapiestunden Symptome zum Verschwinden bringen soll.

Die *Voraussetzungen vonseiten des Therapeuten* sind abhängig von der Form der Integration der Achtsamkeit in seine Arbeit (siehe Abschnitt 2.3.1, S. 49 ff.). Die Basis ist in jedem Fall Selbsterfahrung mit der Achtsamkeit. Bei einem *achtsamkeitsinformierten* Vorgehen kann der Therapeut jene Elemente und Prinzipien der Achtsamkeit einsetzen, mit denen er vertraut ist. Auf der Stufe eines *achtsamkeitsbasierten Vorgehens* muss der Therapeut über ein klares Konzept zur Wirkung der Achtsamkeit und zu ihrer Integration in die Therapie verfügen, das er auch plausibel machen kann. Die Fähigkeit, Übungen anzuleiten und sie den Möglichkeiten und Bedürfnissen des einzelnen Klienten anzupassen, muss erworben und geübt werden. Dazu tragen Fortbildungen, der kollegiale Austausch und Supervision bei.

Auf dem Weg zum MBSR-Lehrer und MBCT-Therapeuten muss man inzwischen hochstrukturierte und umfassende Curricula durchlaufen. Für die Gruppenleitung wurden Qualitätskriterien entwickelt (Crane et al. 2013). Auch für ein *achtsamkeitszentriertes Vorgehen* sind entsprechende Ausbildungen zu empfehlen. Als Methoden bieten sich Hakomi, Focusing und Internal Family Systems (IFS) an. Auf allen Stufen der Integration ist eine gute Einbettung in ein Behandler-Netzwerk empfehlenswert, in dem ein gewisses Verständnis für das Vorgehen besteht.

Gefahren vonseiten des Therapeuten bestehen im Missbrauch von Hypnose und Achtsamkeit für eigene narzisstische Bedürfnisse oder Omnipotenzwünsche. Ebenso wie die Betrachtung von Trance als »heilige Kuh« (Revenstorf u. Peter 2015, S. 131) wäre auch eine Überhöhung der Achtsamkeit kontraproduktiv. Unheilsam wären auch Rollenunklarheiten, etwa zwischen der Rolle des Therapeuten, des Achtsamkeitslehrers und des spirituellen Lehrers.

Achtsamkeit ist eine komplexe Leistung, zu der nicht jeder Klient fähig ist. Insofern bedarf es auch von *Klientenseite* bestimmter Voraussetzungen. Klienten mit strukturellen Defiziten müssen die zur Achtsamkeit notwendigen Fähigkeiten oft erst durch eine längere Vorarbeit entwickeln. Für ein achtsamkeitszentriertes Vorgehen in der Einzelpsychotherapie muss sich der Klient im Wesentlichen an die mit der Therapie verknüpften Vereinbarungen zum Setting halten können. Weitere Voraussetzungen sind ein waches, orientiertes Bewusstsein ohne Trübung und ohne größere Wahrnehmungseinschränkungen (z. B. durch Medikamente oder Suchtmittel), basale Fähigkeiten zur Aufmerksamkeitslenkung und die Bereitschaft zur Introspektion und Selbstwahrnehmung. Diese wären beispielsweise bei einer akuten suizidalen Einengung, einem schweren depressiven Syndrom oder einer akuten Manie nicht im notwendigen Ausmaß gegeben. Als Basis bedarf es noch eines ausreichenden Sprachverständnisses.

Bei einem achtsamkeitsbasierten Vorgehen ist auch das *Setting* von Bedeutung. Innerhalb der Therapiestunde besteht die Möglichkeit, unmittelbares Feedback darüber zu bekommen, wie der Klient das Angebot umsetzt. Bei Übungen, die er zu Hause allein durchführt, können die Erfahrungen erst in der nächsten Stunde besprochen werden. Entscheidend ist dabei, den Klienten nicht zu überfordern und die Übungen zu modifizieren (siehe Abschnitt 8.4, S. 199 f.).

In Therapiesitzungen und vor allem bei den Hausübungen zur Achtsamkeit oder zur Selbsthypnose besteht die Gefahr, dass die Wendung der Aufmerksamkeit nach innen und zum Körper zu Erfahrungen führt, die als Trigger wirken, traumatische Erinnerungen reaktivieren und dissoziative Phänomene auslösen können. Im Sinne Friedrich Hölderlins gilt für die Achtsamkeit: *»Wo aber Gefahr ist, wächst das Rettende auch!«* (Kurz 2015, S. 88). Wenn der Kontakt zur Realität verloren geht – wodurch auch immer –, ist es gerade die Fünf-Sinne-Achtsamkeit, die bei der Reorientierung in die Gegenwart hilft. Achtsamkeit ermöglicht, Trigger zu identifizieren und das Erregungsniveau im Bereich des Toleranzfensters zu halten. Für manche Klienten stellt es allerdings schon eine große Herausforderung dar, die Augen zu schließen, auf dem Rücken zu liegen, von anderen beobachtet zu werden oder in der Gruppe zu sprechen. Innerhalb des Toleranzfensters können die Reaktionen auf diese Anforderungen beobachtet, erforscht und zur Einsicht genutzt werden (siehe Abschnitt 6.6.4, S. 154 f.).

Die in Einzelfällen im Zusammenhang mit Meditation berichteten *psychotischen Episoden* sind meist in mehrtägigen Retreats aufgetreten, bei denen die Übenden aus ihrer gewohnten Umgebung herausgerissen und in einer Umgebung mit geringen Außenreizen viele Stunden täglich meditierten. Dazu kommen die minimierte Kommunikation in Schweigeretreats, eine Umstellung der Ernährung bis hin zum Fasten, oft die Unterbrechung einer medikamentösen Therapie und meist auch Schlafmangel.

Die Sorge, dass Achtsamkeit im psychotherapeutischen Rahmen zu einer psychischen Dekompensation führen kann, wird von Martin Bohus und Martina Wolf (2009) entkräftet. Bei ihren über 500 mit der Dialektisch-Behavioralen Therapie (DBT) behandelten Borderline-Patientinnen beobachteten sie während oder nach Achtsamkeitsübungen noch nie eine psychotische Entgleisung.

Menschen mit Borderline-Symptomatik sympathisieren häufig mit dem Buddhismus, in dessen Beschreibung der Leere sie fälschlicherweise glauben, das eigene Erleben wiederzufinden. Darüber hinaus fühlen sie sich von charismatischen Lehrern angezogen. Statt sich mit den Fragen auseinanderzusetzen, die ihnen das Leben stellt, flüchten sie in die Meditation *(spiritual bypassing)*. Diese Fluchttendenzen, die zum Rückzug aus der Welt führen, werden als Spiritualität rationalisiert. Bei intensiver Meditation kann es zu einer Abhängigkeit von den während der Übung erlebten außergewöhnlichen Zuständen kommen.

Eine grundsätzliche Gefahr der Achtsamkeit wird im Vergleich mit dem *trojanischen Pferd* deutlich. Wenn Menschen beginnen, etwa zur Stressbewältigung Achtsamkeit zu üben, kehren mit der Ruhe auch Einsichten ein, ob sie wollen oder nicht. Insofern ist Achtsamkeit ein höchst konfrontatives Vorgehen, das uns mit ansonsten vermiedenen Erfahrungen und Wahrheiten in Kontakt bringen kann. Je nachdem, welche inneren Kämpfer aus dem trojanischen Pferd steigen, macht die Achtsamkeit das Leben nicht unbedingt einfacher, sie macht es komplexer, aber auch reicher. Achtsamkeit macht uns oft klar, dass bestimmte Aspekte unseres Handelns oder unserer Umgebungsbedingungen auf die Dauer unheilsam sind, sie zwingt uns zur Wahl und macht es schwer, in alten Mustern zu verharren. Persönliche Entwicklungen führen allerdings häufig zu Konflikten mit der Umwelt. Die Psychotherapie sollte dabei unterstützen, sich nicht zu überfordern und sich Zeit zu geben, all das zu integrieren, was sich zeigt. Manchmal gilt es, sich von dem zu verabschieden, was man als nicht mehr passend oder als unheilsam erkannt hat, dann müssen Ängste überwunden und Trauerarbeit geleistet werden.

Eine allgegenwärtige Gefahr, Achtsamkeit auf unheilsame Weise anzuwenden, besteht darin, wenn sie zu einem *Anspruch* an sich selbst und andere wird. Statt eines wohlwollenden inneren Beobachters meldet sich dann ständig ein innerer Kritiker, der keineswegs freundlich darauf hinweist, dass man *wieder* nicht achtsam gewesen sei. Statt unser Leben zu bereichern würde die Achtsamkeit zu einem Zwang. Disidentifikation vom Kritiker und Selbstmitgefühl können hier gegensteuern.

8 Störungsspezifischer Einsatz von Hypnose und Achtsamkeit

Im Sinne einer tragfähigen therapeutischen Allianz sollten die eingesetzten therapeutischen Mittel und Wege auch zur behandelten Symptomatik passen. Das Vorgehen sollte dem Klienten plausibel gemacht und mit seiner Veränderungstheorie in Einklang gebracht werden. Dazu dient die Betrachtung aus der Perspektive der Wirkprinzipien von Hypnose und Achtsamkeit.

Das Kapitel stellt Zusammenhänge zwischen einzelnen Störungsbildern, dem Vorgehen und den in ihm enthaltenen Wirkprinzipien her. Die Darstellung der konkreten Umsetzung der Wirkprinzipien und ihres Zusammenwirkens soll deren Verständnis vertiefen. Sie soll nach der Differenzierung zwischen Hypnose und Achtsamkeit und zwischen den einzelnen Wirkfaktoren wieder zur Integration beitragen. So wird in den einzelnen Abschnitten zunächst meist dargestellt, welches Vorgehen in der Hypnosepsychotherapie möglich ist, und anschließend, wie man die Achtsamkeit bzw. beide im Tandem einsetzen kann. Dabei werden auch wieder die Überschneidungen deutlich. Die vorgeschlagenen Vorgehensweisen sind nicht als fertige Rezepte zu verstehen, sondern dem individuellen Klienten anzupassen, aber das ist im ericksonianischen Verständnis ohnehin selbstverständlich.

Es wurden Problemfelder und Störungsbilder ausgewählt, die sich in der therapeutischen Praxis häufig finden und bei denen es sich anbietet, Hypnose und Achtsamkeit im Tandem anzuwenden: Stress und Burn-out, Angst und Depression, Traumafolgen, Schmerz, Schlafstörungen und Sucht. Ein Abschnitt widmet sich den Grundsätzen der Emotionsregulation, der letzte der Unterstützung krebskranker Menschen.

8.1 Stressbewältigung und Prophylaxe von Burn-out: De-Hypnose, neue Muster bahnen und innehalten

Im Umgang mit Stress, bei der Bewältigung akuter Stressreaktionen, bei der Behandlung chronischer Stress-Syndrome und beim prophylaktischen Stressmanagement ergänzen Hypnose und Achtsamkeit einander auf nahezu ideale Weise. Im Alltag immer wieder innezuhalten, ist der Beitrag der Achtsamkeit. Sie unterbricht dysfunktionale Muster, lässt erkennen, was gerade vor sich geht, und schafft somit Wahlmöglichkeiten. Die Übung, die diesen Zielen dient, ist die »Sanduhrübung«, die in diesem Abschnitt beschrieben wird. Die Hypnose aktiviert Ressourcen und bahnt jene neuen Automatismen, die ein funktionaleres Handeln ermöglichen.

Die klassischen Strategien der Hypnotherapie lassen sich auch im Umgang mit Stress anwenden (vgl. Zeyer 2015): (1.) Lösungsorientierte und kompetenzfokussierende Gesprächsführung, (2.) Nutzung allgemeiner und (3.) spezifischer Ressourcen, (4.) Altersregression zur Bearbeitung limitierender Vorerfahrungen, (5.) Lösungsprogression und (6.) Metaphern und Geschichten.

Eine hypnosystemische, lösungsorientierte und Kompetenz fokussierende Gesprächsführung nutzt das Prinzip der *Aufmerksamkeitslenkung*, indem man gemeinsam mit dem Klienten wertschätzend auf die von ihm bisher bewältigten Belastungen schaut. Man imaginiert möglichst konkret das Zielverhalten und fokussiert die Veränderungsbemühungen auf das, was im Einflussbereich des Klienten liegt. Man erforscht, was die Belastung verschlimmern würde und was es für Ausnahmen gibt, um Maßnahmen einzuleiten, die deren Wahrscheinlichkeit erhöhen.

Im Sinne der *Ressourcenaktivierung* unterscheidet Zeyer allgemeine und spezifische Ressourcen. Allgemeine Ressourcen sind alle zieldienlichen Zustände, die dem Klienten schon zur Verfügung stehen oder die er in der Therapie neu einübt. So wird allein schon das Erleben von Trancezuständen zu einer Ressource, das Körpergefühl verändert sich, Ruhe und Gefühle von Freiheit schaffen Abstand, relativieren viele Probleme und erleichtern den Zugang zu Lösungen. Zeyer weist auf die positive Wirkung einer Vertiefung der Körperwahrnehmung hin. Sie hebt eine dysfunktionale Fokussierung auf die Stress-Symptomatik auf und erweitert die Vielfalt der Möglichkeiten der Wahrnehmung. Hier kommt die Achtsamkeit ins Spiel, die neben der Trance als zweite allgemeine Ressource auch im Alltag zur Verfügung steht.

Als spezifische Ressourcen nennt Zeyer die Erinnerungen an positive, erfolgreiche Erlebnisse, etwa an Motivation, spielerische Neugier, Standfestigkeit oder Flow-Erlebnisse, die aktualisiert werden können. Trancen erleichtern das Auffinden dieser Ressourcen, die dann vertieft und geankert werden können.

Zur *Veränderung limitierender Vorerfahrungen* schlägt Zeyer die Bearbeitung prägender Situationen mit der Bildschirmtechnik vor, für eine *Lösungsprogression* die Stellvertretertechnik. Darüber hinaus lösen *Metaphern und Geschichten* Suchprozesse aus und regen zu neuen Lösungen an. So könnte zu einer mangelnden Flexibilität die Geschichte von der Türe passen, bei der man lange Zeit vergeblich einen Schlüssel sucht, bis man schließlich bemerkt, dass sie nur angelehnt ist. Zeyer weist auch noch auf die Möglichkeiten von *Teilearbeit* und *Selbsthypnose* hin, in der man sich beispielsweise imaginativ an einen Ort der Ruhe und der Kraft begeben kann. Das große Ziel ist klar: Es geht um Veränderung, beispielsweise im Sinne eines entspannten Wohlfühlzustandes zum Auftanken.

Achtsamkeit würde primär darauf fokussieren, was da ist, und nicht, wo man hinwill. Eine wertvolle Struktur des Innehaltens während des Alltags bietet die sog. *Sanduhrübung*. Man könnte sie durch die Geschichte vom Holzarbeiter einführen:

> Ein Spaziergänger geht durch den Wald. Dabei beobachtet er einen Mann, der sich beim Sägen eines Baumes sichtlich plagt. Als er genauer schaut, bemerkt er, dass dessen Säge stumpf ist. Auf den Rat, die Säge doch zu schärfen, bekommt er die Antwort: »Dafür habe ich keine Zeit. Sie sehen doch die vielen Stämme, die ich noch zu sägen habe.«

Die Veränderungen der Weite des Aufmerksamkeitsfeldes führen zum namensgebenden Bild der Sanduhr (vgl. Abb. 9). Die Übung beginnt mit der maximal weiten Öffnung des oberen Trichters. Er fängt auf wohlwollende Weise alles auf, was sich zeigt, zunächst auch noch in der Außenwelt, dann in der Innenwelt. Nach dem Erkennen dessen, was im Moment da ist, verengt sich der Trichter auf den Körper hin, auf all das, was man im Moment vom Körper wahrnimmt. Dann fokussiert man auf einen Aspekt des Atems. Im Bild der Sanduhr ist man dabei an der Engstelle, durch die der Sand der Aufmerksamkeit rieseln muss. In der Übung darf diese Phase der Sammlung länger dauern, so lange, bis der Geist zumindest etwas zur Ruhe gekommen ist. Dann wird der Trichter nach unten wieder weiter. Man nimmt zusätzliche Aspekte des Atems und dann den ganzen Körper ins Gewahrsein, um schließlich wieder mit der Umwelt Kontakt aufzunehmen und sich den dort wartenden Aufgaben zuzuwenden.

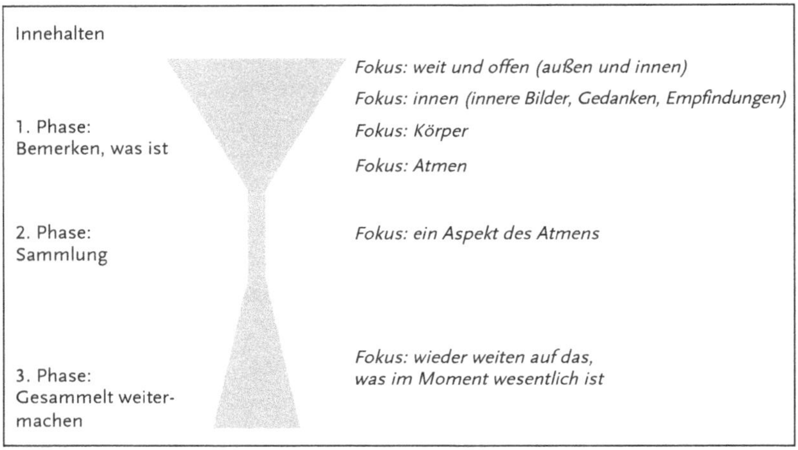

Abb. 9: Sanduhrübung

Die Übung ist dem Programm der »achtsamkeitsbasierten kognitiven Therapie« (MBCT) zur Rückfallprophylaxe bei Depression entnommen, wo sie als *Drei-Minuten-Atemraum* bezeichnet wird (Segal, Williams u. Teasdale 2008). Die drei Minuten geben eine Orientierung zur Dauer der drei Phasen, die jeweils eine Minute, aber durchaus auch länger und kürzer dauern dürfen.

Zwei Akronyme ergeben sich aus den Schritten von Übungen, die in eine ähnliche Richtung weisen: STOP und RAIN. Das S der *STOP-Übung* ergänzt den oft schwierigsten Schritt der Übung: sich daran zu erinnern, sich zu stoppen und innezuhalten. Das T *(take a breath)* bezeichnet die Phase der Sammlung mittels Atemfokussierung, O *(observe)* das Einnehmen einer Beobachterhaltung und P *(proceed)* das gesammelte Weitermachen und Bewahren der Achtsamkeit dabei.

Die vier *RAIN-Prinzipien* beziehen sich auf den oberen Trichter der Sanduhr. In schwierigen Situationen wirken sie reinigend, so wie ein kühlender Regen an einem schwülen und staubigen Sommertag die Luft klärt. R *(recognize what is happening)* bedeutet zu erkennen, was innerlich vorgeht. Das A *(allow life to be as it is)* bezieht sich auf eine erlaubende Haltung allem gegenüber, was auftauchen will, und erinnert daran, dass das Leben einfach so ist, wie es ist. Das I *(investigate inner experiences with kindness)* regt eine wohlwollende Forscherhaltung an, genauer wahrzunehmen und evtl. auch zu benennen, was gerade vorgeht. Das N *(non-identification)* betont die sich aus der Beobachterperspektive ergebende Disidentifikation (Brach 2013).

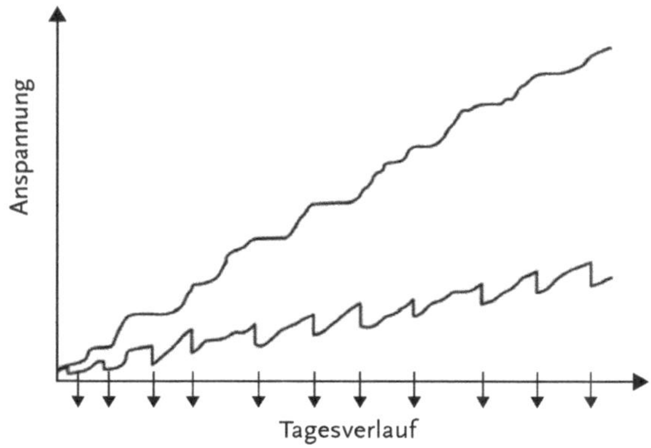

Abb. 10: »Sägezahnprinzip«: Spannungskurven im Tagesverlauf mit (unten) und ohne Innehalten (oben) mittels Sanduhrübung (nach Weiss, Harrer u. Dietz 2012)

Normalerweise summieren sich die Stressereignisse während eines Tages zu einer immer weiter zunehmenden Anspannung. Ein oftmaliges Innehalten könnte die Kurve der Anspannung in eine sägezahnartige Kurve verwandeln, bei der jede Atempause die Spannung etwas reduziert und die Kurve wie ein Sägezahn nach unten führt. Wenn man diesen sägezahnförmigen Verlauf der Spannungskurve mit der Säge des Waldarbeiters verknüpft, könnte man den Transfer der Sanduhrübung in den Alltag als Umsetzung eines *Sägezahnprinzips* beschreiben. Dabei wird unser Zustand in Analogie zum Schärfen der Säge immer wieder der Situation angepasst (vgl. Abb. 10).

Um die Sanduhrübung in den Alltag einzubauen, bieten sich verschiedene Zeitpunkte an. Das sind zunächst alle *Pausen,* die sich bei einem Wechsel zwischen zwei Tätigkeiten natürlicherweise ergeben: bei Verkäufern zwischen zwei Kundengesprächen, bei Pflegepersonen zwischen zwei Pflegehandlungen, wenn sie sich die Hände waschen, oder bei einer Autofahrt nach dem Ankommen oder vor dem Losfahren. Heilsam wäre es auch, sich vorzunehmen, gerade dann innezuhalten, wenn man sich gehetzt oder vom Alltag überrollt fühlt und wie der Waldarbeiter das Gefühl hat, wirklich keine Zeit zu haben, um die Säge zu schärfen. Man kann mit dem Klienten erarbeiten, welches körperliche Gefühl ihn an die Sanduhrübung erinnern möge – vielleicht die Hast des Autopilotenmodus, eine innere Unruhe, ein flaues Gefühl im Magen oder ein nebeliger Kopf. Der heilige Benedikt soll geraten haben, jeden Tag eine Stunde zu beten, und wenn man keine Zeit hat zu beten, zwei Stunden.

Dem Akronym RAIN entsprechend kann man mit dem Klienten herausfinden, was sich für ihn zu erlauben *(allow)* und zu erforschen *(investigate)* lohnen würde. Im Kontext von Stressbewältigung und Burn-out-Prophylaxe können das Gefühle sein, die auf vernachlässigte Bedürfnisse hinweisen, oder Persönlichkeitsanteile, die sich melden, weil sie etwas beschützen wollen. In der Arbeit mit Persönlichkeitsanteilen bewährt es sich, immer wieder an die zwei Wölfe zu erinnern und an die sich daraus ergebenden Fragen: Welchen Wolf füttert man gerade und welchen Wolf möchte man füttern? (siehe Abschnitt 6.4.8, S. 134 f.)

8.2 Depression: Wahrnehmen und Sein statt Gedankenwandern

Zustände von Depression können als typische Formen von *Problem-Trancen* betrachtet werden. Die Aufmerksamkeit ist auf Negatives eingeengt, Positives wird ausgeblendet; die Flexibilität, alternative Sichtweisen einzunehmen, geht verloren; der Zugang zu Ressourcen und positiven Erfahrungen, zu Fantasie und Kreativität scheint verschlossen; das Negative wird in quälendem Gedankenkreisen übergeneralisiert und als unveränderbar erlebt.

Diese kontinuierliche Selbsthypnose wird auch in der von den Klienten gebrauchten Sprache deutlich. Typische *Sprachmuster* sind Verknüpfungen, Gedankenlesen, Implikationen und die Unterstellung von Ursache-Wirkungs-Beziehungen. Um nicht von der Problem-Trance angesteckt zu werden, ist es für den Therapeuten hilfreich, diese Muster zu erkennen. Verknüpfungen, Ursache-Wirkungs-Beziehungen, Implikationen und Vorannahmen können explizit gemacht und hinterfragt werden. Gedankenlesen kann als Gedankenlesen erkannt und benannt werden. Es gilt, Wahrnehmungen von Interpretationen zu unterscheiden und diese zu überprüfen (vgl. Meiss 2016).

Diese Wirkmechanismen der klassischen kognitiven Verhaltenstherapie – die Veränderung dysfunktionaler Sprach- und Gedankenmuster – können durch die Hypnose verstärkt werden. Die sog. dritte Welle der Verhaltenstherapie, die Achtsamkeit und Akzeptanz integriert, bietet eine Lösung zweiter Ordnung an: *Nicht die Gedanken werden verändert, sondern die Beziehung zu den Gedanken.* Wie in der buddhistischen Psychologie werden Gedanken als Geistesobjekte betrachtet, die keineswegs immer die Realität abbilden. Der Perspektivenwechsel ermöglicht, sie zu beobachten, ohne ihnen glauben und folgen zu müssen. »Gedanken sind keine Tatsachen« – das ist das zentrale Prinzip, das beispielsweise im Programm der achtsamkeitsbasierten kognitiven Rückfallprävention der Depression *(Mindfulness-Based Cognitive Therapy, MBCT)* vermittelt wird (Segal, Williams u. Teasdale 2008). Dabei geht es nicht nur um ein Verstehen, sondern vielmehr um ein unmittelbares *Erleben* dieser Tatsache als höchst persönliche Erfahrung.

Dazu kommt die Achtsamkeitspraxis ins Spiel, bei der konsequent der Perspektivenwechsel von einem Nachdenk-Modus in einen Wahrnehmungsmodus geübt und verinnerlicht wird. Im Wahrnehmungsmodus übt man, die Gedanken zu beobachten, ohne reagieren zu müssen.

Um erfahrbar zu machen, dass Gedanken keine Tatsachen sind und man ihnen nicht glauben muss, werden die Teilnehmer in der MBCT eingeladen, folgenden Sätzen zu lauschen und nach jedem Satz zu beobachten, was ihnen durch den Kopf geht:

> »Michael war auf dem Weg in die Schule ... Er machte sich Sorgen wegen der Mathematikstunde ... Er war nicht sicher, ob er die Klasse unter Kontrolle bekommen würde ... Dies gehörte nicht zu den Aufgaben eines Hausmeisters« (Meibert 2014, S. 132).

Die Nachbesprechung der nach jedem Satz ausgelösten Vorstellungen macht deutlich, dass wir aus angebotenen Informationen ständig und automatisch Schlussfolgerungen ziehen und Konzepte bilden. Wenn wir zusätzliche Informationen bekommen, verändert sich das Bild, in diesem Fall von dem eines Schülers über das eines Lehrers zu dem eines Hausmeisters.

Im psychoedukativen Teil der MBCT wird erklärt, dass die Fähigkeit des Menschen zu planen durch eine Art *Simulationsmodus* unterstützt wird. Man kann sich in eine bestimmte Situation hineinfantasieren und sie damit vergegenwärtigen. Das ist hilfreich, um in der Fantasie probehandeln und üben zu können oder um nachträglich besser verstehen zu können, was abgelaufen ist. Die Fantasie kann so lebendig werden, dass sie nahezu die gleichen Gefühle auslöst, als ob man wirklich in dieser Situation wäre. Damit Gefühle in der Evolution vorteilhafte Signalfunktion erfüllen können, wie eine Angst, die uns vor einer Gefahr warnt, müssen sie durch äußere Reize aktiviert werden, aber wieder abebben, sobald die Gefahr vorbei ist. Menschen mit depressiven Störungen drehen Endlosschleifen im Simulationsmodus, indem sie sich an vergangene schlimme Zeiten erinnern oder diese in die Zukunft projizieren. Die dabei ausgelösten Gefühle triggern die oben beschriebenen depressiven Problem-Trancen und die Simulation wird zur Realität. Umgekehrt ist die *kognitive Reaktivität* bei rückfallgefährdeten Personen erhöht. Sie neigen eher dazu, auf depressive Stimmungsschwankungen mit dysfunktionalen Haltungen und Gedanken zu reagieren. Damit schließt sich der Teufelskreis, denn unabhängig davon, wo man beginnt, führt eine gedrückte Stimmung zu negativen Gedanken und diese wiederum führen zu depressiven Gefühlen.

Das Wiederkäuen von immer gleichen Gedanken – die *Rumination* – wird im Kontext der Achtsamkeit als Gedankenwandern bezeichnet, der wandernde Geist als »Affengeist«. Wenn man genau betrachtet, womit sich der Affengeist in depressiven Zuständen gerne beschäftigt, kann man vier Arten von negativem Gedankenkreisen unterscheiden: (1.) Katastrophendenken: Dabei werden oft höchst fantasievoll Worst-Case-Szenarios ausgemalt. (2.) Aufwärmen: Um Erklärungen zu finden, holt man immer und immer wieder Vergangenes zurück. (3.) Proben: Man spielt im Geiste etwas Zukünftiges in allen Varianten immer wieder durch. (4.) Beschuldigen: Man beschuldigt sich selbst oder andere.

In einem achtsamkeitsbasierten therapeutischen Vorgehen müsste man sich nicht unbedingt für die Inhalte der Gedanken interessieren. Man würde dazu anregen, die Gedanken zu etikettieren. Das Etikettieren schafft Abstand und bringt zugleich Einsicht in die Automatismen des Denkens. Wenn man die Etiketten »Katastrophendenken«, »Aufwärmen«, »Proben« und »Beschuldigen« in sein Repertoire aufnimmt, kann allein das schon Einsicht fördern und die Beziehung zu den Gedanken verändern. Das Etikettieren setzt das Einnehmen einer Beobachterposition voraus, schafft Abstand und unterstützt die *Disidentifikation*.

Das Einnehmen einer unbeteiligten Beobachterposition gegenüber den Gedanken kann man durch Suggestionen unterstützen (vgl. Lynn et al. 2010):

- Sie können sich die drängenden Gedanken als einen Zug vorstellen, der ohne stehen zu bleiben durch einen Bahnhof fährt. Man kann ihn nicht stoppen oder aufspringen, Sie können nur vom Bahnsteig aus zuschauen, wie er vorbeifährt.
- Beobachten Sie Ihre Gedanken, als ob es Blätter wären, die auf einem Fluss treiben. Sie sitzen am Ufer und beobachten, wie sie vorüberziehen, und springen nicht in den Fluss, um mit ihnen mitzuschwimmen oder gar von ihnen mitgerissen zu werden.
- Stellen Sie sich Ihren Geist wie ein Förderband vor, das Gedanken und Gefühle vorbeitransportiert; Sie können sie etikettieren und einordnen. Das kann ein Fließband in einer Fabrik sein, in einer Sushibar oder an einem anderen Ort.
- Sie können Gedanken wie Wolken behandeln. Stellen Sie sich die Gedanken auf Wolken geschrieben vor. Die Wolken können ruhig den ganzen Himmel einnehmen, während sie vorbeiziehen.
- Sie können Gedanken in Worte und diese in die einzelnen Buchstaben zerlegen. Die Buchstaben können Sie wie Schauspieler über eine Bühne wandern lassen.
- Sie können sich die Gedanken auch als Worte auf Schildern geschrieben vorstellen, die vorbeigetragen werden.

Die Wirkung der MBCT bzw. der Achtsamkeit in der Rückfallprävention von Depressionen scheint sich aus der Synergie mehrerer Wirkprinzipien zu ergeben: Ins Zentrum könnte man den *Gleichmut* stellen, der sich als Nichtreaktivität manifestiert. Eine negative Stimmung wirkt sich nach dem Besuch eines MBCT-Kurses nicht mehr so stark auf die Gedanken aus, die kognitive Reaktivität nimmt ab (Cladder-Micus et al. 2017). Auf der anderen Seite wird den Gedanken durch die *Disidentifikation* die Macht entzogen. Dazu kommt noch das *Selbstmitgefühl,* das die negativen Auswirkungen der kognitiven Reaktivität mildert (Kuyken et al. 2010).

In der MBCT wird die Möglichkeit des Umschaltens zwischen verschiedenen Zuständen betont. Die beiden Hauptmodi, in denen unser Geist operiert, werden als »Tun-Modus« und »Sein-Modus« bezeichnet (siehe Kapitel 4, S. 79 f.). Die Achtsamkeitspraxis schult das *Umschalten* in den Wahrnehmungsmodus und das stabile Verweilen in diesem Zustand. Der *Drei-Minuten-Atemraum* bildet das Rückgrat der MBCT, eine kurze Übung, bei der genau diese Umschaltung erfolgt, die aber zugleich auch zu Einsichten in die gegenwärtig ablaufenden inneren Prozesse führt (siehe S. 186 ff.).

8.3 Emotionsregulation

Ein praxisorientiertes Modell, das zum Verständnis der Rolle von Hypnose und Achtsamkeit bei der Emotionsregulation beitragen kann, unterscheidet *vier Ansatzpunkte*. (1.) Den Ausgangspunkt bildet eine konkrete Situation, die für den Betroffenen von persönlicher Relevanz sein muss. (2.) Er muss dieser Situation oder ausgewählten Aspekten seine Aufmerksamkeit schenken. (3.) Es erfolgt eine Bewertung der Situation. (4.) Diese Bewertung führt zu einer emotionalen Reaktion, zu einem Impuls und in der Folge zu einem bestimmten Verhalten. In einer Feedbackschleife kann diese Reaktion rückwirkend die auslösende Situation beeinflussen (Gross 1998) (vgl. Abb. 11).

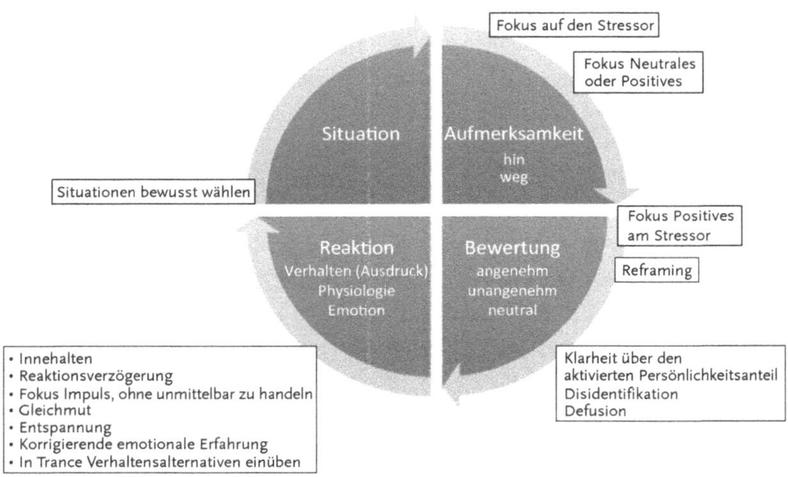

Abb. 11: Vier Ansatzpunkte zur Emotionsregulation auf der Basis des Modells von Gross (1998)

1) Manche Strategien setzen an der *Situation* an: Bestimmte Situationen kann man sich überhaupt ersparen, andere kann man verändern.
2) Die zweite Art von Strategien setzen bei Prozessen der *Aufmerksamkeitssteuerung* an. Hier liegt ein Schwerpunkt sowohl der Hypnose als auch der Achtsamkeit.
3) Um die *Bewertung* von Situationen zu verändern, kann man mit der Hypnotherapie an dysfunktionalen, Emotionen auslösenden oder sie verstärkenden Gedanken arbeiten, etwa mit einem Reframing. Achtsamkeit setzt ebenfalls in diesem Bereich an, sie verändert die *Beziehung* zu den Gedanken im Sinne von Gleichmut und Disidentifikation. Man könnte sich fragen, welcher Persönlichkeitsanteil aktiviert wird, und mit ihm weiterarbeiten. Vielleicht weisen Gefühle auf wesentliche unerfüllte Bedürfnisse hin und es bedarf einer vermehrten Selbstfürsorge.
4) Die vierte Gruppe von Strategien setzt bei den *Reaktionen* an. Der verhaltenstherapeutische Ansatz der Reaktionsunterdrückung entspricht *nicht* dem Weg der Achtsamkeit. Hypnotherapie könnte mit Entspannung arbeiten, um die Reaktivität zu modulieren, oder in Trance Verhaltensalternativen einüben. Auf dem Weg der Achtsamkeit würde man bei einer ausgelösten Reaktion innehalten und sie beobachten, *ohne* unmittelbar und automatisch zu handeln. Ob später eine angemessenere Handlung erfolgt, hängt von den Alternativen ab, die zur Verfügung stehen. Hier ist auch die durch eine intensive Achtsamkeitspraxis erreichte Nichtreaktivität einzuordnen.

Carolyn Daitch (2017) beschreibt ein Vorgehen, bei dem sie Hypnose und Achtsamkeit kombiniert, anhand eines Fallbeispiels einer 45-jährigen Frau, die unter schambesetzten Wutausbrüchen leidet. Sie adressiert zunächst die Scham der Klientin, normalisiert die heftigen Gefühle in einem Reframing als Überforderung und würdigt den Wunsch der Klientin, auch ihren Kindern zuliebe etwas zu verändern. Zur Stabilisierung vermittelt sie eine einfache Atemtechnik (siehe Abschnitt 6.2.2, S. 97 f.) und regt an, Überreaktionen möglichst früh durch ein *Time-out* zu unterbrechen. Dazu erarbeitet sie Warnzeichen, die den Ausbrüchen vorangehen. Im Time-out solle sie die Augen nach oben rollen und einige tiefe Atemzüge nehmen, bis sich schließlich die Augen schließen. Die im Körper wahrnehmbare Muskelspannung solle sie in einer Hand konzentrieren, indem sie diese – so fest sie könne – zu einer Faust ballt. Es folgen wieder Anleitungen zu einer Atemtechnik und zu Autosuggestionen wie: »Ich schaffe es« oder »Ich lasse die Bewertungen los und ersetze sie durch Liebe für mich selbst und meine Familie«. Anschließend erklärt die Therapeutin der Klientin das Teilemodell und lädt in einer strukturellen Progression neben dem Erwachsenen-Anteil den weisesten, am weitesten entwickelten, stärksten und spirituellsten Teil ein, um ihn in Kontakt mit einem verletzten Kind-Anteil zu bringen.

In der fünften bis zur abschließenden siebten Sitzung vermittelt die Therapeutin die Grundprinzipien der Achtsamkeit: das Beobachten von Gedanken und Gefühlen, sie zu benennen und sie ohne Bewertung zu akzeptieren. Die Klientin war von der Übung fasziniert, die ihr erlaubte, ihrer unmittelbaren Erfahrung offen und neugierig zu begegnen. Nach einer einleitenden Tranceinduktion formuliert die Therapeutin etwa folgende Suggestionen:

> [Name], wenn Sie Achtsamkeit üben, ist das der Einstieg, automatische und reflexartige Gedanken wie »das ist gut« oder »das ist schlecht, schrecklich und nicht in Ordnung« zukünftig durch die Haltung des Beobachtens zu ersetzen. Sie treten einfach einen Schritt zurück, um Ihre Erfahrung zu beobachten. Mithilfe der Achtsamkeit verändern Sie die Brille, durch die Sie auf Ihre Emotionen schauen. Und Sie und ich wissen beide, dass Emotionen kommen und gehen ... vorübergehen wie die Veränderungen des Wetters ... sich unausweichlich verändern ... nie konstant bleiben. Und weil sie sich immer verändern, macht es Sinn, Wege zu erlernen, sich weniger von ihnen kontrollieren zu lassen ... ihnen weniger anzuhaften ... die Ebbe und Flut der Emotionen zu erfahren ..., ohne von ihnen verschlungen zu werden.
>
> Sind Sie bereit, einen neuen Stil zu erlernen ... auf friedvolle Weise, nicht bewertend Abstand zu gewinnen ..., der Ihnen erlaubt, auf neue Weise auf Anforderungen zu antworten ..., bei dem Sie trainieren, Erfahrungen weniger intensiv zu erfahren? Sie können ein einfaches Vorgehen erlernen, zurückzutreten und Ihre Gefühle zu beobachten. Das heißt Achtsamkeit.
>
> Und jetzt ... lade ich Sie ein, sich zu erinnern, wie in letzter Zeit ein Gefühl aufgetaucht ist, das Ihnen unangenehm war ... Wut, Frustration, Überschwemmtwerden. Nicken Sie einfach mit dem Kopf, wenn Sie es wieder herholen können ... Gut ... Jetzt lade ich Sie ein, diesem Gefühl und anderen Gefühlen Raum zu geben ..., die Gefühle intensiver werden

zu lassen ..., einfach diese Gefühle hochkommen lassen ... Erinnern Sie sich, wo Sie waren ... und was diese Gefühle ausgelöst hat, was genau Sie gefühlt und gedacht haben ... Und seien Sie neugierig, ob Sie sie wieder hervorrufen können. Und es ist total o. k., diese Gefühle jetzt und hier hochkommen zu lassen ..., weil sie auch wieder weggehen werden in ein paar Augenblicken ... Und ich bin jetzt hier bei Ihnen ... Nehmen Sie sich einfach die Zeit, die Sie brauchen, den Zeitpunkt zu erinnern, an dem die Gefühle ausgelöst wurden ..., an dem Sie zu stark reagiert haben ..., lassen Sie die Details auftauchen ..., lassen Sie sich diese Erfahrung noch einmal erleben ... jetzt *(auf nonverbale Hinweise achten)* ... gut ... Sie machen das gut.

Und jetzt möchte ich, dass Sie einen Schritt zurücktreten ... und einfach nur die Gefühle beobachten ..., ohne sie zu bewerten ..., ohne sich selbst zu kritisieren oder zu beurteilen, dass Sie fühlen, wie Sie fühlen ... mit Akzeptanz ... Bewertungen loslassen ... wie ein unbeteiligter Beobachter ..., wie ein Wissenschaftler, der ein interessantes Phänomen beobachtet ... Einfach sich alles bewusstmachen und beobachten ..., etwa wie man die Wolken beobachten kann, wie sie vorbeiziehen ... oder wie Menschen auf der Straße an einem vorbeigehen ..., kommen und gehen ... Ein stiller Zeuge der Gefühle sein ... die Erfahrung beobachten, wie sie sich entwickelt ..., beobachten was ist ..., ohne zu reagieren oder sich zu beurteilen.

8.4 Traumafolgen: Aufwachen im Hier und Jetzt

Eine Situation wird dann als traumatisch erlebt, wenn sie die Integrität von Menschen bedroht und die Bewältigungsmöglichkeiten des Einzelnen, einer Familie, Personengruppe oder einer Gesellschaft überfordert und Gefühle von schutzloser Preisgabe und Hilflosigkeit auslöst. Nach einem akuten Trauma ist man nicht mehr der Gleiche und die Welt ist eine andere.

Wenn man die fehlenden Ressourcen in den Blick nimmt, kann man fragen, welche der vier *emotionalen Grundbedürfnisse* unerfüllt blieben (Mende 2010). *Bindung:* Fühlte sich der Klient durch eine andere Person bedroht? War er von jenen Menschen isoliert, die er gebraucht hätte? *Autonomie:* Konnte er selbst entscheiden? War er außer sich? *Kompetenz:* Hat er sich in der Lage gefühlt, die Situation zu meistern? *Orientierung:* Konnte er verstehen, was los ist? Oder hat er sich orientierungslos und verloren gefühlt? Hat sich alles sinnlos angefühlt? Hypnose und Achtsamkeit können dazu beitragen, dass

Menschen wieder lernen, diese und andere Grundbedürfnisse wahrzunehmen, zu erfüllen und zu vertrauen, dass die Welt auch für sie wieder auf heilsame Weise zur Verfügung steht.

Auch im traumatherapeutischen Vorgehen nach dem *SARI-Schema (Safety, Accessing, Resolving, Integration)* von Phillips und Frederick (2003) kann man Synergien von Hypnose und Achtsamkeit nutzen. In der ersten Phase der Traumatherapie nach diesem Modell geht es um Sicherheit *(safety)*, Stabilisierung und Ich-Stärkung. Dazu trägt eine vertrauensvolle, durch einen guten Rapport geprägte therapeutische Beziehung bei. Ein Schwerpunkt besteht darin, die Klienten dabei zu unterstützen, ihr Erregungsniveau aus einem Hyperarousal in den Bereich des Toleranzfensters (siehe Abschnitt 6.6.4, S. 154 f.) zu bringen. Die Basis dafür bildet ein Beziehungsangebot, das sowohl die therapeutische Bindung als auch die Autonomie und Kompetenz des Klienten betont und über Information und Psychoedukation Orientierung gibt.

In achtsamkeitszentrierten Verfahren gilt die Aufmerksamkeit des Therapeuten immer auch den wechselnden Bewusstseinszuständen des Klienten. Dem damit verbundenen Erregungsniveau kommt in der Traumatherapie eine besondere Bedeutung zu. Wenn der Therapeut frühzeitig bemerkt, dass sich ein Hyperarousal anbahnt, kann er seinen Klienten im Sinne einer Co-Regulation in einem Bereich halten, in dem Achtsamkeit möglich bleibt. Dem Hyperarousal kann darüber hinaus eine positive Bedeutung gegeben werden, wenn man es als Aktivierung eines inneren »Bodyguards« umdeutet. Dieser Beschützer ist ständig in Alarmbereitschaft, er passt auf und signalisiert, wenn etwas Ungewöhnliches vor sich geht. Er tut das allerdings auch in Situationen, in denen es nicht nötig wäre.

Neben dem Wirkprinzip der Beziehung kommt bei der Selbstregulation auch jenes der Aufmerksamkeitssteuerung zum Tragen. Die Hypnose bietet hierzu Suggestionen von Ruhe, Entspannung und Sicherheit und zur Aktivierung von Ressourcen. Man kann Kontakt zur »inneren Stärke« aufnehmen, innere Berater und Helfer beiziehen und einen sicheren Ort etablieren. In einem imaginierten Tresor können belastende Gedanken, Gefühle oder Erinnerungen beispielsweise in Form von Fotografien oder Tonträgern sicher verwahrt werden. Bei der Gestaltung der Trancen kann man die Betonung auf das Erleben der Erfüllung einzelner emotionaler Grundbedürfnisse legen. Entsprechende Autosuggestionen und Imaginationen können auch in der Selbsthypnose eingesetzt werden. Die Zielzustände kann man ankern.

Bei traumatisierten Menschen und insbesondere bei hoher Erregung laufen die Prozesse der Aufmerksamkeitslenkung höchst automatisiert ab. Die Fähigkeit, sie zu steuern, ist meist gering. Sie lässt sich allerdings wieder trainieren. Der erste Schritt besteht darin, sich der ablaufenden Automatismen bewusst zu werden und minimale Freiheitsspielräume auszunutzen und zu erweitern. Der Erhöhung der Steuerungsfähigkeit dienen auch Ansätze zu einem Aufmerksamkeitstraining. Dabei übt man beispielsweise, sich abwechselnd bestimmten akustischen oder visuellen Reizen zuzuwenden. Mit der Zeit nimmt die Fähigkeit zu, sich von bedrohungsbezogenen Reizen abzuwenden, um sich positiven und heilsamen Objekten zuzuwenden. Diese Fähigkeiten können durch entsprechende Suggestionen gestärkt werden (Lynn et al. 2012b).

Die Achtsamkeitspraxis bietet Möglichkeiten zur Selbstregulation im Sinne der Fokussierung auf den Bodenkontakt, auf den Atem und auf sich neutral oder angenehm anfühlende Teile des Körpers. Sie betont die Gegenwart als Gegenpol zu sich aufdrängenden Erinnerungen *(Flashbacks)* an das Trauma in der Vergangenheit und zu ängstigenden Vorstellungen von der Zukunft. Zur »Reorientierung in die Gegenwart« ersetzt man die bedrohlichen inneren Bilder durch die sinnliche Wahrnehmung der gegenwärtigen äußeren Realität, indem man bewusst schaut, hört und über den Tastsinn Kontakt mit der Umgebung aufnimmt. Im Umgang mit *Intrusionen* hat es sich bewährt, sich aus der Beobachterposition bewusst zu machen, dass es »nur« Erinnerungsbilder, Gedanken und Gefühle sind, die wie in einem inneren Film ablaufen. Die Unterscheidung zwischen dem »Simulationsmodus«, in dem wir die Vergangenheit wiedererleben, und dem Wahrnehmungsmodus, in dem wir mit der gegenwärtigen Realität in Kontakt sind, wird erklärt und die Umschaltung eingeübt (siehe Abschnitt 8.2, S. 191 f.).

Das durch die Achtsamkeitspraxis geschulte, bewusstere und genauere Wahrnehmen der gegenwärtigen Realität kann auch die *Neurozeption* (Porges 2010) verbessern. Das ist jene Fähigkeit, mit deren Hilfe wir einschätzen, ob eine Situation sicher ist und ob man einer Person vertrauen kann. Diese Fähigkeit ist bei traumatisierten Personen häufig eingeschränkt.

Beim *Accessing* bzw. bei der Aktivierung von Traumazuständen geht es darum, Zugang zu traumatischem Material, aber ebenso zu den mit ihm verbundenen Ressourcen zu gewinnen. Die Hypnose nutzt dazu klassischerweise die Affektbrücke. Im Bereich der Traumatherapie entwickelten sich spezialisierte achtsamkeitszentrierte Ansätze wie die *Sensumotorisch orientierte Therapie* (Ogden 2015a, b; Ogden, Minton u. Pain 2010) oder *Somatic Experiencing* (Levine 1999). Sie beschreiben Vorgehensweisen, bei denen der Körper im Zentrum steht, und arbeiten aus der Perspektive der Achtsamkeit mit den implizit im Körper gespeicherten Erfahrungen. In einer explorativen Haltung wendet man sich den einzelnen Bausteinen der Erfahrung zu, indem man sie differenziert und fragmentierte Anteile integriert und mit Ressourcen verknüpft. Dazu dienen Techniken des Pendelns zwischen Bausteinen der Erfahrung, die mit dem Trauma, und solchen, die mit Ressourcen assoziiert sind. In der Trance kann man dieses Pendeln praktizieren, indem man beispielsweise anregt, den Blick zwischen den beiden Bereichen einer zweigeteilten Leinwand hin- und herwandern zu lassen. Auf der einen Seite läuft der Film der traumatischen Situation, auf der anderen ein »Ressourcenfilm« (Lynn et al. 2012a).

In der Phase des *Resolving* bzw. *Reconnecting* bieten sich hypnotherapeutische Vorgehensweisen wie die Bildschirmtechnik an, um abgespaltene oder fragmentierte Bestandteile der Erinnerung zu integrieren und um Gedächtnisinhalte abzurufen und durch korrigierende Erfahrungen ergänzt neu abzuspeichern (siehe Abschnitt 6.6.1, S. 150). Dabei kann man aus einer dissoziierten Wahrnehmungsposition im Hier und Jetzt auf einem Bildschirm das Ich von damals in der traumatischen Situation auftauchen lassen und die Situation auf eine Weise so verändern, dass sie ihren bedrohlichen Charakter verliert. Dazu lassen sich zur Unterstützung erwachsene Persönlichkeitsanteile in die imaginierte Szene einladen. Eine Nachbeelterung wird auch durch die Vorstellung »idealer Eltern« angeregt (siehe Abschnitt 6.6, S. 153).

Zur Emotionsregulation dient die Etablierung eines »inneren Kontrollraums«. Man kann aber auch Persönlichkeitsanteile aktivieren oder verinnerlichen, die Grenzen signalisieren und dafür sorgen, dass sie auch eingehalten werden. Traumatisierte Menschen müssen oft erst ein Gefühl für Grenzen entwickeln, dazu tragen beispielsweise behutsame Experimente in Achtsamkeit rund um das Thema Nähe und Distanz bei.

In der Phase der *Integration* geht es darum, die traumatischen Erfahrungen auf heilungsfördernde Weise zu einem Teil der Lebensgeschichte zu machen und eine neue Identität zu entwickeln. Auf der Ebene der Persönlichkeitsanteile können durch die Vermittlung eines Teilemodells traumatisierte Anteile von Exilanten zu anerkannten und wertvollen Teilen der inneren Familie werden. Dazu müssen oft Scham- und Schuldgefühle überwunden werden. Die Kultivierung von *Selbstmitgefühl* ist der Weg, den die Achtsamkeit dazu anbietet. Im IFS-Modell spricht Richard Schwartz vom »Selbst« als einem Zustand oder einem Teil jenseits aller Teile, der durch traumatische Erfahrungen nicht berührt oder beschädigt werden kann und immer heil bleibt. Schwartz (Schwartz a. Sparks 2015) sieht Parallelen zwischen dem, was er als »Selbst« bezeichnet, und dem, was die buddhistische Psychologie als »Buddha-Natur« beschreibt.

Traumatisierte Menschen stehen einer Achtsamkeitspraxis oft skeptisch gegenüber, denn vielen fällt es keineswegs leicht, sich ihrem Körper freundlich zuzuwenden. Es widerstrebt ihnen zutiefst, gegenüber allen Körperempfindungen offen zu bleiben und ihnen mit wohlwollendem Interesse zu begegnen. So ist es sinnvoll, jene Übungen, die zum Wahrnehmen des Körpers einladen, zu *modifizieren:* (1.) Es ist in besonderem Maße darauf zu achten, dass die Klienten verstehen, welchen Zielen die Übungen dienen und wie sie selbst dazu beitragen können, diese Ziele zu erreichen. (2.) Zur Einstimmung auf eine Übung muss betont werden, dass die Klienten alle Freiheiten haben, die Übung jederzeit zu unterbrechen. (3.) Es sollte vermittelt werden, dass es keineswegs heilsam ist, Zustände auszuhalten, bei denen man von heftigen Gefühlen überschwemmt wird und bei denen ein Erregungsniveau oberhalb des Toleranzfensters erreicht wird, sodass man nicht mehr achtsam sein kann. Es ist zu besprechen, was der Einzelne in diesem Fall tun kann: etwa sich bewegen, sich aufsetzen, ein Glas Wasser trinken oder auf einen Anker zurückgreifen, der an Entspannung erinnert. Das kann z. B. ein Talisman sein, den man bei Bedarf in die Hand nimmt. (4.) Beim Bodyscan kann man sich zu Beginn eine Stelle im Körper suchen, die sich angenehm anfühlt, um zwischendurch immer wieder zu ihr zurückzukehren. (5.) Die Übungen sollten in ihrer Länge angepasst werden. In der Einzeltherapie sollte man nach kurzen, maximal minutenlangen Anleitungen um Feedback über die Erfahrungen während der Übung bitten. (6.) Die Pausen, in denen der Therapeut schweigt, sind insbesondere am Anfang der Praxis kurz zu halten. Dies gilt auch für Anleitungen auf Tonträgern (vgl. Magyari 2015). Bei der Atembeobachtung hat es sich bewährt, zusätzliche Hilfen anzubieten, wie das Zählen der Atemzüge oder das mantraartige Aussprechen einzelner Silben beim Ein- und Ausatmen.

Wenn es gelingt, sich dem eigenen Körper freundlich zuzuwenden und mit ihm in positiven Kontakt zu kommen, verändert sich auch die Beziehung zu anderen Menschen, zur Umwelt und zur Natur. Gefühle von *Isolation und Entfremdung,* die sich nach Traumatisierungen oft einstellen, können der Verbundenheit Platz machen. Achtsamkeit kann über die Erweiterung der Aufmerksamkeit im Sinne der *Broaden-and-Build-Theory* (siehe Abschnitt 6.7, S. 161 f.) zu Entwicklungen in Richtung eines *posttraumatischen Wachstums* anregen. Sie intensiviert die Wertschätzung des Lebens und von Beziehungen, das Bewusstwerden eigener Stärken, die Entdeckung von neuen Möglichkeiten im Leben und oft auch von spirituellen Dimensionen des Erlebens.

8.5 Angst: Sicher im inneren Hafen des Gewahrseins

Gesunde Angst signalisiert reale Gefahr. Unsere körperliche Integrität kann bedroht sein, unsere Autonomie und Freiheit, die Erfüllung von Bedürfnissen nach Bindung, Kompetenz oder Orientierung (Mende 2010), oder es droht der Verlust von etwas anderem, was uns wichtig ist. Angst macht uns hellwach, sie motiviert uns zu handeln und bereitet unseren Organismus auf Kampf oder Flucht vor. Oft rät sie uns, etwas zu vermeiden oder zu unterlassen. Wenn die Gefahr vorbei ist, verlässt sie uns wieder.

Menschen kommen in Therapie, wenn es ständig Fehlalarm gibt oder wenn die Angst so stark wird, dass sie lähmt und handlungsunfähig macht. Manchmal ist es auch gar nicht klar, wovor sie warnen will. Sie kann wie ein ungebetener Hausgast bei uns wohnen bleiben, obwohl keine Gefahr mehr besteht (Meiss 2016). Irgendwann kommt die Angst vor der Angst hinzu.

Aus den verschiedenen Modellen zur Entstehung und Aufrechterhaltung krankhafter Ängste ergeben sich für deren Behandlung unterschiedliche Ansatzpunkte. Wenn Hypnose im Rahmen einer kognitiven Verhaltenstherapie eingesetzt wird, unterstützt sie die Veränderung von Denkmustern. Parallel dazu können Klienten in Verhaltensexperimenten in Trance erleben, dass spezifische Ängste unberechtigt sind. Dieses Erleben wird durch die Induktion von Entspannungszuständen gefördert, die mit Angst nicht kompatibel sind. Ziel ist die Unterbrechung erlernter Muster und die Veränderung der Bewertung bestimmter Situationen oder Objekte.

Andere Ansätze gehen von der Vorstellung aus, dass uns bestimmte Situationen oder Objekte an *frühere* unangenehme Erfahrungen erinnern, ohne dass wir uns dessen bewusst sein müssen. Bei diesem Modell können in Trance über die Affektbrücke prägende Situationen in der Vergangenheit aufgesucht und im Sinne einer korrigierenden Erfahrung – mit heilsamen Elementen angereichert – neu erlebt werden. Auch dieses Vorgehen zielt auf eine *Verringerung* der Angst ab.

Bei einem achtsamkeits- und akzeptanzbasierten Vorgehen lautet die Botschaft anders: *»Ihre Angst muss nicht abnehmen oder verschwinden, damit Sie das tun können, was Ihnen im Leben wichtig ist.«* Es geht nicht um eine Veränderung der Bewertung dessen, was Angst macht. Ziel ist die *Veränderung der Haltung gegenüber der Angst. »Erinnern Sie sich daran, was Ihnen in Ihrem Leben wesentlich ist. Wenn Sie sich darauf konzentrieren und sich von Ihren zentralen Werten leiten lassen, verliert die Angst ihre Macht. Der Kampf gegen sie verliert an Bedeutung, Sie können ihn loslassen.«* Man könnte auch Shunryu Suzuki (1967) zitieren:

> »Das Wichtigste im Leben ist, sich zu fragen, was das Wichtigste im Leben ist.«

Achtsamkeit kann dabei helfen, sich möglichst kontinuierlich daran zu erinnern, was man als wichtig erkannt hat.

Achtsamkeitsbasiertes Vorgehen hat auch noch eine weitere Botschaft: *»Du bist mehr als die Angst.«*

Suggestionen in diese Richtung könnten sein: *»Nehmen Sie wahr, wie sich das entwickelt, was Sie Angst nennen. Bemerken Sie die Empfindungen in Ihrem Körper. Beobachten Sie, mit welchen Mitteln die Angst versucht, Sie zu überzeugen, dass Sie alarmiert sein sollten. Bemerken Sie, wie sie sich verwandelt. Und noch weiter: Bemerken Sie das Gewahrsein, das die Angst enthält und das selbst nie ängstlich ist. Separieren Sie die Angst vom Gewahrsein und verweilen Sie im Gewahrsein. Lehnen Sie sich* *zurück in den unendlichen Raum des Gewahrseins, durch den die Angst vorbeizieht wie eine Wolke«* (vgl. Hanson u. Mendius 2010).

Durch den Perspektivenwechsel wird es möglich, Abstand von der Angst zu bekommen und sich aus der Fusion mit dem Gefühl der Angst und den damit verknüpften Gedanken zu lösen. Der Wirkmechanismus der *kognitiven Defusion* kommt zum Tragen. Eine *Disidentifikation* führt dazu, sich nicht mehr voll und ganz mit dem ängstlichen Anteil zu identifizieren, dem »inneren Angsthasen« – oder wie auch immer man ihn nennt.

Was genau ist es, wovor man Angst hat und was man vermeidet? Auf den ersten Blick könnte man meinen, es sei das Objekt oder die Situation, beispielsweise die Spinne, der Lift oder die Prüfung. Die Achtsamkeit fokussiert auf die *Erfahrung*, die man vermeidet *(experiential avoidance):* Wir vermeiden bestimmte Aspekte einer Erfahrung, seien es Gefühle, Empfindungen oder schmerzhafte Erinnerungen. Es kann auch die Vermeidung der Begegnung mit einem *verwundeten Persönlichkeitsanteil (wounded self)* sein, der sich ohnmächtig, hilflos und gedemütigt fühlt, auf den wir wütend sind und für den wir uns schämen. Bei dieser Vorstellung zielt Therapie darauf ab, diesen Anteil, der zum Exilanten wurde, da er mit unserem Selbstkonzept nicht vereinbar ist, zu integrieren und ihm einen Platz zu geben (siehe Abschnitt 6.4.8, S. 134 f.). Auf dieses Modell bezieht sich Assen Alladin (2016) in seiner »Integrativen kognitiven Verhaltenstherapie«, in die er Achtsamkeit und Hypnotherapie integriert.

Die buddhistische Psychologie bereichert den Weg der Integration abgelehnter Anteile durch das Konzept und die Kultivierung von *Selbstmitgefühl.* In der Metapher der zwei Pfeile (siehe Abschnitt 8.6, S. 207) kann das Selbstmitgefühl auch die Gefahr verringern, dass wir selbst noch einen zweiten Pfeil auf uns abschießen, nachdem uns der unabwendbare Pfeil der Angst getroffen hat. Der zweite Pfeil wären die sekundären Gefühle, mit denen wir auf unsere Angst reagieren: Schuld- und Schamgefühle, Gefühle von Versagen oder Wertlosigkeit und Selbstvorwürfe.

Im Umgang mit der Angst ist auch das Prinzip der *Aufmerksamkeitslenkung* von Bedeutung. Die Metaebene der Beobachterposition lässt uns erkennen, ob sich ein bestimmter Fokus der Aufmerksamkeit auf heilsame oder unheilsame Weise auswirkt, indem er die Angstspirale antreibt oder unterbricht. Wir haben die Wahl, uns etwas zuzuwenden, das uns stabilisiert, oder der Angst selbst. Stabilisierend wäre ein Fokus, der uns wieder in die *Gegenwart* und auf den Boden bringt, wie etwa das Spüren des Bodenkontakts oder des Sessels, wie er uns trägt. Im Sinne der Fünf-Sinne-Achtsamkeit bieten sich das achtsame Gehen, Wasser trinken Schluck für Schluck, Kochen oder Gartenarbeit an. Indem man diese Tätigkeiten im Anfängergeist ausführt, erweitert sich das Aufmerksamkeitsfeld und wir kommen wieder mit der Fülle des Lebens in Berührung. Man kann achtsam hören, das Rauschen der Blätter, die Geräusche von Autos, Stimmen spielender Kinder oder was auch immer.

Man kann sich der Angst und den mit ihr verknüpften Prozessen im Forschergeist zuwenden, um Einsichten zu gewinnen, etwa um den Auslösern auf die Spur zu kommen. Sie zu kennen gibt Sicherheit und eröffnet Möglichkeiten, sich auf die Angst vorzubereiten. Wenn das Erregungsniveau nicht zu hoch ist, lassen sich ihre Manifestationen beobachten, etwa mit dem Fokussieren auf Phänomene des *Wandels*. Man kann sich auch zurücklehnen und in den Himmel schauen, die Wolken beobachten und sich der Erfahrung widmen, wie alles auf dieser Erde auf natürliche Weise kommt und wieder geht, ohne dass wir etwas tun müssen.

Wenn wir Angst haben, wird vieles schneller: der Herzschlag, die Atmung und unsere Reaktionen. Um Anzeichen einer sich anbahnenden Angst zu erkennen, kann man speziell darauf achten, was sich beschleunigt. Man kann dann etwas davon auswählen, das sich gut *verlangsamen* lässt, etwa eine Bewegung oder die Atmung, indem wir mithilfe der Lippenbremse das Ausatmen eine Spur verlangsamen. Wenn die Angst mit viel Energie verbunden ist, kann man die in ihr enthaltene Lebendigkeit wahrnehmen und durchaus auch schnell gehen oder im Garten arbeiten. Die Achtsamkeit kann uns insgesamt dabei helfen, ein jeweils stimmiges Tempo zu finden, in dem wir durchs Leben gehen (Lynn et al. 2016).

8.6 Schmerz: Den Schmerz und die Beziehung zum Schmerz verändern

Hypnose kann Schmerzen verringern und sogar ausschalten. So ist die Anästhesie im Rahmen von Operationen eines ihrer ältesten Anwendungsgebiete in der Medizin. Achtsamkeitspraxis hat ihren

Schwerpunkt darin, die Beziehung zum Schmerz zu verändern, man übt, nicht mehr *gegen* ihn anzukämpfen, stattdessen Gleichmut zu entwickeln und *mit* dem Schmerz ein sinnvolles Leben zu führen.

Die hypnotherapeutischen Interventionen richten sich danach, ob ein Schmerz akut oder chronisch ist, welche Signalfunktionen er erfüllt, ob er einen sekundären Krankheitsgewinn bringt und welche subjektive Bedeutung ihm zugemessen wird. Die Interventionen hängen auch davon ab, ob es sich um Schmerzen beim Zahnarzt, um postoperative Schmerzen, um Schmerzen bei Krebserkrankungen, Verbrennungen oder Neuropathien handelt. Wieder anderer Vorgehensweisen bedarf es bei Migräne, Phantomschmerzen, Fibromyalgie oder Schmerzen im Rahmen von somatoformen Störungen. Im Folgenden werden eher *unspezifische* Prinzipien der Behandlung erläutert, die im Einzelfall modifiziert werden müssen.

> »Hypnose ist im Grunde nichts anderes als die Vermittlung von Gedanken und Erkenntnissen an den Patienten in einer Weise, die gewährleistet, dass er für die dargebotenen Gedanken in höchstem Maße empfänglich und somit motiviert ist, seine eigenen körperlichen Potentiale für die Kontrolle seiner psychischen und physischen Reaktionen und Verhaltensweisen zu explorieren«

– schrieb Erickson in seinem grundlegenden Artikel über Schmerz und Wohlbefinden (Erickson u. Rossi 1981, S. 128).

Zur hypnotischen Schmerzkontrolle hat sich die Vermittlung von verschiedenen Gedanken und Erkenntnissen als hilfreich erwiesen. Da ist zunächst die Fähigkeit jedes Menschen zu dissoziieren, d. h. bestimmte Teile der Wahrnehmung aus seinem Bewusstsein auszuschließen. *Dissoziative Techniken* (Peter 2015) nutzen das Prinzip der Aufmerksamkeitslenkung *weg vom Schmerz,* hin zu angenehmen Vorstellungen, sei es ein sicherer Ort, an den man sich unter Zurücklassung des schmerzenden Körpers begibt, oder ein Wohlfühlort aus der Vergangenheit bzw. in der Zukunft. In einer Teilkörperdissoziation wird beispielsweise über eine Armlevitation eine handschuhförmige Unempfindlichkeit im Bereich der Hand induziert und anschließend suggeriert, diese Taubheit auf die schmerzende Stelle zu übertragen. Der Schmerz kann auch durch Wärme oder eine andere, weniger unangenehme Empfindung ersetzt werden. Indem man sich auf Sehen, Hören oder Tasten konzentriert, kann man dem Schmerz ein Stück weit die Aufmerksamkeit entziehen.

In einem Fallbeispiel vermittelte Milton Erickson einer schmerzgeplagten terminalen Krebspatientin den Gedanken, man könne den Schmerz auch ausblenden, mit den Worten:

> »Nun, ich will Ihnen eine Frage stellen: Wenn jetzt diese Tür da drüben plötzlich aufspringen würde ... und Sie sähen hinüber und sähen einen großen, riesigen Tiger ... der sich hungrig die Lefzen leckt ... und *nur* auf *Sie* starrt ... was glauben Sie, was würden Sie noch von den Schmerzen spüren?« (Grinder u. Bandler 1987, S. 251).

Als *assoziative Techniken* bezeichnet Peter (2015) jene Vorgangsweisen, bei denen man sich dem Schmerz *zuwendet* mit dem expliziten Ziel, ihn zu modifizieren. Dabei kann man die Veränderlichkeit der Grenzen des Schmerzes suggerieren und die Sinnesmodalitäten verändern, indem man nach der Farbe des Schmerzes fragt, wie er sich anhören würde oder wie seine Oberfläche wäre, wenn man ihn mit den Fingern berühren könnte.

Die menschliche Fähigkeit zu *imaginieren* und zu *symbolisieren* wird in der Hypnose genutzt, indem man den Schmerz externalisiert und ihm eine konkrete Form gibt, mit der man weiterarbeiten kann. Häufig beschreiben Menschen ihren Schmerz spontan mit Metaphern, bei denen sich eine Modifikation auf der metaphorischen Ebene anbietet. So kann man einen brennenden Schmerz »ausgehen lassen«, indem man ihm das Brennmaterial oder den Sauerstoff entzieht, ein »Schmerz wie ein Sturm« kann abebben und Ruhe einkehren. Man kann sich einen inneren Regler vorstellen, der den Schmerz hinauf- und herunterreguliert, einen magischen Schwamm, der Schmerzen aufsaugt, oder eine kühle Farbe, die den Schmerz abkühlt. Bei einem wie mit Nadeln stechenden Schmerz kann man einen Schmerzmagneten imaginieren, der auf einer Wolke daherschwirrt, sich richtig zum Körper positioniert und dann die »Schmerznadeln« herauszieht (Barolin u. Kaiser-Rekkas 2007). Man kann auch dazu anregen, dem Schmerz oder dem für ihn verantwortlichen Persönlichkeitsanteil eine Gestalt zu geben. Mit diesem kann man dann kommunizieren und ihn nach seiner Aufgabe und seiner Botschaft fragen.

In einem *psychodynamischen* Vorgehen werden psychische Konflikte oder Traumafolgen, die für die Entstehung und Aufrechterhaltung des Schmerzes bedeutsam sind, erforscht, beispielsweise über eine Affektbrücke oder andere Formen der Altersregression. Fehlende Erfahrungen können dabei in Trance nachgeholt werden.

Oft werden im Rahmen des Schmerzgeschehens auch Erfahrungen aus der Vergangenheit aktualisiert. In einem Fallbeispiel stammte der Schmerz im Arm eines Mannes von einem Unfall, bei dem er durch ein Fenster gefallen war. Auf die Frage, aus welcher Perspektive er den Unfall erinnere, antwortete der Mann, er sehe, wie der Arm durch die Fensterscheibe bricht. Die Einladung des Therapeuten, den Unfall von der rechten Seite und aus zehn Metern Entfernung nochmals innerlich abzuspulen, brachte den Schmerz zum Verschwinden (Andreas 2016). Es wäre spannend, der Frage nachzugehen, ob der Wirkmechanismus mehr die Dissoziation, die Disidentifikation oder eine korrigierende Erfahrung war.

Schon Milton Erickson hat darauf hingewiesen, dass Schmerz – in Bezug auf die Zeitachse – drei Komponenten haben kann. Der aktuelle Schmerz im Augenblick ist nur eine davon. Die Rolle der Vergangenheit kann man erforschen, indem man sich fragt: »*Wenn ich wüsste, dass der Schmerz vor nur fünf Sekunden begonnen hätte, wie würde das meine Erfahrung verändern?*« Über die Rolle des vorweggenommenen Schmerzes kann man sich klarwerden, indem man sich fragt: »*Wenn ich wüsste, der Schmerz wäre in fünf Sekunden vorbei, wie würde das meine Erfahrung verändern?*« (Andreas 2016).

Auch eine sich in Hypnose einstellende *Entspannung* kann sich unspezifisch positiv auf den Schmerz auswirken. Auf der muskulären Ebene können sich schmerzbedingte, reaktive Verspannungen lösen. Die vegetative Umschaltung hebt die Schmerzschwelle und auf der psychischen Ebene erhöhen Gefühle von Sicherheit und innerem Frieden die Schmerztoleranz.

Gerade bei chronischen Schmerzen hat sich die Vermittlung von *Selbsthypnose* bewährt (Ebell 2010). Das heilsame Erleben von Selbstwirksamkeit und Kontrolle wirkt Gefühlen von Ohnmacht und Abhängigkeit entgegen.

Die Steigerung der Selbstwirksamkeitserwartung und die Entspannung machen auch einen Teil der Wirkung der Achtsamkeit aus. Darüber hinaus wirkt sie über die Aufmerksamkeitslenkung: In Kombination mit der *Akzeptanz* wird – statt den Automatismen der Vermeidung zu folgen – eine *Zuwendung* zum Schmerz und allem, was mit ihm verbunden ist, angeregt. Allein dadurch, dass durch die *Fokussierung auf die Gegenwart* jene Komponenten des Schmerzes wegfallen, die Zukunft und Vergangenheit betreffen, ist oft schon viel gewonnen. Das hat auch schon Milton Erickson erkannt (s. o.).

Ein zentrales Prinzip der Achtsamkeit besteht in der Unterscheidung zwischen einer Erfahrung und der Reaktion auf diese Erfahrung. In buddhistischen Lehrreden werden der Schmerz und die ihn begleitenden automatischen Reaktionen mit *zwei Pfeilen* verglichen. Wird man von einem Pfeil getroffen, so entstehen Schmerzen. Das ist nicht zu vermeiden, das gehört zum Leben. Unsere Reaktionen auf den Schmerz, unsere Ablehnung und der Widerstand, den wir ihm entgegensetzen, unsere sich daraus ergebende Verspannung, unsere Dramatisierung, Katastrophengedanken, Schuldgefühle oder Beschuldigungen sind wie ein zweiter Pfeil, den wir zusätzlich zum ersten *selbst* auf uns abschießen. Beim chronischen Schmerz ist es in der Regel dieser zweite Pfeil, der den Schmerz verstärkt und aufrechterhält.

Die *buddhistische Leidensformel* unterscheidet zwischen Leiden und Schmerz (Schmidt 2012). *Leiden ist gleich Schmerz mal Widerstand.* Leiden vermehrt sich nach dieser Formel entsprechend dem Widerstand, der dem Schmerz entgegengebracht wird. In der anderen Richtung gedacht verringert sich das Leiden dramatisch und geht gegen null, wenn ihm *kein* Widerstand entgegengesetzt wird.

So kann ein erster Schritt einer achtsamkeitszentrierten Schmerztherapie darin bestehen, die Reaktionen des Klienten auf seinen Schmerz zu erforschen. Im Sinne des Modells von Shinzen Young (2004) kann man sie in ihre Einzelteile auffächern: Gedanken, innere Bilder, Gefühle und auch körperliche Reaktionen wie Verspannungen. Eine Variante dieses Forschungsprojekts, das der Klient verfolgen kann, besteht darin, alles, was auftaucht, mit einer inneren Stimme in einem möglichst sachlichen, aber freundlichen Tonfall zu benennen. Dieser Prozess könnte sich etwa folgendermaßen abspielen: »(Warum das schon wieder?) – *Gedanke* ... (ein glühendes Messer) – *Bild* ... (Zusammenbeißen der Zähne) – *Empfindung* ... (Angst) – *Gefühl* ... (Traurigkeit) – *Gefühl* ... (Ungeduld) – *Empfindung* ... *Interesse* ... *Friede*«. Das Benennen ist nur in der Beobachterhaltung möglich, es stabilisiert sie und fördert die *Disidentifikation*.

Nach der Erforschung der Reaktionen kann man den Klienten dazu anregen, sich dem Schmerz selbst zuzuwenden. Das ist dann sinnvoll, wenn es in einem Zustand der Achtsamkeit erfolgt, in dem der Klient den Schmerz da sein lassen, ihm offen und neugierig begegnen und ihn untersuchen kann. Wenn dieser Zustand nicht möglich ist, lässt sich einfach das beobachten, was da ist: die Reaktion.

Das *Fokussieren auf den Wandel* im Schmerzerleben enthält implizit die Suggestion, der Schmerz würde sich verändern, etwa in seiner Intensität oder seiner Ausbreitung. Von der inneren Haltung her geht es jedoch *nicht* darum, eine Veränderung zu suggerieren, sondern vielmehr darum, zu versuchen, das Daseinsmerkmal der Veränderung auch im Schmerz zu erkennen. Ein Benennen der sich verändernden Erfahrung könnte sich folgendermaßen anhören: *»Stabil ... ausstrahlend ... intensiver ... wellenförmig«*.

In einem nächsten Schritt kann man die *Aufmerksamkeit erweitern* und die Grenzen des Schmerzes abtasten, um den Übergang zu schmerzfreien Teilen des Körpers zu erkunden. Wenn man dann den *ganzen* Körper in den Fokus nimmt, kann man erforschen, wie sich der Schmerz auf das Erleben anderer Teile des Körpers auswirkt. Man findet vielleicht Bereiche, die sich neutral oder gar angenehm anfühlen. Man kann den Atem wahrnehmen und sich daran erfreuen, wie sich bei jedem Ausatmen etwas entspannt oder wie bei jedem Einatmen Sauerstoff und Energie fließen. Shinzen Young rät, am Ende der Übung möglichst langsam und behutsam in den Alltagszustand zurückzukommen und dabei mit dem Gleichmut, der Ruhe und dem Energiefluss in Kontakt zu bleiben. Damit kann zumindest einige Zeit ein Zustand aufrechterhalten werden, bei dem der Schmerz *und* ein positives Körpererleben *gleichzeitig* Platz haben.

Für Shinzen Young (2004) ist im Umgang mit Schmerzen der Mechanismus der *Dekonstruktion* von wesentlicher Bedeutung. Indem die schmerzassoziierten Erfahrungen in ihre einzelnen Elemente zerlegt werden, verlieren sie ihre überwältigende Macht. So wie ein Stein von hundert Kilogramm mit Muskelkraft nicht zu bewegen ist, kann man ihn tragen, wenn man ihn in Stücke zerteilt. Young führt aus, dass fünf undifferenzierte belastende Gedanken, fünf undifferenzierte ängstigende innere Bilder, fünf undifferenzierte ungewollte Gefühle, fünf undifferenzierte unangenehme Empfindungen nach der Formel $5 \times 5 \times 5 \times 5$ eine Gesamtbelastung von 625 ergeben würden. Wenn man sie in die einzelnen Phänomene aufgliedert, entspräche das einer Addition und nicht einer Multiplikation: $5 + 5 + 5 + 5$ würde eine Gesamtbelastung von 20 ergeben, die handhabbar ist. Diese These ist als eine potenziell heilsame Suggestion im Einzelfall auf ihre Wirkung zu prüfen.

Wenn in der Schmerztherapie oft *Ablenkungsstrategien* vermittelt werden, so wird der Schmerz in den Mittelpunkt gestellt, von dem man sich ablenken muss. Die Achtsamkeit stellt das Leben in den Mittelpunkt, von dem die Menschen durch den Schmerz abgelenkt werden. Es gilt, sich wieder an das Leben und an Angenehmes zu erinnern, beispielsweise an etwas, das Ruhe vermittelt. Das können angenehme Empfindungen im Körper sein, die Stille im Außen oder Ruhe und Frieden im Innen. Wenn man mit der Aufmerksamkeit dort verweilt und Gleichmut übt, wenn etwas stört, und wenn man Einsichten darüber gewinnt, wie man sich selbst das Leben schwer macht, so wäre das durchaus im Sinne der Achtsamkeitspraxis.

Bei Langzeitmeditierenden mit mehr als tausend Stunden Erfahrung in Zen-Meditation war die Schmerzschwelle im Vergleich zu einer Kontrollgruppe *insgesamt* erniedrigt. In Zuständen der Achtsamkeit nahm die Schmerzempfindlichkeit noch weiter ab. Es brauchte signifikant höhere Temperaturen als im Alltagsbewusstsein, um Schmerz auszulösen. Das Kultivieren des Beobachtens und des Nichtreagierens zeigte offensichtlich Auswirkungen. Die höhere Schmerztoleranz korrelierte bei den Meditierenden sowohl mit der Meditationserfahrung als auch mit einer geringeren Atemfrequenz (Grant a. Rainville 2009). Diesen Befund kann man als spezielles Aktivierungsmuster des vegetativen Nervensystems verstehen, der auch auf die Bedeutung der Atmung hinweist.

8.7 Sucht: Auf den Wellen des Verlangens surfen

Eine Aussage, die fälschlicherweise Viktor Frankl zugeschrieben wird, bringt auf den Punkt, was unser Menschsein auszeichnet:

> »Zwischen Reiz und Reaktion liegt ein Raum. In diesem Raum liegen unsere Freiheit und die Möglichkeit, unsere Antwort zu wählen. In unserer Antwort liegen unser Wachstum und unsere Freiheit« (Vesely 2017; Übers.: M. E. H.).

In der Therapie von Menschen mit Süchten können Hypnose und Achtsamkeit dazu beitragen, diesen Freiheitsspielraum zu erweitern und zu nutzen.

Im buddhistischen Menschenbild wird süchtiges Verhalten, etwa bei Alkoholkonsum, als Folge der menschlichen Tendenz verstanden, angenehme Zustände herbeizusehnen und Sorgen und unangenehmen Gefühlen zu entfliehen. In der Achtsamkeitspraxis übt man, sich allen Erfahrungen, angenehmen und unangenehmen, zu stellen und im Beobachten zu bleiben, ohne reagieren und handeln zu müssen. Ob es auf dem Weg zur Freiheit von der Sucht zu Rückfällen kommt, entscheidet sich in jenen Momenten, in denen, meist durch innere oder äußere Trigger ausgelöst, das Verlangen nach dem Suchtmittel *(craving, urge)* auftaucht. Statt sich im Autopilotenmodus von den Wellen des *Craving* überrollen zu lassen und dem Verlangen nachzugeben, kann man üben, auf ihnen zu reiten *(Urge-Surfing)*.

Dieses »Wellenreiten« ist Teil eines achtwöchigen Gruppenprogramms zur achtsamkeitsbasierten Rückfallprävention bei Problemen mit Alkohol: *Mindfulness-Based Relapse Prevention, MBRP* (Bowen, Chawla u. Marlatt 2012). Nach dem Modell der MBSR wird man auch in diesem Programm mittels Atembeobachtung, Bodyscan, achtsamem Hören und achtsamem Sehen mit einer Haltung vertraut gemacht, in der man wahrnimmt, ohne auf irgendetwas reagieren zu müssen. Übungen zur liebenden Güte betonen die freundliche Haltung gegenüber sich selbst und bilden die Basis für Selbstmitgefühl und Selbstfürsorge. Man lernt, aus dem Autopilotenmodus auszusteigen und Achtsamkeit in den Alltag zu integrieren, etwa über das »Nüchtern-Atmen« *(SOBER-Breathing-Space)*. Das Akronym SOBER (*sober*, engl. nüchtern) beschreibt ähnlich wie in der Sanduhrübung fünf Schritte der Übung: *Stop* (innehalten), *Observe* (beobachten), *Breathe* (atmen), *Expand* (Erweiterung der Aufmerksamkeit auf den ganzen Körper) und *Respond* (bewusst auf die Situation antworten).

Die Übung »Die Straße entlanggehen« dient der Vorbereitung auf das »Wellenreiten«. Dabei stellt man sich in einem Zustand der Achtsamkeit vor, man gehe an einem vertrauten Ort eine Straße entlang. In der Vorstellung entdeckt man auf der anderen Straßenseite einen Bekannten, der auf einen zukommt. Es ist jemand, den man gerne sieht, ein Freund, ein Kollege oder sonst jemand, den man begrüßen möchte. Man stellt sich diese Person vor, sieht sie näherkommen und beobachtet, welche Gedanken einem durch den Kopf gehen und welche Gefühle und Empfindungen auftauchen. Man lächelt dieser Person zu und winkt ihr freundlich. Sie zeigt aber keinerlei Reaktion und geht einfach weiter. Was geht jetzt im Kopf vor? Welche Gedanken kommen auf, welche Gefühle und Empfindungen melden sich? Was hat sich verändert? Gibt es einen Impuls, zu reagieren (vgl. Segal, Williams u. Teasdale 2008)? Im Anschluss an diese Übung wird die Tendenz diskutiert, Wahrnehmungen zu interpretieren und zu bewerten, indem wir uns Gedanken machen, nach Ursachen suchen und dabei Geschichten erfinden, die wiederum Gefühle auslösen und zu Handlungen führen.

Es wird auch besprochen, wann es sinnvoll ist, zu handeln, und wann, Gelassenheit zu üben und die Dinge so zu akzeptieren, wie sie sind. In diesem Zusammenhang beziehen sich die Anonymen Alkoholiker auf das Gelassenheitsgebet (siehe Abschnitt 6.5, S. 140). Situationen, in denen es sinnvoll ist, unheilsames Handeln im Sinne des Griffs nach dem Suchtmittel zu unterlassen, sind jene des *Cravings*. Dem Umgang damit dient das »Wellenreiten«.

In der Folge werden zwei Anleitungen zum »Wellenreiten« gegenübergestellt: Die erste setzt eine gewisse Vertrautheit mit der Achtsamkeit voraus. Sie lädt dazu ein, innerhalb des vorgegebenen Fokus all das wahrzunehmen, was ist. Die inhaltlichen Vorgaben sind dabei auf ein Minimum reduziert. Die zweite Anleitung ist eine Trance, die in ähnlicher Form als Teil eines Programms zur Raucherentwöhnung konzipiert wurde (Lynn et al. 2016). Sie schöpft eine Vielfalt von hypnotherapeutischen Möglichkeiten aus, um das Prinzip des »Wellenreitens« zu unterstützen und mit dem Nichtrauchen zu verknüpfen.

Übung: »Wellenreiten« – Achtsamkeit mit dem Fokus auf Craving und Wandel

Nehmen Sie eine Position ein, in der Sie wach beobachten können und die sich so angenehm wie möglich anfühlt. Vielleicht bemerken Sie Spannungen im Körper und wie Sie atmen. Sie brauchen nichts zu verändern, sondern einfach nur zu beobachten, was ist, von Moment zu Moment … etwa wie der Atem kommt und geht, ganz von selbst, ohne dass Sie etwas tun müssen … Bemerken Sie, was in Ihrer Innenwelt auftaucht, seien es Gedanken, Gefühle, Empfindungen im Körper oder Impulse, sich zu bewegen … Einfach beobachten … Vielleicht können Sie auch Ihre Reaktion beobachten, was geschieht, wenn Sie etwas wahrnehmen, was nicht angenehm ist … Vielleicht sind es Gedanken wie »Ich mag das nicht« oder Impulse, es irgendwie wegzumachen.

Wählen Sie die Bausteine der Erfahrung, die sich am intensivsten melden, und beobachten Sie, wie sie in ihrer Intensität zunehmen oder auch abnehmen. Vielleicht ist es das Verlangen nach dem Suchtmittel oder ein anderer Handlungsimpuls. Vielleicht ist es etwas, was darunter und tiefer liegt? Vielleicht eine Sehnsucht, eine Angst, ein Ärger oder ein anderes Gefühl? Auch wenn das Verlangen immer intensiver wird, so wie eine Welle im Ozean immer größer wird, können Sie beim Beobachten bleiben und auf dieser Welle reiten, wie ein Surfer am Meer … Einfach auf der Welle reiten und beobachten. Sie brauchen nichts zu tun, nicht zu reagieren … Einfach bemerken, den Wandel, wie jede Welle, auch die größte, irgendwann abebbt und letztendlich ausläuft. Einfach wahrnehmen, was ist, wie alles kommt und geht.

Trance: »Wellenreiten« – wohlwollendes Beobachten, Selbstfürsorge, Verringerung des Cravings und neue Identität

Ich lade Sie nun ein, sich darauf zu konzentrieren, wie Sie das Verlangen nach einer Zigarette handhaben können, wenn es auftaucht, und wie Sie dabei Wohlwollen mit sich selbst üben können. Nehmen Sie Kontakt auf mit einem freundlichen, liebevollen und fürsorglichen Anteil, der sich vielleicht im Umgang mit Menschen zeigt, die Sie mögen, … und schenken Sie diese freundliche, liebevolle Fürsorge einfach einmal auch sich selbst. Üben Sie Wohlwollen. Das Verlangen nach einer Zigarette ist ganz normal, wenn Sie sich entschlossen haben, mit dem Rauchen aufzuhören. Nehmen Sie Kontakt auf mit einem tief in Ihnen wohnenden Wohlwollen für sich selbst, das Sie sich selbst schenken können … mit einer liebevollen Güte, einer freundlichen Fürsorglichkeit. Und dieser Rahmen der freundlichen Fürsorglichkeit erlaubt Ihnen, auch wohlwollend zu bleiben, wenn so ein Verlangen auftauchen sollte.

Und wenn Sie so ein Verlangen verspüren, überlassen Sie es seinem Fluss … Bemerken Sie, wie es kommen kann und wie es gehen kann … Lassen Sie jede Welle des Verlangens kommen und wieder gehen …, beobachten Sie, lassen Sie es mit jedem Atemzug wieder gehen. Beobachten Sie, wie es mit jedem Atemzug mehr und mehr den Körper verlässt. Lassen Sie es geschehen. Lassen Sie zu, wie es Ihren Körper ganz von selbst verlässt, so wie es auch gekommen ist. Lassen Sie es gehen, atmen Sie es aus. Nehmen Sie einen Atemzug, atmen Sie es aus … Reiten Sie auf dem Verlangen wie auf einer Welle, wie ein Surfer. Sie können Ihren Atem nutzen, um in Balance zu bleiben … oder um das Verlangen nach jedem Einatmen auch wieder auszuatmen … Bemerken Sie, wie sich die Intensität des Verlangens verändert und wie es vorübergeht … Es verschwindet, es geht vorbei, so wie Ihr Leben weitergeht mit dem Wissen: Sie brauchen nicht zu rauchen. Sie brauchen nicht mehr zur Zigarette zu greifen. Das Leben geht weiter … ohne Rauchen. Leben Sie Ihr Leben. Leben Sie es mit Wohlwollen, Freundlichkeit, Akzeptanz und Fürsorge für sich selbst …, für Ihren Körper. Und wenn das Verlangen kommt, atmen Sie es aus, beobachten Sie es, lassen Sie es gehen … Es geht vorbei … Es geht vorbei … Vertrauen Sie, dass es vorbeigeht … Sie brauchen nichts zu tun. Es braucht nichts … Es geht vorbei.

Erinnern Sie sich an Ihr Versprechen, mit Ihrem Körper respektvoll umzugehen ... für sich selbst zu sorgen ... Das Verlangen geht vorüber, reiten Sie darauf, reiten Sie es ab ... Es geht vorüber. Erinnern Sie sich daran, Sie selbst sind für Ihren Körper verantwortlich und niemand anderer. Und Sie können so viele schöne und angenehme Dinge tun, außer zu rauchen ... Jedes Verlangen geht vorbei. Sie reiten auf diesem Verlangen wie auf einer Welle ... Eine Welle, die sich im Wasser auflöst und nicht mehr existiert, wenn sie Sie verlässt ... Lassen Sie sie wegfließen, verschwinden.

Sie können wählen, nicht zu rauchen, wenn Sie sich an Ihre Gründe erinnern, mit dem Rauchen aufzuhören. Und wenn so ein Verlangen irgendwann auftaucht, beobachten Sie einfach, wie das Verlangen vergeht. Lassen Sie es kommen und spüren Sie, wie es geht. Und mit jedem Verlangen, das auftaucht und das Sie mit Achtsamkeit beobachten, das Sie in Ihrem Gewahrsein auftauchen und wieder verschwinden lassen, nimmt die Stärke des Verlangens immer mehr und mehr ab ... Und in dem Maße, wie der Geist lernt, dass Sie nicht auf das Verlangen reagieren müssen, lernen Sie es immer besser und besser und leichter und leichter ... Und Sie wissen, dass Sie nicht zu rauchen brauchen, nur weil ein Verlangen auftaucht, zu einer Zigarette zu greifen. Sie lernen mehr und mehr, mehr und mehr für sich selbst zu sorgen, auf Ihre Gesundheit zu achten, auf Ihr Wohlbefinden.

Mit der Achtsamkeit können Sie sich bewusstmachen, wer Sie im Moment sind, wohlwollend sich selbst gegenüber, akzeptierend und liebevoll. Sie können die Gedanken kommen und gehen lassen, die negativen mit den positiven und die positiven mit den negativen. All das ist Teil im Strom Ihres Gewahrseins. Und indem Sie sich immer mehr und mehr auf Ihre Werte besinnen, was wirklich wichtig ist: Sein, Werden, Nichtraucher zu werden für den Rest Ihres Lebens ..., mit jedem Verlangen, dem Sie widerstehen ... mehr und mehr, werden Sie tiefer gehen und tiefer mit dem Versprechen, Ihre Gesundheit zu bewahren und Ihr Wohlbefinden ... So wie Ihre Erfahrungen kommen und gehen (nach Lynn et al. 2016).

8.8 Schlafstörungen: Aufwachen, beobachten, sein lassen und akzeptieren

Schlaf ist ein essenzieller Teil unseres Lebens. Es gehört auch dazu, dass wir manchmal, etwa unter Belastungen, nicht so gut schlafen wie gewünscht. Wenn aber aus einer akuten Schlafstörung eine chronische Insomnie wird, ist der Leidensdruck oft groß. Dann bieten sowohl die

Hypnose als auch die Achtsamkeit viele Möglichkeiten, dieses Leiden zu verringern.

Allen Vorgehensweisen gemeinsam ist die *Psychoedukation* über Basiswissen zum Schlaf und zur Schlafhygiene. Hypnotherapeutische Ansätze (Schlarb 2015; Gößling 2013) verknüpfen die Erzählungen von der wellenförmigen Schlafarchitektur mit Bildern von den Wellen des Meeres, mit Entspannungsinduktionen, in denen Wale und Delfine in die Tiefe tauchen, mit jeder Welle immer tiefer etc. Es wird vermittelt, dass viele Vorstellungen über den Schlaf nicht realistisch sind, etwa über die erforderliche Dauer oder über nächtliches Erwachen. Manchmal wird auch erzählt, dass in den Zeiten, in denen es noch kein elektrisches Licht gab, der Schlaf – durch ein Wachen in der »Wolfsstunde« – immer zweigeteilt war. In manchen Kulturen hieß diese Zeit des Wachens die »Stunde Gottes«, weil sie für Gebet oder Meditation reserviert war (Strand 2015). Hypnotherapeutisch könnte man das als Reframing bzw. Utilisation der wachen Zeiten verstehen. Verhaltenstherapeutisch gibt es das Rezept, sich nur dann im Bett aufzuhalten, wenn man tatsächlich schläft.

Hypnotherapeutisch wirkt als Motivation zur Veränderung mehrerer Faktoren die Metapher eines in einem Fluss »feststeckenden Astes« (Schlarb 2015). Die Modifikation *eines* Faktors bewirkt oft nichts, wenn aber »Regen und Wind« zusammenkommen, werden heilsame Veränderungen möglich. In weiteren Sitzungen werden positive Schlaferfahrungen reaktiviert, mittels Entspannungsinduktionen wird ein Erleben von Ruhe auch im Wachzustand möglich. In der Anregung, jeden Abend den eigenen *Schlafbaum* zu besuchen, wird Selbstfürsorge angeregt. Man schaut, ob er genug Wasser und Nährstoffe hat und ob stark belastete Äste eine Stütze brauchen, und in einem Dialog mit dem Baum kann man ihn fragen, was er erzählt und was ihm guttäte.

Für den Umgang mit belastenden Gedanken kann man die Metapher des *roten Ballons* anbieten. Wenn man Ballast abwirft, schwebt der Heißluftballon in die Höhe, er wird – möglichst auch körperlich spürbar – ganz leicht (Hammond 1990). Die Metapher eines *Wanderers mit einem Rucksack* regt dazu an, auch untertags keine unnötigen Lasten herumzutragen. Man kann sich zunächst bewusst machen, was in dem Rucksack schwer wiegt, seien es reale Belastungen, Sorgen oder auch Glaubenssätze über sich selbst wie der Anspruch, perfekt zu sein. *Schutztrancen,* wie die Vorstellung einer Ritterrüstung, eines magischen Umhangs oder eines dicken Fells dienen dazu, die widrigen Dinge des Alltags nicht so nahe an sich heranzulassen, sondern sie möglichst abprallen zu lassen (Gößling 2013).

Neben Vorgehensweisen, die Psychoedukation, kognitive Verhaltenstherapie und Hypnotherapie kombinieren, wurden auch achtsamkeitsbasierte Programme zur Behandlung von chronischen Insomnien entwickelt. Das am besten evaluierte Programm ist die *Mindfulness-Based Therapy for Insomnia – MBTI* (Ong 2016; Ong et al. 2014). Auch die MBTI enthält psychoedukative Elemente wie Informationen über das Zusammenwirken verschiedener Faktoren: Dispositionelle Faktoren finden sich häufig in der Familie, Auslöser, die zu akuten Schlafstörungen führen, liegen in der Regel in psychischem oder biologischem Stress. Wenn aufrechterhaltende Faktoren dazukommen, kann sich eine chronische Insomnie entwickeln.

Ein wesentlicher aufrechterhaltender Faktor ist übermäßige Wachheit – Arousal. Primäres Arousal ist durch kognitive Aktivitäten bedingt, die den Schlaf direkt stören. Das kann beispielsweise der Gedanke sein: »Ich brauche acht Stunden Schlaf, um morgen gut funktionieren zu können«. Das sekundäre Arousal ergibt sich aus der Beziehung zu diesen schlafbezogenen Gedanken. Diese wird durch mehrere Faktoren bestimmt (Ong, Ulmer a. Manber 2012):

- durch das Ausmaß an Absorption, indem man sich gleichsam durch die in den Gedanken enthaltenen Suggestionen selbst hypnotisiert;
- durch die Starre, mit der man an diesen Gedanken festhält;
- inwieweit man sie als absolute Realität nimmt oder ob man die Flexibilität besitzt, alternative Gedanken zuzulassen, wie beispielsweise »Ich finde andere Wege, den Tag gut zu schaffen, auch wenn ich weniger als acht Stunden schlafe«;
- durch die subjektive Bedeutung und Wichtigkeit, die man diesen Gedanken zumisst
- und wie man sie auf dem Hintergrund der persönlichen Werte interpretiert.

Auch beim schlafbezogenen *Disstress* werden zwei Ebenen unterschieden: Disstress erster Ordnung entsteht durch die Auswirkungen des Schlafdefizits, wie eine verringerte kognitive Leistungsfähigkeit, eine Verlangsamung, Tagesmüdigkeit oder eine erhöhte Schläfrigkeit. Auf dem Hintergrund des buddhistischen Modells des Entstehens von Leiden ergibt sich der Disstress zweiter Ordnung als Folge des Anhaftens und des Verlangens, die Schlafbedürfnisse zu befriedigen. Er verändert die Wahrnehmung und verstärkt den Disstress erster Ordnung. Disstress erster und zweiter Ordnung tragen in unterschiedlichem Maße zur Entstehung und Aufrechterhaltung von Schlafstörungen bei.

Auch bei der Behandlung der Insomnie zielt ein achtsamkeitsbasiertes Verfahren nicht primär auf die Veränderung der »Schlafstörung« ab, sondern auf die Veränderung der *Beziehung* zu ihr. Insofern ist das Zielsymptom das sekundäre Arousal und der selbstgemachte Disstress zweiter Ordnung. Die Achtsamkeitspraxis verhilft zu Einsichten in die Bedeutung des sekundären Arousals. Die Betroffenen erkennen, was im Autopilotenmodus abläuft, wenn sie versuchen einzuschlafen. Es ist, als ob sie vergessen hätten, wie das geht und wie der Körper signalisiert, dass Schlafenszeit ist. Stattdessen folgen sie unumstößlichen, verinnerlichten Regeln, wann und wie viel sie schlafen müssten, etwa dass der Schlaf vor Mitternacht der wichtigste sei.

So geht es zunächst nicht darum, einzuschlafen, sondern darum, zu erwachen, d. h. zu erforschen, welche Erfahrungen und Automatismen mit dem Schlaf verknüpft sind und welche Auswirkungen diese haben. Ziel ist die Entwicklung von Zuständen, die charakterisiert sind durch Balance, Flexibilität und Gleichmut und durch eine Verpflichtung gegenüber den eigenen Werten. Diese Zustände entstehen, wenn die Prinzipien der Achtsamkeit verkörpert und eingeübt werden. Die *Balance* betrifft das Gleichgewicht zwischen der Attraktion und der Aversion gegenüber dem Schlaf. Menschen mit Schlafstörungen entwickeln vielfach wie Süchtige ein *Craving* gegenüber dem Schlaf. Sie werden vom Gedanken beherrscht, augenblicklich schlafen zu *müssen*. Dieses intensive Schlafverlangen verhindert die Offenheit dafür, einfach nur wahrzunehmen, ob man schläfrig ist oder nicht. Anstatt Rigidität in den schlafbezogenen Verhaltensweisen und Glaubenssätzen ist *Flexibilität* gefragt – verstanden als die Fähigkeit zur Anpassung an sich verändernde Bedingungen. Statt schlafbezogenen Bedürfnissen und Erwartungen anzuhaften, führt *Gleichmut* zu einer anstrengungslosen, geduldigen Ruhe. Eine *Selbstverpflichtung* gegenüber den eigenen Werten hilft dabei, sich aus der Gefangenschaft der völlig absorbierenden Beschäftigung mit der Lösung der Schlafprobleme zu befreien und sich stattdessen wertebewusst wieder dem Leben zuzuwenden.

Im ersten Handout der MBTI (Ong 2016) finden sich folgende Prinzipien der Achtsamkeit in ihrer Anwendung auf den Schlaf:

- *Anfängergeist:* Erinnern Sie sich, dass jede Nacht eine neue Nacht ist. Seien Sie offen und versuchen Sie etwas Neues. Was Sie bis jetzt getan haben, bewährt sich wahrscheinlich nicht sehr, sodass es an der Zeit ist, etwas anderes auszuprobieren.
- *Anstrengungslosigkeit:* Schlaf ist ein Prozess, der nicht erzwungen werden kann. Man kann ihm nur erlauben, sich zu entfalten. Es ist kontraproduktiv, sich zu bemühen und anzustrengen, einzuschlafen, länger oder besser zu schlafen.
- *Sein lassen (let go / let be):* Ein Anhaften an Vorstellungen darüber, wie der Schlaf zu sein hätte, ist kontraproduktiv. Es verträgt sich nicht mit dem natürlichen Prozess, den Tag loszulassen, um dem Schlaf zu erlauben, ganz von selbst zu kommen.
- *Nicht bewerten:* Nächtliches Wachen wird meist als negativ und unangenehm bewertet, insbesondere, wenn man schon einige Nächte nicht mehr gut geschlafen hat. Diese Bewertungen können wiederum den Prozess des Schlafens stören. Die eigene Beziehung zum Schlaf kann dann zu einem fruchtbaren Objekt der Selbsterforschung werden.
- *Akzeptieren:* Das Akzeptieren des gegenwärtigen Zustands ist ein wichtiger erster Schritt dabei, die Wahlfreiheit zu gewinnen, wie man mit dem Wachsein umgeht. Wenn man akzeptieren kann, dass man noch nicht schläfrig ist und der Schlaf noch nicht so bald kommen wird, kann man das Bett verlassen.
- *Vertrauen:* Vertrauen Sie darauf, dass Ihr Geist und Ihr Körper sich selbst regulieren und Schlafmangel selbst ausgleichen können. Um Vertrauen in das Schlaf-Regulationssystem zu entwickeln, kann es helfen, zu wissen, dass kurze, zusammenhängende Phasen des Schlafs oft erholsamer sind als ein längerer, fragmentierter Schlaf. Ebenso kann ein Schlafdefizit einen guten Schlaf fördern, solange es nicht mit einer erhöhten Anstrengung verbunden ist, einzuschlafen.
- *Geduld:* Üben Sie Geduld. Es ist eher unwahrscheinlich, dass die Qualität und die Quantität Ihres Schlafs nach dem Beginn der Veränderungsprozesse sofort optimal ist.

Die Themen, die sich im hypnotherapeutischen und im achtsamkeitsbasierten Vorgehen finden, sind grundsätzlich die gleichen. So verstehen beide die Schlafstörungen als 24-Stunden-Problem, bei dem auch das Verhalten im Wachzustand eine Rolle spielt. Trancen verhelfen zu einer »dickeren Haut«, in der Achtsamkeitspraxis übt man Gleichmut. Beide nutzen die Metapher vom Land des Schlafes. Die Achtsamkeit regt zu einer Forscherhaltung an, dieses Land zu erkunden, insbesondere die Wege, auf denen man im Autopilotenmodus unterwegs ist. Hypnose hilft, die störenden Gedanken durch schlaffördernde Bilder und Gedanken zu ersetzen. Die Achtsamkeit erleichtert das Einschlafen über das Einüben der Beobachterhaltung und die damit verbundene Disidentifikation, sie fördert das Akzeptieren, das Seinlassen und Loslassen. Man übt das Loslassen bei jedem Atemzug, bei jedem Schritt des achtsamen Gehens. Während des Bodyscans löst man die Aufmerksamkeit immer wieder von einem Körperteil, um sich einem anderen zuzuwenden. Akzeptanz und Nichtreagieren übt man in jeder Achtsamkeitsübung, indem man ein Gedankenwandern bemerkt, oder beim achtsamen Sitzen, wenn unangenehme Empfindungen auftauchen. Statt über die Lösung der Schlafprobleme und über Belastendes nachzudenken, nimmt man im Wahrnehmungsmodus wieder die inneren Reize wahr, die darauf hindeuten, dass der Organismus seinem Rhythmus gemäß zum Schlaf bereit ist. Im Wachland kann man ganz bewusst und achtsam das sich stets verändernde Licht der Sonne wahrnehmen (Gößling 2013), im Schlafland die Dunkelheit der Nacht. Die Fokussierung der Aufmerksamkeit auf den Körper, etwa auf Schwere oder Leichtigkeit, unterbricht das Grübeln.

Die Vorstellung vorbeiziehender Wolken kann man mit der Suggestion verknüpfen, dass man – wie im Gras liegend – die Gedanken ebenso wie die Wolken einfach nur beobachten und vorbeiziehen lassen kann. Man kann sie nicht beeinflussen und trotzdem das angenehme Gefühl des Liegens im Gras oder am Strand oder im Bett genießen ... und dann könnte man auf den Himmel achten, wissend, dass oberhalb der Wolken in der unendlichen Weite der Himmel immer blau ist ... und dass sich zwischen den Wolken immer wieder Lücken zeigen, die oft größer werden, durch die man den Himmel sieht ..., und eigentlich ist ja der Himmel der Urgrund, auf dem sich die Wolken zeigen, auftauchen und sich auch wieder auflösen oder sich irgendwo in Regen verwandeln und zum Wachstum wunderschöner Blumen beitragen. – Auf diese Weise lassen sich Hypnose und Achtsamkeit kombinieren.

8.9 Onkologische Erkrankungen: Kontrolle übernehmen und in der Gegenwart leben

Jeder Mensch erlebt und bewältigt eine Krebserkrankung auf seine ganz individuelle Weise. In ihrem Verlauf können Hypnose und Achtsamkeit sowohl das Leiden der Beteiligten verringern, das durch Krankheit und Therapie entsteht, als auch deren Lebensqualität erhöhen.

Die Mitteilung der Diagnose Krebs führt oft zu einem »Sturz aus der normalen Wirklichkeit« (Gerdes 1984). Das Vertrauen in den eigenen Körper, die Sicherheit des Weiterlebens und Pläne für die Zukunft sind plötzlich infrage gestellt. Im Schock erscheint alles unwirklich, der Kontakt zu anderen Menschen geht verloren und man fühlt sich oft vollkommen allein. Die Betroffenen sind wie in Trance, sie erleben sich wie in Watte gepackt, leer und häufig von Zukunftsängsten überwältigt. Die in diesen Ausnahmezuständen erhöhte Suggestibilität ist insofern von Bedeutung, als einzelne Aussagen von Ärzten keineswegs selten wörtlich genommen werden und große, leider nicht selten unheilsame Wirkung zeigen. Die Hypnotherapie verfügt über ein großes Erfahrungswissen, um die in der hohen Suggestibilität liegenden Chancen zu nutzen (Muffler 2015). Auch die angebotenen Therapien machen Hoffnung. In der Phase der Therapie reduziert sich das Leben oft auf ein Durchhalten und Überstehen. Hypnose kann die Symptome lindern: Sie reduziert Disstress und Schmerz bei Brustbiopsien, Operationen verlaufen mittels Hypnosevorbereitung schonender. Frauen hatten postoperativ weniger Disstress, Übelkeit und Schmerzen und sie waren weniger müde. Bei der Strahlentherapie verringerten sich mittels Hypnose in Kombination mit kognitiver Verhaltenstherapie der Disstress und die Müdigkeit (Cramer et al. 2015). Chemotherapie induzierte weniger Übelkeit, insbesondere bei Kindern (Richardson et al. 2007).

Zur Unterstützung von Strahlentherapie und Chemotherapie haben sich Trancen mit Vorstellungen von heilendem Licht bewährt, mit Suggestionen wie:

> »... Der innere Heiler weiß, wo es gebraucht wird ... ein Gefühl von lichtvoller Stille ... eingehüllt in dieses heilende Licht ... vollkommen sicher, beschützt und aufgehoben ... das Licht kräftigt die gesunden Zellen ... unterstützt die Arbeit des Immunsystems ... während die Medikamente und die Strahlen die kranken Zellen schwächen .... Die kranken Zellen werden ganz schwach, müde und erschöpft ... und werden dann abtransportiert an einen Ort außerhalb des Körpers« (nach Ebell u. Häuser 2010, S. 143).

In der Therapiephase, aber auch später geht es immer wieder darum, Erfahrungen der Selbstwirksamkeit zu vermitteln und zu ermutigen, dort Kontrolle zu übernehmen, wo das möglich ist. Im Sinne des Selbstwirksamkeitserlebens haben sich Selbsthypnose und Achtsamkeitsübungen bewährt.

Ruhefokussierung hilft bei Angst und Anspannung. Der Australier Ainslie Meares integrierte schon vor vielen Jahren Hypnose und Meditation. Während sie in großen Ohrensesseln saßen, führte er in Gruppentherapien Krebskranke in eine besondere Art von innerer Stille, vor allem nonverbal durch seine Anwesenheit und durch sanfte Berührungen, manchmal durch einzelne Worte wie »gut« oder »so ist es richtig«, die er langsam ausatmend sprach.

> »Ich bereite mich ebenfalls auf den Patienten vor. Morgens, bevor ich den ersten Patienten sehe, meditiere ich eine bestimmte Zeit und gehe dann in einem schönen Park in der Nähe meiner Praxis spazieren. Natürlich ist meine eigene wahre seelische Ruhe der wichtigste Einzelfaktor bei der Vorbereitung des Patienten für die Meditation« (Meares 1984, S. 29).

Meares erlaubte sich, in die Meditation mit hineinzugleiten, teilzunehmen, dann aber auch wieder herauszugleiten. Auf diese Weise entstehe – im Gegensatz zu anderen Formen der Hypnose – eine gemeinsame Erfahrung. Über den Körperkontakt gab Meares dem Körper eine besondere Bedeutung.

Im Rahmen der Achtsamkeitspraxis verändert der Bodyscan ein problemfokussierendes Körperbild. Krebskranke bleiben beim Bodyscan nicht mehr ausschließlich auf die in Mitleidenschaft gezogenen Bereiche ihres Körpers fokussiert. Sie wenden sich ihm auf positive Weise zu und nehmen auch wieder jene Körperteile wahr, die gesund sind und sich neutral oder gar angenehm anfühlen. Die dabei hervorgerufenen Entspannungszustände erinnern an die Fähigkeiten des

Körpers und fördern das psychische Gleichgewicht. Regelmäßige Entspannung kann außerdem die Funktion des Immunsystems verbessern. Der Bodyscan kann mit Suggestionen verbunden werden, die einen freundlich akzeptierenden Blick auf den Körper und das Vertrauen in sein eigenständiges und verlässliches Funktionieren fördern (siehe Abschnitt 6.2.2, S. 109 f.).

Auch eine Fokussierung der Aufmerksamkeit auf *Wandel* kann im Rahmen einer Krebserkrankung tröstlich sein. Man erlebt unmittelbar, dass sich auch unangenehme Dinge verändern und anders entwickeln als erwartet. Irgendwann kann es gelingen, alles Werden und Vergehen als Teil des Lebens anzuerkennen und anzunehmen und selbst den Tod in diese Einsicht mit einzuschließen. Die alte buddhistische Geschichte von Kisa Gotami weist in diese Richtung.

> Kisa Gotami legte Buddha ihr totes Kind zu Füßen und fragte ihn, ob er eine Medizin kenne, um es wieder zum Leben zu erwecken. Als Antwort forderte Buddha sie auf, ihm einen Topf mit Senfsamen zu bringen. Allerdings müsse jeder einzelne Samen aus einem Haus stammen, in dem noch nie der Verlust eines Familienmitglieds zu beklagen war. Kisa Gotami lief verzweifelt von Haus zu Haus, fand aber kein einziges, in dem noch nie jemand gestorben war. In vielen Gesprächen erkannte sie, dass der Tod zum Leben gehört und sie nicht allein war mit ihrem Schicksal, einen geliebten Menschen verloren zu haben. Dabei wurde ihr Herz weit und ruhig und irgendwann war es ihr möglich, ihr Kind in ein Tuch zu hüllen und es loszulassen. Dann wanderte sie zurück zu Buddha und wurde Teil seiner Gemeinschaft.

In der Geschichte klingt auch das Bangen und Hoffen an, zwischen dem sich Krebskranke und ihre Angehörigen oft ohnmächtig hin- und hergeworfen fühlen, wenn sie an die Zukunft denken. Menschen, die ihre Krebserkrankung gut bewältigen, beschreiben oft, dass sie zwei Komponenten der Achtsamkeit verinnerlicht haben: die Fokussierung auf den jeweils gegenwärtigen Augenblick und die Akzeptanz. Nach dem ersten Schock über den Verlust einer vermeintlich sicheren Zukunft wenden sie sich in neuer Weise der *Gegenwart* zu und nehmen dabei ihre Umwelt, die Natur und ihre Mitmenschen intensiver wahr. Die Beschäftigung mit der Zukunft oder der Frage, warum man krank geworden ist, gerät irgendwann in den Hintergrund. Freude und Dankbarkeit über das nicht mehr so selbstverständliche Leben können auftauchen und die Lebensqualität kann sich sogar erhöhen.

Wenn sich Zukunfts- und Progredienzängste melden, kann die Praxis der Achtsamkeit dazu verhelfen, sich immer wieder in der Gegenwart zu verankern.

Eine Krebserkrankung bringt vieles in unser Leben, was wir nicht wollen. Sie ist mit realen Einschränkungen verbunden, mit belastender Diagnostik und Therapie und mit Gefühlen von Angst, Ohnmacht, Hilflosigkeit, Wut und Trauer. Sie kann auch zum Tod führen. Menschen finden ganz verschiedene und höchst persönliche Wege, mit diesem Leid und der Bedrohung umzugehen. Überlebensstrategien stellen sich in der Regel automatisch ein. Man kann verleugnen und Teile der Realität ausblenden. Man kann den Kampf aufnehmen und dabei gewinnen oder verlieren. Man kann den Kampf als hoffnungslos erachten, erstarren oder resignieren. Man kann aber auch darum ringen, die Dinge so zu akzeptieren, wie sie sind. Das ist die zweite Komponente der Achtsamkeit, die bei Krebserkrankungen von besonderer Bedeutung ist: die Akzeptanz (vgl. Geuenich 2012).

Akzeptanz ist auch hier keineswegs mit Fatalismus oder Resignation zu verwechseln. Sie bedeutet auch nicht, dass man alles gutheißt, wie es ist. Akzeptanz kennzeichnet vielmehr den aktiven Verzicht auf eine Bewertung und den Verzicht auf einen Kampf gegen den augenblicklichen Zustand. Dabei liegt die Betonung auf dem Zeitaspekt des Augenblicks. Akzeptanz bedeutet nicht, wirksame Therapien abzulehnen. Akzeptanz meint vielmehr Gelassenheit, statt Energie dafür zu vergeuden, etwas abzulehnen, was man im Moment nicht verändern kann. Ähnlich wird es auch im Gelassenheitsgebet formuliert (siehe Abschnitt 6.5, S. 140).

Eine Fokussierung auf liebende Güte und Mitgefühl kann allen Beteiligten helfen. Für die Betroffenen geht es darum, *Selbstmitgefühl* zu entwickeln und wohlwollend und liebevoll auf sich selbst zu blicken, speziell auf das, was sie im Zusammenhang mit der Krankheit an sich ablehnen. Fokussierung auf liebende Güte hilft auch den Behandelnden und Angehörigen dabei, inneren Frieden zu finden. Entsprechende hypnotherapeutische Suggestionen unterstützen auch ihr Selbstmitgefühl (siehe Abschnitt 6.5.6, S. 145 f.).

Eine Krankheit wie Krebs führt oft dazu, das Leben zu überdenken und Prioritäten neu zu ordnen. In Phasen der Neuorientierung fördert die achtsame Selbstwahrnehmung das Hören auf jene inneren Kompassnadeln, die auf eine neue Richtung im Leben hinweisen. Psychotherapie kann Sicherheit geben, dem inneren Gefühl mehr zu vertrauen als den vielen wohlmeinenden Ratschlägen und Verschiedenes auszuprobieren, um dann selbst nachzuspüren, was einem guttut. Achtsamkeitspraxis führt dazu, in Kontakt mit sich und den eigenen Bedürfnissen zu sein. Man übt, sich selbst wichtiger zu nehmen, die Erkrankung macht das oft notwendig und vielfach auch leichter.

Eine der wohl bekanntesten Studien auf dem Gebiet der Psychoonkologie ist die von Daniel Spiegel (Spiegel et al. 1989). Er konnte zeigen, dass sich die Überlebenszeit von Frauen mit metastasierendem Brustkrebs, die regelmäßig an Gruppensitzungen teilnahmen, im Vergleich zu einer Kontrollgruppe deutlich verlängerte. Auch wenn die Ergebnisse später infrage gestellt wurden, ist die Diskussion darüber, inwieweit psychosoziale Unterstützungsmaßnahmen auch Einfluss auf den Verlauf von Krebserkrankungen haben, noch nicht abgeschlossen (Ebell u. Hönig 2015). Eines steht außer Frage: Gruppenprogramme mit Krebskranken haben positive Auswirkungen. So nahmen nach dem Besuch eines modifizierten MBSR-Programms Angst und Depression ab (Piet, Würtzen a. Zachariae 2012). Weitere Studien beschäftigen sich u. a. mit MBCT bei chronischer Müdigkeit bei Krebs, mit Schlafstörungen und mit den positiven Auswirkungen der gemeinsamen Teilnahme an einem Kurs mit den Partnern. In Bezug auf Hitzewallungen, die sich als Folge der therapiebedingten Hormonumstellungen oft einstellen, finden sich sowohl beim Einsatz von Achtsamkeit als auch von Hypnose (Cramer et al. 2015) positive Ergebnisse.

In einer qualitativen Studie wurden Teilnehmer einer offenen MBSR-Gruppe interviewt, die durchschnittlich 2,8 Jahre an der Gruppe teilgenommen hatten (Mackenzie et al. 2007). Es kristallisierten sich fünf Hauptthemenkreise heraus: (1.) *Öffnung:* Die Teilnahme am MBSR-Programm wurde als Einladung erlebt, das Leben aus einer neuen Perspektive zu sehen und Neues über sich selbst zu lernen. (2.) *Selbstkontrolle:* Die Teilnehmer entwickelten ein Gefühl dafür, wo bestimmte Gedanken und Gefühle hilfreich waren und wo es darum ging, sie einfach loszulassen. Sie verbesserten ihre Selbstwahrnehmung und erlangten mehr Klarheit, Kontrolle und Lebensqualität. (3.) *Teilen von Erfahrungen:* Die Gemeinschaft von Menschen in einer ähnlichen Situation wurde als stabilisierend und unterstützend erlebt. Enge Beziehungen wurden geknüpft und die kontinuierlichen Treffen motivierten zum Üben und halfen, innere Ressourcen zu stärken und zu nutzen. (4.) *Persönliches Wachstum:* Die Gruppe veränderte die Einstellung der Teilnehmer in Richtung einer positiven Beziehung zu anderen, vor allem aber zu sich selbst und dem eigenen Innenleben, das sie vielfach als inneren Reichtum erlebten. (5.) *Spiritualität:* Obwohl Spiritualität kein explizit diskutiertes Thema der Kurse ist, erschloss sich für einige Teilnehmer Spiritualität als Kraftquelle.

Diese Themenkreise weisen auf weitere Wirkfaktoren hin, die neben der Akzeptanz und der Fokussierung der Aufmerksamkeit auf die Gegenwart, auf Gelingendes und auf Kompetenzen zusätzlich wirksam werden: der Perspektivenwechsel mit der Disidentifikation von unheilsamen Gedanken und Gefühlen und mit der Weitung des Blickes auf Existenzielles und in transpersonale bzw. spirituelle Bereiche. Aber auch heilsame Beziehungen, die sich in der Gruppe oder zu Therapeuten entwickeln, führen aus der Isolation und geben dem Leben neuen Sinn.

In einem Stadium mit metastasierendem Brustkrebs konnte Hypnose Disstress und Schmerzen verringern (Cramer et al. 2015). So findet sich in der Palliativmedizin ein weites Anwendungsfeld von Hypnose und Achtsamkeit (Harrer 2009a), insbesondere auch in der Kombination beider Methoden. Die Achtsamkeit fördert die Hinwendung auf das, was ist, wofür man jeden Augenblick dankbar sein kann. In der Hypnose kann man üben, sich in der hypnotischen Beziehung getragen zumindest ein Stück weit fallen zu lassen und davon zu träumen, was da kommen mag.

Das Tibetische Totenbuch verheißt, dass sich im Sterbeprozess alle Gedankenmuster auflösen, die mit Gier, Hass und Verblendung verbunden sind. Das klare Licht des Todes erscheint, die »Grundlichtheit«, ähnlich einem vollkommen leeren, wolkenlosen Himmel. Dieses Bewusstsein sei der innerste, subtilste Geist, die Buddha-Natur, der wahre Ursprung aller Arten von Bewusstsein (nach Freund 2012, S. 284).

Solche und ähnliche Formulierungen lassen sich in Trancen zur Sterbebegleitung bei jenen Menschen einsetzen, die mit dem Weltbild des Buddhismus vertraut sind oder sich dafür interessieren. Anderen könnte man in Trance vom Licht erzählen, dem viele Menschen in Nahtoderfahrungen begegneten. All das kann Mut machen. Und damit schließt sich bei der Begleitung von Menschen am Ende ihres Lebens der Kreis, bei dem Hypnose und Achtsamkeit einander ergänzen.

Nachwort und Dank

Mein Dank gilt zunächst den Lesern dafür, dass sie mir auf unserer Fahrt auf dem »Tandem mit Hypnose und Achtsamkeit« bis hierher gefolgt sind. Möge die Lektüre sie dazu ermutigen und neugierig machen, diese Reise fortzusetzen!

Mein Dank gilt auch all jenen, von denen ich lernen durfte, allen voran Halko Weiss, meinem Freund und Lehrer der Hakomi-Methode, ohne den meine früheren Bücher und wohl auch dieses nicht entstanden wären. Danke für die Ermutigung zum Schreiben und für die steten Ermahnungen, an die Lesbarkeit zu denken!

Stellvertretend für alle, von denen ich Hypnose lernen durfte, möchte ich Philip Zindel und Peter Teichmann aus der Österreichischen Gesellschaft für angewandte Tiefenpsychologie und allgemeine Psychotherapie (ÖGATAP) nennen, des Weiteren Gunther Schmidt, dessen Stimme mich auf der »Autobahnuniversität« auf vielen Fahrten begleitete und dessen hypnosystemisches Verständnis mich tief prägte.

Von jenen Menschen, die mich bei der Entstehung dieses Buches unterstützten, möchte ich Daniela Schmid hervorheben. Mit ihr gemeinsam habe ich im Jahre 2008 beim ESH-Kongress in Wien den ersten Workshop zum Thema »Hypnosis and Mindfulness« entworfen und geleitet. Ihr möchte ich für die Inputs danken, die mich zum Mäandern zwischen Hypnose und Achtsamkeit anregten. Auch aus den Diskussionen mit Hansjörg Ebell ergaben sich wertvolle Impulse.

Vom Carl-Auer Verlag gilt mein Dank Beate Ch. Ulrich, deren Autorencoaching mich vor vielen Jahren am Beginn meines Schreibens bestärkte und die auch dieses Vorhaben unterstützte, sowie Ralf Holtzmann, der das Projekt in seine kundige Hand nahm. Nicht zuletzt möchte ich meiner Lektorin Veronika Licher für die höchst kompetente, konstruktive und erfreuliche Zusammenarbeit rund um die Feinheiten des Textes danken.

Dem Adlerauge von Frau Ass. Prof. Christel Frank ist es zu verdanken, dass die Zahl der wohl unvermeidlichen Fehler nochmals reduziert werden konnte.

Schlussendlich möchte ich noch meiner Partnerin Claudia danken für ihre Liebe, ihren Großmut und die unendliche Geduld, die sie für mich und meine Schreibprojekte immer wieder aufbringt.

Michael E. Harrer

Literatur

Ajinkya, S., P. R. Jadhav a. D. Ajinkya (2015): Mindfulness-based hypnotherapy for common psychological disorders. *European Journal of Psychology & Educational Studies* 2 (1): 3–6. DOI: 10.4103/2395–2555.161414.

Alexander, F. a. T. M. French (1946): Psychoanalytic therapy: Principles and application. New York (Ronald).

Alladin, A. (2014): Mindfulness-based hypnosis: Blending science, beliefs, and wisdoms to catalyze healing. *American Journal of Clinical Hypnosis* 56 (3): 285–302. DOI: 10.1080/00029157.2013.857290.

Alladin, A. (2016): Integrative CBT for anxiety disorders. An evidence-based approach to enhancing cognitive behavioral therapy with mindfulness and hypnotherapy. Chichester/Malden (John Wiley & Sons).

Alman, B. M. (2014): Finde Deine Stimme. Negative Selbstgespräche überwinden und die innere Weisheit entdecken. Heidelberg (Carl-Auer).

Alman, B. M. u. P. T. Lambrou (1996): Selbsthypnose. Ein Handbuch zur Selbsttherapie. Heidelberg (Carl-Auer), 12. Aufl. 2015.

Anderssen-Reuster, U. (2007): Einleitung: Was ist Achtsamkeit? In: U. Anderssen-Reuster (Hrsg.): Achtsamkeit in Psychotherapie und Psychosomatik. Stuttgart (Schattauer), S. 1–4.

Andreas, S. (2016): Pain control. *The Milton H. Erickson Foundation Newsletter* 36 (3): 8.

Assagioli, R. (1992): Psychosynthese und transpersonale Entwicklung. Paderborn (Junfermann).

Baker, E. L. (2000): Reflections on the hypnotic relationship: Projective identification, containment, and attunement. *International Journal of Clinical and Experimental Hypnosis* 48 (1): 56–69.

Bandler, R. (1987): Veränderung des subjektiven Erlebens. Fortgeschrittene Methoden des NLP. Paderborn (Junfermann).

Baraz, J. u. S. Alexander (2011): Freude. München (Nymphenburger).

Barolin, G. S. u. A. Kaiser-Rekkas (2007): Psychotherapie und Schmerz mit besonderer Berücksichtigung der Hypnosetherapie. *Wiener Medizinische Wochenschrift* 158 (17–18): 418–428. DOI: 10.1007/s10354–007–0453–3.

Beck, D. E. u. C. C. Cowan (2007): Spiral Dynamics. Leadership, Werte und Wandel – eine Landkarte für Business und Gesellschaft im 21. Jahrhundert. Bielefeld (Kamphausen).

Bion, W. (1970): Attention and interpretation. London (Tavistock). [dt. (2006) Aufmerksamkeit und Deutung. Frankfurt/M. (Brandes & Apsel).]

Bohus, M. u. M. Wolf (2009): Interaktives Skillstraining für Borderline-Patienten. Stuttgart (Schattauer).

Bowen, S., N. Chawla u. G. A. Marlatt (2012): Achtsamkeitsbasierte Rückfallprävention bei Substanzabhängigkeit. Das MBRP-Programm. Weinheim/Basel (Beltz).

Brach, T. (2013): True Refuge: Finding peace and freedom in your own awakened heart. New York (Bantam).

Brewer, J. A., P. D. Worhunsky, J. R. Gray et al. (2011): Meditation experience is associated with differences in default mode network activity and connectivity. *Proceedings of the National Academy of Sciences* 108 (50): 20254–20259. DOI: 10.1073/pnas.1112029108.

Cladder-Micus, M. B., J. van Aalderen, A. R. T. Donders et al. (2017): Cognitive reactivity as outcome and working mechanism of mindfulness-based cognitive therapy for recurrently depressed patients in remission. *Cognition and Emotion* Feb 7: 1–8. DOI: 10.1080/02699931.2017.1285753.

Cole, J. D., C. Ladas-Gaskin, L. Morrison et al. (2007): Mindfulness centered therapies: An integrative approach. Seattle (Silver Birch).

Cramer, H., R. Lauche, A. Paul et al. (2015): Hypnosis in breast cancer care: A systematic review of randomized controlled trials. *Integrative Cancer Therapies* 14 (1): 5–15. DOI: 10.1177/1534735414550035.

Crane, R. S., C. Eames, W. Kuyken et al. (2013): Development and validation of the mindfulness-based interventions – Teaching assessment criteria (MBI: TAC). *Assessment* 20 (6): 681–688. DOI: 10.1177/1073191113490790.

Daitch, C. (2017): Affect regulation. In: G. R. Elkins (ed.): Handbook of medical and psychological hypnosis. New York (Springer), pp. 453–462.

Deatherage, G. (1975): The clinical use of »mindfulness« meditation techniques in short-term psychotherapy. *Journal of Transpersonal Psychology* 7 (2): 133–143.

Deikman, A. J. (1983): The observing self: Mysticism and psychotherapy. Boston (Beacon).

Deikman, A. J. (2000): A functional approach to mysticism. *Journal of Consciousness Studies* 7 (11–12): 75–92.

Desbordes, G., T. Gard, E. A. Hoge et al. (2015): Moving beyond mindfulness: Defining equanimity as an outcome measure in meditation and contemplative research. *Mindfulness* 6 (2): 356–372. DOI: 10.1007/s12671-013-0269-8.

de Shazer, S. u. Y. Dolan (2008): Mehr als ein Wunder: Die Kunst der lösungsorientierten Kurzzeittherapie. Heidelberg (Carl-Auer), 5. Aufl. 2016.

Diamond, M. J. (1987): The interactional basis of hypnotic experience: On the relational dimensions of hypnosis. *International Journal of Clinical and Experimental Hypnosis* 35 (2): 95–115. DOI: 10.1080/00207148708416046.

Dienes, Z. a. S. Hutton (2013): Understanding hypnosis metacognitively: rTMS applied to left DLPFC increases hypnotic suggestibility. *Cortex* 49 (2): 386–392. DOI: 10.1016/j.cortex.2012.07.009.

Dienes, Z., P. Lush, R. Semmens-Wheeler et al. (2016): Hypnosis as self-deception; meditation as self-insight. In: A. Raz a. M. Lifshitz (eds.): Hypnosis & Meditation. Towards an integrative science of conscious planes. Oxford (Oxford Press).

Dietz, I. u. T. Dietz (2007): Selbst in Führung: Achtsam die Innenwelt meistern. Paderborn (Junfermann).

Dschuang Dsi (2006): Das wahre Buch vom südlichen Blütenland. München (Hugendubel).

Dunn, R., J. L. Callahan, J. K. Swift et al. (2013): Effects of pre-session centering for therapists on session presence and effectiveness. *Psychotherapy Research* 23 (1): 78–85. DOI: 10.1080/10503307.2012.731713.

Ebell, H. (2010): Hypnose und Selbsthypnose als wesentliche Elemente der therapeutischen Kommunikation mit chronisch Kranken. *Hypnose – Zeitschrift für Hypnose und Hypnotherapie* 5 (1+2): 199–216.

Ebell, H. u. W. Häuser (2010): Entspannung und Imagination (Selbsthypnose). *Psychotherapie im Dialog* 11 (02): 140–144. DOI: 10.1055/s-0030-1248462.

Ebell, H. u. K. Hönig (2015): Krebserkankungen. In: D. Revenstorf u. B. Peter (Hrsg.): Hypnose in Psychotherapie, Psychosomatik und Medizin. Berlin/Heidelberg (Springer), S. 665–686. DOI: 10.1007/978-3-642_54577-1_57.

Ecker, B., R. Ticic u. L. Hulley (2015): Schlüssel zum emotionalen Gehirn: Mit Gedächtniskonsolidierung die Ursachen von Problemen beseitigen. Paderborn (Junfermann).

Elkins, G. R., A. F. Barabasz, J. R. Council a. D. Spiegel (2015): Advancing Research and Practice: The Revised APA Division 30 Definition of Hypnosis. *International Journal of Clinical and Experimental Hypnosis* 63 (1): 1–9. DOI: 10.1080/00207144.2014.961870.

Ellenberger, H. F. (1996): Die Entdeckung des Unbewußten: Geschichte und Entwicklung der dynamischen Psychiatrie von den Anfängen bis zu Janet, Freud, Adler und Jung. Zürich (Diogenes), 2. Aufl. 2005.

Elliott, R., J. C. Watson, R. N. Goldman u. L. S. Greenberg (2007): Praxishandbuch der Emotionsfokussierten Therapie: Einführung in die prozess- und erlebensorientierte Psychotherapie mit genauer Beschreibung der Vorgehensweise. München (CIP).

Emmons, R. A. a. R. Stern (2013): Gratitude as a psychotherapeutic intervention. *Journal of Clinical Psychology* 69 (8): 846–855. DOI: 10.1002/jclp.22020.

Engler, J. (2006): Being somebody and being nobody: A reexamination of the understanding of self in psychoanalysis and Buddhism. In: J. D. Safran (ed.): Psychoanalysis and Buddhism. Boston (Wisdom), pp. 35–79.

Erickson, M. H. (2015): Tiefe Hypnose und ihre Induktion. In: E. L. Rossi (Hrsg.): Gesammelte Schriften von Milton H. Erickson (Studienausgabe, Bd. I). Heidelberg (Carl-Auer), S. 204–244.

Erickson, M. H. u. E. L. Rossi (1981): Hypnotherapie. Aufbau – Beispiele – Forschungen. München (Pfeiffer).

Fan, Y., Y.-Y. Tang, R. Tang a. M. I. Posner (2015): Time course of conflict processing modulated by brief meditation training. *Frontiers in Psychology* 6: 911. DOI: 10.3389/fpsyg.2015.00911.

Flückiger, C. a. M. Grosse Holtforth (2008): Focusing the therapist's attention on the patient's strengths: A preliminary study to foster a mechanism of change in outpatient psychotherapy. *Journal of Clinical Psychology* 64 (7): 876–890. DOI: 10.1002/jclp.20493.

Flückiger, C. u. R. Studer (2009): Die Berner Ressourcen-Taskforce – Ressourcenaktivierung und Problembearbeitung unter der Lupe. *Verhaltenstherapie und Psychosoziale Praxis* 41 (3): 569–578.

Forbes, D. (2016): Modes of mindfulness. Prophetic critique and integral emergence. *Mindfulness* 7 (6): 1256–1270. DOI: 10.1007/s12671–016–0552–6.

Frank, J. D. (1992): Die Heiler: Wirkungsweisen psychotherapeutischer Beeinflussung. Stuttgart (Klett-Cotta), 2. Aufl. 1997.

Fredrickson, B. L. (2004): The broaden-and-build theory of positive emotions. *Philosophical transactions of the Royal Society of London. Series B, Biological sciences* 359 (1449): 1367–1378. DOI: org/10.1098/rstb.2004.1512.

Fredrickson, B. L., M. A. Cohn, K. A. Coffey et al. (2008): Open hearts build lives: Positive emotions, induced through loving-kindness meditation, build consequential personal resources. *Journal of Personality and Social Psychology* 95 (5): 1045–1062. DOI: 10.1037/a0013262.

Freud, S. (1933): Neue Folge der Vorlesungen zur Einführung in die Psychoanalyse. 31. Vorlesung: Die Zerlegung der Persönlichkeit (Studienausgabe, Bd. 1). Frankfurt/M. (Fischer), 1982, S. 496–516.

Freud, S. (1992): Briefe an Ludwig Binswanger. In: G. Fichtner (Hrsg.): Sigmund Freud/Ludwig Binswanger, Briefwechsel 1908–1938. Frankfurt/M. (Fischer).

Freund, L. (2012): Geborgen im Grenzenlosen. Neue Wege zum Umgang mit dem Sterben. München (Barth).

Fromm, E. (1971): Zen-Buddhismus und Psychoanalyse. Frankfurt/M. (Suhrkamp).

Fromm, E. a. D. Brown (1986): Hypnotherapy and hypnoanalysis. New Jersey/London (Lawrence Erlbaum).

Fromm, E. a. S. Kahn (1990): Self-hypnosis. The Chicago paradigm. New York (Guilford).

Fürstenau, P. (2002): Neue therapeutische Welt durch beidäugiges diagnostisch-therapeutisches Sehen. (Vortrag 52. Lindauer Psychotherapiewochen am 26. 4. 2002).

Gassmann, D. a. K. Grawe (2006): General change mechanisms: The relation between problem activation and resource activation in successful and unsuccessful therapeutic interactions. *Clinical Psychology and Psychotherapy* 13 (1): 1–11. DOI: 10.1002/cpp.442.

Gendlin, E. T. u. J. Wiltschko (1999): Focusing in der Praxis. Eine schulenübergreifende Methode für Psychotherapie und Alltag. Stuttgart (Klett-Cotta), 6. Aufl. 2016.

Gerl, W. (2015): Reframing. In: D. Revenstorf u. B. Peter (Hrsg.): Hypnose in Psychotherapie, Psychosomatik und Medizin. Berlin/Heidelberg (Springer), S. 253–263. DOI: 10.1007/978-3-642_54577-1_20.

Geller, S. M. a. L. S. Greenberg (2002): Therapeutic presence: Therapist's experience of presence in the psychotherapy encounter. *Person-Centered and Experiential Psychotherapies* 1 (1–2): 71–86. DOI: 10.1080/14779757.2002.9688279.

Gerdes, N. (1984): Der Sturz aus der normalen Wirklichkeit und die Suche nach Sinn. Referat auf der 2. Jahrestagung der dapo. Verfügbar unter: http://wesentlich-handeln.de/images/pdf/gerdes_sturz.pdf [21.5.2017].

Germer, C. K. (2009): Achtsamkeit: Was ist das? Wozu dient sie? In: C. K. Germer, R. Siegel u. P. Fulton (Hrsg.): Achtsamkeit in der Psychotherapie. Freiamt/Schwarzwald (Arbor), S. 15–49.

Germer, C. K., K. Neff u. B. Hölzel (2012): Achtsames Selbstmitgefühl. Wie man sich von destruktiven Gedanken und Gefühlen befreit. Freiburg (Arbor).

Geuenich, K. (2012): Akzeptanz in der Psychoonkologie. Stuttgart (Schattauer).

Gilligan, S. (1991): Therapeutische Trance. Das Prinzip der Kooperation in der Ericksonschen Hypnotherapie. Heidelberg (Carl-Auer).

Gilligan, S. (2014): Generative Trance. Kreativen Flow erleben. Paderborn (Junfermann).

Goleman, D. (2003): Dialog mit dem Dalai Lama. Wie wir destruktive Emotionen überwinden können. München/Wien (Hanser).

Gößling, H.-W. (2013): Hypnose für Aufgeweckte. Hypnotherapie bei Schlafstörungen. Heidelberg (Carl-Auer), 2. Aufl. 2016.

Grabovac, A. D., M. A. Lau a. B. R. Willett (2011): Mechanisms of mindfulness: A buddhist psychological model. *Mindfulness* 2 (3): 154–166. DOI: 10.1007/s12671–011–0054–5.

Grant, J. A. a. P. Rainville (2009): Pain sensitivity and analgesic effects of mindful states in Zen meditators: A cross-sectional study. *Psychosomatic Medicine* 71 (1): 106–114. DOI: 10.1097/PSY.0b013e31818f52ee.

Grawe, K., R. Donati u. F. Bernauer (1994): Psychotherapie im Wandel: Von der Konfession zur Profession. Göttingen (Hogrefe).

Grinder, J. u. R. Bandler (1987): Therapie in Trance. Stuttgart (Klett-Cotta).

Gross, J. J. (1998): The emerging field of emotion regulation: An integrative review. *Review of General Psychology* 2 (3): 271–299.

Grossman, P. (2004): Das Üben von Achtsamkeit: Eine einzigartige klinische Intervention für die Verhaltenswissenschaften. In: T. Heidenreich

u. J. Michalak (Hrsg.): Achtsamkeit und Akzeptanz in der Psychotherapie. Ein Handbuch. Tübingen (dgvt), S. 69–101, 3. Aufl. 2009.

Gurdjieff, G. I. (2013): Begegnungen mit bemerkenswerten Menschen. Berlin/Köln (Alexander).

Hammond, D. C. (1990): Handbook of hypnotic suggestions and metaphors. New York (Norton).

Hanson, R. (2016): Training in positiver Neuroplastizität. Professional Course, Freiburg, Mai 2016. Verfügbar unter: http://media.rickhanson.net/slides/PC_Germany_5.2016_DE.pdf [21.5.2017].

Hanson, R. u. R. Mendius (2010): Das Gehirn eines Buddha: Die angewandte Neurowissenschaft von Glück, Liebe und Weisheit. Freiburg (Arbor).

Harrer, M. E. (2009a): Wie Achtsamkeit den Zielen der Palliativmedizin dienen kann. In: M. Werni-Kourik, R. Likar, I. Strohscheer et al. (Hrsg.): Palliativmedizin – Lehrbuch für Ärzte, Psychosoziale Berufe und Pflegepersonen. Bremen (UNIMED), S. 156–158.

Harrer, M. E. (2009b): Mindfulness and the mindful therapist: Possible contributions to hypnosis. *Contemporary Hypnosis* 26 (4): 234–244. DOI: 10.1002/ch.388.

Harrer, M. E. (2010): Achtsamkeit und Hypnosepsychotherapie. *Imagination* 32 (1): 18–38.

Harrer, M. E., D. Schmid u. H. Weiss (2008): Hypnose und Achtsamkeit. Wie das Konzept der Achtsamkeit die Hypnosepsychotherapie bereichern kann. (Vortrag auf dem Kongress der European Society of Hypnosis (ESH). Wien, 19. September 2008).

Harrer, M. E. u. H. Weiss (2016): Wirkfaktoren der Achtsamkeit – wie sie die Psychotherapie verändern und bereichern. Stuttgart (Schattauer).

Harris, R. (2011): ACT leicht gemacht: Ein grundlegender Leitfaden für die Praxis der Akzeptanz- und Commitment-Therapie. Freiburg i. B. (Arbor), 3. Aufl. 2016.

Harris, R. (2015): Defusion – I'm noticing I'm having the thought ... Video auf dem You-Tube Channel »Social Work & ACT«. Verfügbar unter: https://www.youtubecom/watch? v=kwlYXupjoaI [28.5.2017].

Hart, O., E. R. S. Nijenhuis u. K. Steele (2008): Das verfolgte Selbst: Strukturelle Dissoziation. Die Behandlung chronischer Traumatisierung. Paderborn (Junfermann).

Hasenkamp, W., C. D. Wilson-Mendenhall, E. Duncan et al. (2012): Mind wandering and attention during focused meditation: A fine-grained temporal analysis of fluctuating cognitive states. *NeuroImage* 59 (1): 750–760. DOI: 10.1016/j.neuroimage.2011.07.008.

Hilgard, E. R. (1972): Divided consciousness in hypnosis: The implications of the hidden observer. In: E. Fromm a. R. E. Shor (eds.). Hypnosis: Developments in research and new perspectives. New York (Aldine), 2nd ed. 1979, pp. 45–79.

Hilgard, E. R. (1977): Divided consciousness: Multiple controls in human thought and action. New York (Wiley).

Jensen, M. P., T. Adachi, C. Tomé-Pirres et al. (2015): Mechanisms of hypnosis: Toward the development of a biopsychosocial model. *International Journal of Clinical and Experimental Hypnosis* 63 (1): 34–75. DOI: 10.1080/00207144.2014.961875.

Kabat-Zinn, J. (1982): An outpatient program in behavioral medicine for chronic pain patients based on the practice of mindfulness meditation: Theoretical considerations and preliminary results. *General Hospital Psychiatry* 4 (1): 33–47.

Kabat-Zinn, J. (2011a): Gesund durch Meditation. Das große Buch der Selbstheilung. München (Knaur).

Kabat-Zinn, J. (2011b): Some reflections on the origins of MBSR, skillful means, and the trouble with maps. *Contemporary Buddhism* 12 (1): 281–306. DOI: 10.1080/14639947.2011.564844.

Kallio, S. a. A. Revonsuo (2005): The observer remains hidden. *Contemporary Hypnosis* 22 (3): 138–142. DOI: 10.1002/ch.7.

Kanitschar, H. (2009): Hypnosepsychotherapie, ein integratives, tiefenpsychologisches Verfahren. *Hypnose – Zeitschrift für Hypnose und Hypnotherapie* 4 (1+2): 153–175.

Klimecki, O., M. Ricard u. T. Singer (2013): Empathie versus Mitgefühl. In: T. Singer u. M. Bolz (Hrsg): Mitgefühl in Alltag und Forschung. E-Book. München (Max-Planck-Gesellschaft), S. 508–531. Verfügbar unter: www.compassion-training.org [28.5.2017].

Kretschmar, F. (1821): Grundriss einer Physik des Lebens: Zur Begründung eines wissenschaftlichen Vereins der höhern Physik, Chemie, Physio- und Psychologie, Bd. 2. Leipzig (Tempsky).

Kurz, G. (Hrsg.) (2015): Friedrich Hölderlin: Gedichte. Stuttgart (Philipp Reclam jun.).

Kutschera, G. (1995): Tanz zwischen Bewusst-sein & Unbewusst-sein: NLP Arbeits- und Übungsbuch. Paderborn (Junfermann).

Kuyken, W., E. Watkins, E. Holden et al. (2010): How does mindfulness-based cognitive therapy work? *Behaviour Research and Therapy* 48 (11): 1105–1112. DOI: 10.1016/j.brat.2010.08.003.

Ladenbauer, W. (2001): Hypnose und Bindungstheorie. *Imagination* 23 (2): 49–64.

Lang-Lungean, K. (1992–96): Die acht Vertiefungen der Meditation (Jhanas). Seminar-Vorträge von Ayya Khema. Verfügbar unter www.buddhaproject.de/Downloads/Jhanas-Vortrag.pdf [21.5.2017].

Levine, P. A. (1999): Trauma-Heilung: Das Erwachen des Tigers. Unsere Fähigkeit, traumatische Erfahrungen zu transformieren. Essen (Synthesis).

Lutz, A., A. P. Jha, J. D. Amishi et al. (2015): Investigating the phenomenological matrix of mindfulness-related practices from a neurocognitive perspective. *American Psychologist* 70 (7): 632–658. DOI: 10.1037/a0039585.

Lynn, S. J., S. Barnes, A. Deming a. M. Accardi (2010): Hypnosis, rumination, and depression: Catalyzing attention and mindfulness-based treatments. *International Journal of Clinical and Experimental Hypnosis* 58 (2): 202–221. DOI: 10.1080/00207140903523244.

Lynn, S. J., J. P. Green, V. Elinoff et al. (2016): When worlds combine: Synthesizing hypnosis, mindfulness, and acceptance-based approaches to psychotherapy and smoking cessation. In: A. Raz a. M. Lifshitz (eds.): Hypnosis & Meditation. Towards an integrative science of conscious planes. Oxford (Oxford University).

Lynn, S. J., Lama Surya Das, M. N. Hallquist a. J. C. Williams (2006): Mindfulness, acceptance, and hypnosis: Cognitive and clinical perspectives. *International Journal of Clinical and Experimental Hypnosis* 54 (2): 143–166. DOI: 10.1080/00207140500528240.

Lynn, S. J., A. Malakataris, L. Condon et al. (2012a): Post-traumatic stress disorder: Cognitive hypnotherapy, mindfulness, and acceptance-based treatment approaches. *American Journal of Clinical Hypnosis* 54 (4): 311–330. DOI: 10.1080/00029157.2011.645913.

Lynn, S. J., A. Malakataris, R. Maxwell et al. (2012b): Do hypnosis and mindfulness practices inhabit a common domain? Implications for research, clinical practice, and forensic science. *Journal of Mind-Body Regulation* 2 (1): 12–26.

Mackenzie, M. J., L. E. Carlson, M. Munoz a. M. Speca (2007): A qualitative study of self-perceived effects of mindfulness-based stress reduction (MBSR) in a psychosocial oncology setting. *Stress Health* 23 (1): 59–69. DOI: 10.1002/smi.1120.

Magyari, T. (2015): Teaching Mindfulness-Based Stress Reduction to women with complex trauma. In: V. M. Follette, J. Briere, D. Rozelle et al. (eds.): Mindfulness-oriented interventions for trauma. Integrating contemplative practices. New York (Guilford).

Markovic, J. a. E. Thompson (2016): Hypnosis and meditation: A neurophenomenological comparison. In: A. Raz a. M. Lifshitz (eds.): Hypnosis & Meditation. Towards an integrative science of conscious planes. Oxford (Oxford University).

Meares, A. (1984): Eine Form intensiver, mit dem Rückgang von Krebs verbundener Meditation. *Hypnose und Kognition,* Einführungsheft, S. 27–35.

Meibert, P. (2014): Der Weg aus dem Grübelkarussell: Achtsamkeitstraining bei Depression, Ängsten und negativen Selbstgesprächen. Das MBCT-Buch. München (Kösel).

Meiss, O. (2016): Hypnosystemische Therapie bei Depression und Burnout. Heidelberg (Carl-Auer).

Mende, M. (2006): The special effects of hypnosis and hypnotherapy: A contribution to an ecological model of therapeutic change. *Interna-*

tional Journal of Clinical and Experimental Hypnosis 54 (2), 167–185. DOI: 10.1080/00207140500528281.

Mende, M. (2010): Basic emotional needs: A key concept in the assessment and treatment of trauma. *Contemporary Hypnosis* 27 (2): 95–102.

Metten, R. (2012): Bewusst Sein gestalten. Durch Achtsamkeitstraining und Selbsthypnose. Magdeburg (Klotz).

Metten, R. (2014): Achtsamkeit und Depression als Mediatoren von Hilflosigkeit auf die Lebensqualität bei Krebspatienten. *Deutsche Zeitschrift für Onkologie* 46 (3): 112–120. DOI: 10.1055/s-0033-1357657.

Miller, S. D., B. L. Duncan a. M. A. Hubble (2004): Beyond integration: The triumph of outcome over process in clinical practice. *Psychotherapy in Australia* 10 (2): 2–19.

Mischke-Reeds, M. (2015): 8 keys to practicing mindfulness. Practical strategies for emotional health and well-being. New York (Norton).

Morgan, M. (2015): Child states and therapeutic regression. In: H. Weiss, G. Johanson a. L. Monda (eds.): Hakomi mindfulness-centered somatic psychotherapy. A comprehensive guide to theory and practice. New York (Norton), pp. 203–216.

Muffler, E. (Hrsg.) (2015): Kommunikation in der Psychoonkologie. Der hypnosystemische Ansatz. Heidelberg (Carl-Auer).

Neff, K. D. (2012): Selbstmitgefühl. Wie wir uns mit unseren Schwächen versöhnen und uns selbst der beste Freund werden. München (Kailash).

Nyanaponika (1970): Geistestraining durch Achtsamkeit. Herrnschrot (Beyerlein & Steinschulte), 8. Aufl. 2000. Verfügbar unter: http://www.palikanon.com/diverses/satipatthana/satipattana.html [21.5.2017].

Ogden, P. (2015a): Sensorimotor psychotherapy. Interventions for trauma and attachment. New York (Norton).

Ogden, P. (2015b): Embedded relational mindfulness. In: V. M. Follette, J. Briere, D. Rozelle et al. (eds.): Mindfulness-oriented interventions for trauma. Integrating contemplative practices. New York/London (Guilford).

Ogden, P., K. Minton u. C. Pain (2010): Trauma und Körper. Ein sensumotorisch orientierter psychotherapeutischer Ansatz. Paderborn (Junfermann).

O'Hanlon, B. (2009): A guide to trance land. A practical handbook of Ericksonian and solution-oriented hypnosis. New York (Norton).

Ong, J. C. (2016): Mindfulness-based therapy for insomnia. Washington (American Psychological Association).

Ong, J. C., R. Manber, Z. Segal et al. (2014): A randomized controlled trial of mindfulness meditation for chronic insomnia. *Sleep* 37 (9): 1553–1563. DOI: 10.5665/sleep.4010.

Ong, J. C., C. S. Ulmer a. R. Manber (2012): Improving sleep with mindfulness and acceptance: A metacognitive model of insomnia. *Behaviour Research and Therapy* 50 (11): 651–660. DOI: 10.1016/j.brat.2012.08.001.

Ouspensky, P. D. (2013): Der Vierte Weg: Anleitung zur Entfaltung des wahren menschlichen Potentials nach G. I. Gurdjieff. Saunstorf (advaita).

Peichl, J. (2013): Das Verhältnis des Selbst zu seinen Teilen: Basisdemokratische Vielfalt oder hierarchische Struktur – ein Vergleich der Theoriekonzepte. *Psychotherapie* 18 (2): 199–213. München (CIP).

Peter, B. (2015): Chronische Schmerzen. In: D. Revenstorf u. B. Peter (Hrsg.): Hypnose in Psychotherapie, Psychosomatik und Medizin. Berlin/Heidelberg (Springer), S. 593–605. DOI: 10.1007/978-3-642_54577-1_50.

Phillips, M. u. C. Frederick (2003): Handbuch der Hypnotherapie bei posttraumatischen und dissoziativen Störungen. Heidelberg (Carl-Auer), 3. Aufl. 2015.

Piet, J., H. Würtzen a. R. Zachariae (2012): The effect of mindfulness-based therapy on symptoms of anxiety and depression in adult cancer patients and survivors: A systematic review and meta-analysis. *Journal of Consulting and Clinical Psychology* 80 (6): 1007–1020. DOI: 10.1037/a0028329.

Porges, S. W. (2010): Die Polyvagal-Theorie: Neurophysiologische Grundlagen der Therapie. Paderborn (Junfermann).

Prior, M. (1994): Suggestion: Plädoyer für den Abschied von einem antiquierten Begriff. *Hypnose und Kognition* 11 (1+2): 228–230.

Raz, A., J. Fan a. M. I. Posner (2005): Hypnotic suggestion reduces conflict in human brain. *Proceedings of the National Academy of Sciences of the United States of America* 102 (28): 9978–9983. DOI: 10.1073/pnas.0503064102.

Raz, A. a. M. Lifshitz (eds.) (2016): Hypnosis & Meditation. Towards an integrative science of conscious planes. Oxford (Oxford University).

Revenstorf, D. (2015): Trance und die Ziele und Wirkungen der Hypnotherapie. In: D. Revenstorf u. B. Peter (Hrsg.): Hypnose in Psychotherapie, Psychosomatik und Medizin. Berlin/Heidelberg (Springer), S. 13–35. DOI: 10.1007/978-3-642_54577-1_2.

Revenstorf, D. (2017): Hypnotherapie und Hypnose. Tübingen (Psychotherapie).

Revenstorf, D. u. B. Peter (2015): Kontraindikationen, Bühnenhypnose und Willenlosigkeit. In: D. Revenstorf u. B. Peter (Hrsg.): Hypnose in Psychotherapie, Psychosomatik und Medizin. Berlin/Heidelberg (Springer), S. 125–151. DOI: 10.1007/978-3-642_54577-1_11.

Richardson, J., J. E. Smith, G. McCall et al. (2007): Hypnosis for nausea and vomiting in cancer chemotherapy: A systematic review of the research evidence. *European Journal of Cancer Care* 16 (5): 402–412. DOI: 10.1111/j.1365-2354.2006.00736.x.

Rilke, R. M. (1972): Das Stunden-Buch. Frankfurt a. M. / Leipzig (Insel). Verfügbar unter: http://www.rilke.de/ [10.1.2018].Rilke, R. M. (2016): Briefe an einen jungen Dichter. Frankfurt a. M. / Leipzig (Insel), 54. Aufl. Verfügbar unter: http://www.rilke.de/ [10.1.2018].

Rogers, C. R. (1972): Die klient-bezogene Gesprächstherapie. München (Kindler).
Rossi, E. L. (2015): Gesammelte Schriften von Milton H. Erickson. (Studienausgabe in 6 Bd., Bd. 5). Heidelberg (Carl-Auer).
Rudolf, G. (2006): Strukturbezogene Psychotherapie. Leitfaden zur psychodynamischen Therapie struktureller Störungen. Stuttgart (Schattauer).
Sachse, R., J. Fasbender, J. Breil u. O. Püschel (2009): Grundlagen und Konzepte Klärungsorientierter Psychotherapie. Göttingen (Hogrefe).
Schlarb, A. A. (2015): Schlafstörungen. In: D. Revenstorf u. B. Peter (Hrsg.): Hypnose in Psychotherapie, Psychosomatik und Medizin. Berlin/Heidelberg (Springer), S. 395–408. DOI: 10.1007/978-3-642-54577-1_32.
Schmid, D. u. M. E. Harrer (2008): Hypnosis and mindfulness: Experiencing mindfulness. (Workshop am 11. ESH-Kongress, Wien, 17.–21. September 2008).
Schmidt, G. (2004): Liebesaffären zwischen Problem und Lösung. Hypnosystemisches Arbeiten in schwierigen Kontexten. Heidelberg (Carl-Auer).
Schmidt, G. (2010): Problem-Lösungs-Gymnastik und Kompetenz-Balance: Interventionen, die kontextsensible Autonomie stärken und systemische Synergie ermöglichen. In: G. Schmidt, A. Dollinger u. Müller-Kalthoff (Hrsg.): Gut beraten in der Krise. Bonn (managerSeminare), 3. Aufl. 2014, S. 89–102.
Schmidt, S. (2012): Achtsamkeit bei Schmerzen. In: M. Zimmermann, C. Spitz u. S. Schmidt (Hrsg.): Achtsamkeit. Ein buddhistisches Konzept erobert die Wissenschaft. Bern (Huber), S. 115–134.
Schwartz, R. C. (1997): Systemische Therapie mit der inneren Familie. Stuttgart (Klett-Cotta), 7. Aufl. 2016.
Schwartz, R. C. a. F. Sparks (2015): The internal family systems Model in trauma treatment. Parallels with Mahayana buddhist theory and practice. In: V. M. Follette, J. Briere, D. Rozelle et al. (eds.): Mindfulness-oriented interventions for trauma. Integrating contemplative practices. New York (Guilford).
Segal, Z. V., J. M. G. Williams u. J. D. Teasdale (2008): Die achtsamkeitsbasierte kognitive Therapie der Depression. Tübingen (DGVT), 2. Aufl. 2015.
Shapiro, S. L., L. E. Carlson, J. A. Astin a. B. Freedman (2006): Mechanisms of mindfulness. *Journal of Clinical Psychology* 62 (3): 373–386. DOI: 10.1002/jclp.20237.
Shor, R. E. (1962): Three dimensions of hypnotic depth. *International Journal of Clinical and Experimental Hypnosis* 10 (1): 23–38. DOI: 10.1080/00207146208415862.
Shor, R. E. (1972): A phenomenological method for the measurement of variables important to an understanding of the nature of hypnosis. In:

E. Fromm a. R. E. Shor (eds.): Hypnosis: Developments in research and new perspectives. New York (Aldine), 2nd ed. 1979, pp. 104–135.
Siegel, D. J. (2007): Das achtsame Gehirn. Freiamt (Arbor).
Siegel, D. J. (2012a): Mindsight – Die neue Wissenschaft der persönlichen Transformation. München (Goldmann).
Siegel, D. J. (2012b): Der achtsame Therapeut. München (Kösel).
Siegel, D. J. (2013): Therapeutic presence. Mindful awareness and the person of the therapist. In: D. J. Siegel a. M. Solomon (eds.): Healing moments in psychotherapy. New York (Norton).
Spiegel, D., J. R. Bloom, H. C. Kraemer a. E. Gottheil (1989): Effect of psychosocial treatment on survival of patients with metastatic breast cancer. *Lancet* 2 (8668): 888–891.
Strand, C. (2015): Waking up to the dark. Ancient wisdom for a sleepless age. New York (Spiegel & Grau).
Suzuki, S. (1967): First Shoshan ceremony at Tassajara. December 07. Verfügbar unter: www.suzukiroshi.sfzc.org/archives/index.cgi/671207V.html [18.12.2017].
Sze, J. u. M. Kemeny (2013): Die Kunst der emotionalen Balance. In: T. Singer u. M. Bolz (Hrsg): Mitgefühl in Alltag und Forschung. E-Book. München (Max-Planck-Gesellschaft), S. 600–635. Verfügbar unter: www.compassion-training.org [28.5.2017].
Tart, C. T. (1996): Die innere Kunst der Achtsamkeit: Ein Praxisbuch für das Leben im gegenwärtigen Moment. Freiamt (Arbor).
Tart, C. T. (1998): Investigating altered states of consciousness on their own terms: A proposal for the creation of state-specific sciences. *Ciencia e Cultura, Journal of the Brazilian Association for the advancement of Science* 50 (2/3): 103–116.
Tart, C. T. (2016): Meditation: Some kind of (self-)hypnosis? In: A. Raz a. M. Lifshitz (eds.): Hypnosis & Meditation. Towards an integrative science of conscious planes. Oxford (Oxford University). (Überarbeitung eines Vortrags auf der 109th Annual Convention of the American Psychological Association, San Francisco, 26. August 2001).
Taylor, V. A., V. Daneault, J. Grant et al. (2013): Impact of meditation training on the default mode network during a restful state. *Social Cognitive and Affective Neuroscience* 8 (1): 4–14. DOI: doi:10.1093/scan/nsr087.
Thich Nhat Hanh (1998): Die Schritte der Achtsamkeit. Freiburg (Herder).
Toneatto, T. a. E. Courtice (2016): Hypnosis and mindfulness: A psychoanalytic perspective: In: A. Raz a. M. Lifshitz (eds.): Hypnosis & Meditation. Towards an integrative science of conscious planes. Oxford (Oxford University).
Trenkle, B. (2015): Utilisation. In: D. Revenstorf u. B. Peter (Hrsg.): Hypnose in Psychotherapie, Psychosomatik und Medizin. Berlin/Heidelberg (Springer), S. 95–99. DOI: 10.1007/978-3-642_54577-1_8.
Tschacher, W. u. M. Storch (2012): Die Bedeutung von Embodiment für Psychologie und Psychotherapie. *Psychotherapie* 17 (2): 259–267.

Vesely, F. (2017): Alleged quote: »Between stimulus and response ...«. Verfügbar unter: www.viktorfrankl.org/e/quote_stimulus.html [18.12.2017].

Watkins, J. G. (1971): The affect bridge: A hypnoanalytic technique. *International Journal of Clinical and Experimental Hypnosis* 19 (1): 21–27. DOI: 10.1080/00207147108407148.

Watkins, J. G. u. H. H. Watkins (2003): Ego-States – Theorie und Therapie: Ein Handbuch. Heidelberg (Carl-Auer), 3. Aufl. 2012

Weerth, R. (2005): Rapport und Beziehung in der Neuro-Linguistischen Psychotherapie. In: B. Bader, M. Haberzettl, R. Weerth et al. (Hrsg.): Emotion und Beziehung – Diskussion und Praxis des NLP. Bd. 1. Hamburg (Psymed), S. 137–157. Verfügbar unter: http://www.nlp-kritik.de/pdf/rapport-und-beziehung.pdf [28.5.2017].

Weischede, G. u. R. Zwiebel (2015): Buddha und Freud – Präsenz und Einsicht. Über buddhistisches und psychoanalytisches Denken. Göttingen (Vandenhoeck & Ruprecht).

Weiser Cornell, A. (2013): Die Kunst des Annehmens. Leben und Arbeiten mit Focusing. Norderstedt (Books on Demand).

Weiss, H., M. Harrer u. T. Dietz (2010): Das Achtsamkeits-Buch. Stuttgart (Klett-Cotta), 7. Aufl. 2015.

Weiss, H., M. E. Harrer u. T. Dietz (2012): Das Achtsamkeits-Übungsbuch. Stuttgart (Klett-Cotta), 5. Aufl. 2014.

Weiss, H., G. J. Johanson a. L. Monda (eds.) (2015): Hakomi: Mindfulness centered somatic psychotherapy. A comprehensive guide to theory and practice. New York (Norton).

Wetzel, S. (2001): Vertrauen, Freude und Loslassen. In: A. Büssing (Hrsg.): Regen über den Kiefern. Zen-Meditation für chronisch Kranke und Tumorpatienten. Stuttgart/Berlin (Mayer).

Wetzel, S. (2014): Achtsamkeit und Mitgefühl. Mut zur Muße statt Hektik und Burnout. Stuttgart (Klett-Cotta).

Wickramasekera I. E. 2nd (2015): Mysteries of hypnosis and the self are revealed by the psychology and neuroscience of empathy. *American Journal of Clinical Hypnosis* 57 (3): 330–348. DOI: 10.1080/00029157.2014.978495.

Wilber, K. (1996a): Eros, Kosmos, Logos. Eine Jahrtausend-Vision. Frankfurt/M. (Fischer), 3. Aufl. 2002.

Wilber, K. (1996b): Mut und Gnade: In einer Krankheit zum Tode bewährt sich eine große Liebe. München (Goldmann).

Wilber, K. (2001): Einfach »Das«. Tagebuch eines ereignisreichen Jahres. Frankfurt/M. (Fischer), 3. Aufl. 2006.

Wilber, K. (2016): Integral meditation. Mindfulness as a way to grow up, wake up, and show up in your life. Boulder (Shambhala).

Williams, J. M. G. (2008): Mindfulness, depression and modes of mind. *Cognitive Therapy and Research* 32 (6): 721–733. DOI: 10.1007/s10608–008–9204-z.

Wolinsky, S. (1993): Die alltägliche Trance: Heilungsansätze in der Quantenpsychologie. Freiburg i. Br. (Lüchow).

Wood, A. M., J. J. Froh a. A. W. A. Geraghty (2010): Gratitude and well-being: A review and theoretical integration. *Clinical Psychology Review* 30 (7): 890–905. DOI: 10.1016/j.cpr.2010.03.005.

Yapko, M. D. (2011): Mindfulness and hypnosis. The power of suggestion to transform experience. New York (Norton).

Young, S. (2004): Break through pain. A step-by-step mindfulness meditation program for transforming chronic and acute pain. Boulder (Sounds True).

Young, S. (2014): Fünf Wege, sich selbst besser kennenzulernen. Eine Einführung in Basic Mindfulness. Verfügbar unter: https://www.basicmindfulness.de/app/download/10128396321/BM-Reader1.pdf. Engl. Original: https://homepracticeprogram.squarespace.com/s/FiveWaystoKnowYourself_ver16.pdf [21.5.2017].

Young, S. (2016): The science of enlightenment. How meditation works. Boulder (Sounds true).

Zeig, J. K. (2015): Hypnotische Induktionen. Das Hervorrufen von Ressourcen und Potenzialen in Trance. Heidelberg (Carl-Auer).

Zeyer, R. (2015): Stress. In: D. Revenstorf u. B. Peter (Hrsg.): Hypnose in Psychotherapie, Psychosomatik und Medizin. Berlin/Heidelberg (Springer), S. 409–419. DOI: 10.1007/978-3-642_54577–1_33.

Zindel, J. P. (1996): Eine hypnoanalytische Methode zur aktiven Introjektion des Therapeuten bei tief gestörten Patienten. *Imagination* 18 (4): 29–47.

Zindel, J. P. (2008): Hypnose bei depressiven Störungen. (Handout eines Seminars, Radstadt).

Zindel, J. P. (2009): Hypnose – eine ganz besondere therapeutische Beziehung. *Hypnose – Zeitschrift für Hypnose und Hypnotherapie* 4 (1+2): 107–125.

Zwiebel, R. (2013): Was macht einen guten Psychoanalytiker aus? Grundelemente professioneller Psychotherapie. Stuttgart (Klett-Cotta).

Über den Autor

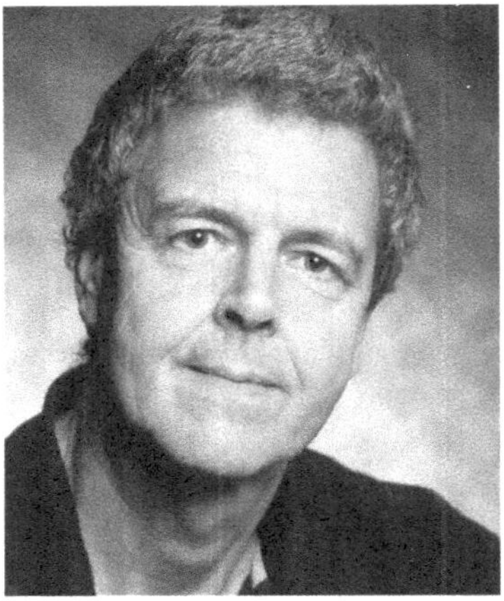

Michael E. Harrer, Dr. med. univ.; Facharzt für Psychiatrie und psychotherapeutische Medizin, Psychotherapeut (Katathym Imaginative Psychotherapie, Hypnosepsychotherapie, Hakomi), Supervisor und Lehrtherapeut für Hypnosepsychotherapie (ÖGATAP). Seit 1991 tätig in freier Praxis in Innsbruck, in der Ärzteausbildung (Psy-Diplome der Österreichischen Ärztekammer), als Seminarleiter und Buchautor.

Kontakt: *www.achtsamleben.at*
www.achtsamkeitinderpsychotherapie.at